개정증보판

호스피스 철학

백 승 균 지음

계명대학교출판부

The Philosophy of Hospice

Seung-kyun Paek, Ph.D

First edition 2004
Second revised edition 2008

Printed in the Republic of Korea

개정판 들어가는 말

이 개정판에서도 호스피스 철학체계 전반은 수정되지 않았고, 다만 그 내용에 해당하는 부분 부분만을 수정하였다. 왜냐하면 그 동안 전 세계의 생명공학 전반의 연구진척과 우리의 현재 연구상황이 많이 달라졌기 때문이고, 또한 초판 내용의 불투명성과 탈자, 오자 등 그 밖의 각주들과 문헌들의 표기에 대한 많은 오류가 있었기 때문이다. 이 가운데서도 호스피스 철학 전체내용에 대한 수정은 이재성 교수와 김형찬 박사가 맡아주었고, 표제 등의 영자표기는 김봉수 교수가 맡아주었으며, 그리고 전체의 각주와 참고문헌들에 대한 교정은 연천(淵泉) 김남석 계명문화대학 학장님이 직접 수고하여 주셨다. 그리고 이 저서의 전체내용에 대한 재점검은 지은이가 처음부터 마지막까지 다시 통독하면서 그때마다 내용을 첨삭하는 식으로 보충하였다. 그럼에도 불구하고 여전히 미진한 부분은 한두 곳이 아니라 믿어진다. 아무리 완벽을 기하고자 해도 이 사람에게는 빈[空] 곳이 많아 다 채우지를 못하고 만다. 더욱이 초판의 원고를 다시 확보하여 재편집하고 구성하느라 고생한 계명대학교출판부의 우은욱 선생님과 그 밖의 여러 분들에게도 특별히 감사한다.

2008년 2월

운제 아카데미에서

백 승 균 씀

들어가는 말

생명에 대한 존엄성은 생명 그 자체 때문만은 아니다. 이미 생명 그 자체는 신비의 베일을 벗고 적나라한 모습으로 우리 앞에 서 있다. 이런 논리적 구조를 가지고, 이런 정보처리를 할 수 있는 능력, 즉 구조와 정보로서 이루어진 것이 바로 생명이라는 현대 생명공학의 주장을 누가 감히 지금 당장 꺾을 수 있겠는가!

'사실' 자체를 거부하거나 부정할 수는 없다. 부정해도 되살아나는 것이 사실의 본성이 아니던가! 지동설이 그랬고, 진화론이 그랬다. 어찌 그런 거대담론뿐이라고만 하겠는가! 작게는 사람의 눈물 한 방울이나 역사적 사건 하나 역시 사실을 피해갈 수는 없었다. 사람의 눈물도 마찬가지로 그 대부분이 물이라면 물이라고만 해야 사실로서의 정답일 것이고, 승리는 정복자에게만 있는 것이라고 해야 사실에 합당한 말이 될 것이 아닌가!

그러나 인간의 진정한 문화적 가치나 역사적 의미에서 보면 임종하는 연인의 슬픈 눈물은 물 그 이상이고, 진정한 승리도 정복자에게 있는 것이 아니라 패배자의 마음 가운데 있었다. 로마에 정복당한 그리스가 그랬고, 십자가에 매달린 예수가 그렇다. 객관적 사건의 역사서술도 중요하지만, 그보다 더욱 중요한 것은 그러한 사건과 연관된 얽히고설킨 구조관계로서의 문화적 역사성일 것이다. 왜냐하면 그러한 역사성에는 사건에서 정제된 사람의 마음이 인간의 본래성으로서 언제 어디서나 또 다른 양상으로 새로 생성하고, 생성될 것이기 때문이다. 사람들이 지금까지 수천 년을 살아오면서 생명에 대한 사실분석보다는 그 생명에 얽힌 존엄성을 지켜왔고, 그로 인한 인간존중의 사회를 만들어 온 것이 사실이 아닌가! 이러한 인간의 통시적 역사와 공시적 사회 그리고 그러한 세계와의 입체적 연관성 전체를 통틀어 문화라 해왔다면, 그것은 단순한 장신구가 아니라 그 문화 속에 인간의 심연이 내재하여 있고, 그러한 심연의 내재성으로서 문화가 다시 인간을 인간되게 만들어 왔다. 그래서 우리는 그러한 문화를 '사실' 자체가 아니라고 해서 그냥 떨쳐버릴 수가 없다.

정말 인간에게서 문화라는 모든 장신구를 완전히 제거하여 버린다면 도대체 인간에게 남는 것은 무엇이겠는가? 적나라한 생명 자체일 것이고, 그러한 생명 자체란 하나의 사실뿐일 것이다. 그러한 사실이 인간과 무관할 때, 그 사실은 사실 그 자체로 존재할 뿐, 인간과의 어떠한 의미연관성도 갖지 못한다. 그러므로 생명 자체보다 더욱 중요한 것은 생명과 같이 하는 구조연관성으로서의 인간 삶에 대한 문화적 관계라 할 것이다.

이러한 인간의 역사적 의미연관성이나, 구조연관성에서 이루어지는 생명 내지 인간 삶의 관계를 이미 지적한 대로 우리는 포괄적으로 문화로서 수용하여 살아오고 있다. 그러나 현대의 생명공학이라는 이름으로 그러한 인간의 역사나 문화를 타파하고 적나라한 과학적 사실만을 극대화하고 있다.

최고의 규격품으로서의 '맞춤형 아이'를 만들 수 있고, 영원히 죽지 않는 체세포로 이루어진 새 인간을 생산할 수 있으며, 더 나아가 수많은 복제인간을 삽시간에 제조할 수 있는 기술을 이미 확보했노라고 자신만만해 한다. 이들의 눈에는 인간의 윤리나 도덕이 대수냐는 것이다. 수십억 년의 지구역사 가운데서 몇 천 년의 인간 역사나 문화가 그렇게도 대단한가 하고 되묻기도 한다.

그럼에도 불구하고 사람들은 지금 이 순간에도 태어나서 살다가 죽음을 맞이하고, 그런 죽음 앞에서 여러 가지 모양으로 자신을 정리하면서 자기 삶을 마감하고 있는 것이 현실이다. 이러한 현실에서 나 자신에게 삶은 무엇이고, 우리들에게 죽음은 무엇이며, 그리고 죽음에 임박한 환자들에게 우리는 도대체 무엇을 해줄 수 있는가를 우리 스스로가 짚어보게 된다.

이미 인간이 이 땅에 태어나 살면서 가장 직접적으로 처음부터 죽음에 직면하여 왔음에도 불구하고 지금까지 그러한 죽음은 아무런 흔적을 남기지 않았다. 분명 죽음은 있으나, 죽음 그 자체는 어디에도 항구적으로 나타나 있지 않다. 그래도 우리는 포기하지 못한 채 그 마지막 길을 떠나는 그를 붙잡고 애타게 불러본다. 그러나 그는 죽음에 이르는 과정으로서 고통이나 통증, 아니 죽음에 대한 두려움의 모습만을 남길 뿐, 매정하게 그 결과는 어디에도 남기지 않는다. 그래서 사람의 죽음은 삶에서 못다한 영생을 누리는 것이라 여겼고, 그 실체로서 영혼을 염두에 두기도 하였다.

특히 임종하는 환자가 어떻게 하면 인간으로서의 존엄성을 그대로 유지하면서 자신의 죽음을 맞이할 수 있는가 하는 요구를, 더욱 적극적으로 그러한 죽음을 맞이할 수 있는 '권리'를 주장한 것이 이미 1981년 포르투갈 리스본에서 열렸던 세계의사총회의 선언이었다. 이어 1984년에는 미국의 호스피스협회 윤리위원회가 마련되었고, 영국을 비롯한 세계 각 국에서도 호스피스에의 관심은 고조되었다. 마침내 우리나라에서도 2002년 호스피스 제도를 위한 입법예고를 마련하여 2004년에는 병원의 행정 중심에서 환자의 돌봄 중심으로 방향을 바꾸게 되었다.

더욱이 환자의 질병이 중심이 아니라, 질병의 환자가 중심이 되는 의료 본래의 서비스가, 이제 호스피스의 법제화로 인해 인간의 생명에 대한 존엄성과 마찬가지로 인간의 죽음에 대한 위엄성 역시 호스피스 활동을 통하여 더욱 정진되고 활성화될 것으로 보인다. 이러한 호스피스 활동은 인간의 생명을 더욱 품위 있는 죽음으로 승화시키도록 하고, 그러한 죽음을 다시 영생으로 부활시키는 인간 존엄성의 숭고한 철학적 정화운동이다. 이에 많은 의료인들과 간호사들, 목회자들과 자원봉사자들, 또한 사회사업가와 약사들을 비롯한 여러 계층의 많은 사람들이 이 호스피스 활동에 적극 참여함으로써 이미 인류미래의 건전한 질적 인간사회를 마련할 수 있도록 한다.

우리 사회 역시도 '코리아 프로젝트'(Korea Project 2020) 중 미래가 곧 문화라는 차원에서 2020년대를 여러 관점에서 분석하고 있다. 사이버공간의 문화콘텐츠가 국가 경쟁력을 좌우할 것이라는 예언과 그를 대비하기 위하여 문화수출의 원동력인 감성인간을 길러내야 한다는 주문을 하는가 하면, 취미가 곧 직업이라는 아마페셔널 시대가 머지않아 올 것이라는 전제 아래 신바람 나는 일 놀이문화 창출을 강조하면서 2020년대를 '헬스토피아'(Healthtopia) 시대로 내다보고 있다.

그때는 장수사회가 될 것이므로 은퇴상담사의 직이나 재취업상담사의 직, 혹은 노인병 전문병원과 그에 따른 영양사의 직, 그 밖의 생명공학분야 관련 직종이 각광을 받을 것이라는 예측이다. 이러한 여러 직종 가운데서도 호스피스의 직종이 당연 상위랭킹에 들어갈 것이라는 주장은 단순한 예측이나 주장이 아니라, 이제 앞으로 우리에게 다가올 새 시대, 새 인간의 삶의 질을 위한 하나의 구체적이고 새로운 영역으로 부각되고 있다.

히포크라테스의 의학은 적어도 인간으로 하여금 질병의 고통으로부터 해방하도록 하는 데 그 목적을 둠으로써 최소한 인간생명의 존엄성을 지켜왔다면, 현대의 생식의학은 첨단의 생명공학을 통하여 기술적으로 완벽하게 인간의 유전인자까지 밝혀냄으로써 역설적이기는 하지만, 생명의 존엄성은 물론이고 인간의 존엄성까지도 깡그리 무시하거나, 최소한 훼손할 소지를 다분히 지니고 있다.

치유될 수 없는 말기환자의 통증에 대해서는 인간다움의 영적 돌봄보다는 의학적 완화의 치료적 처방만을 우선으로 하거나 혹은 환자의 죽음을 자기와는 무관한 의료적 한계로 간주하여 버리는 처사, 심지어 죽지 않는 영원한 생명을 만들거나 이어져 갈 수 있다는 자만심의 경우 등이다. 이의 극단이 인간의 생명은 물론이고, 인간존재 자체에 대한 존엄성과 인간 삶의 의미 내지 죽음의 의미까지도 한갓된 생물학적인 것으로만 간주하여 버릴 것이라는 사실이다.

이에 호스피스 내지 호스피스 활동은 사람됨으로서의 본래적인 인간성을 처음 그대로 회복하자는 참다운 휴머니즘의 운동으로부터 출발한다. 이때 인간은 생물학적-의학적 인간이 아니라 철학적-해석학적 인간이고, 한 부분으로서 분석 가능한 인간이 아니라 총체성으로서만 이해 가능한 인간이다.

그러므로 호스피스 활동은 죽어가는 임종환자가 인간으로서의 존엄성과 그 삶의 질을 그대로 유지하면서 마지막 자기 죽음의 순간을 자기의식으로 평안히 맞이하도록 신체적으로나 정신적으로 혹은 심리적으로나 정서적으로, 더 나아가서는 영적으로 도와주면서 함께 하는 돌봄이라 할 수 있다. 이와 함께 임종환자의 가족과 친족의 고통과 슬픔에도 함께 동참하면서 그들로 하여금 내일을 위한 새로운 각오와 희망을 내다볼 수 있도록 하는 포괄적인 전체 돌봄이라고 할 수 있다. 이의 실현은 인간의 일방적이고 평면적인 사고로부터가 아니라, 입체적이고 총체적인 사고로부터만 가능하다.

이러한 호스피스 활동에는 처음부터 철학적 근거나 논리적 체계가 필수적이었음에도 불구하고 호스피스 활동을 위한 팀은 어떻게 구성하고, 신체간호는 어떻게 하며 혹은 사별간호는 어떠하고, 아동을 위한 호스피스와 가정 호스피스는 어떤 계획으로 이루어져야 하는가 하는 기술적이고, 때로는 단편적인 문제에만 치중한 저서들이 우리나라에서도 상당수가 나와 있는 실정일 뿐이다.

물론 여기에서도 호스피스 활동을 위한 임종환자와의 의사소통은 어떻게 해야 하고, 이에 따른 윤리문제는 어떻게 해야 할 것인가를 지적하고는 있지만, 이 전체를 뒷받침할 수 있는 '호스피스 철학'에 대한 체계적 저서는 아직 어디에서도 찾아 볼 수가 없다. 이에 저자는 어느 면으로 보나 저자 자신의 역부족함을 자인하면서도 철학의 현실적 눈높이로 호스피스 철학체계에 대한 전체구상을 처음으로 시도하여 본다.

먼저 왜 호스피스 철학인가 하는 물음에 대해 인간존재와 생명의 현상, 그리고 그러한 생명의 존엄성이 무엇인가를 호스피스 철학의 이념으로 제시하고, 이어 철학적 방법론으로서 인간학과 생철학, 그리고 실존철학을 수용한다. 왜냐하면 호스피스 활동에서 가장 중요한 주체가 인간이고, 인간의 삶이며, 그리고 그러한 인간 삶의 중심축이 인간의 실존일 것으로 저자는 간주하기 때문이다. 그러므로 인간과 삶, 그리고 실존에 이르는 철학적 방법이 '호스피스의 철학'(The Philosophy of Hospice)으로 가는 필수적인 길이 된다.

이를 전제로 하여 호스피스 활동을 위한 공간성과 시간성으로서 공공시설이나 장소가, 그리고 그곳에서 숙박하는 사람이나 환자에 대한 인간학적 고찰이 필수적이다. 그 결과로서 인간은 유한성의 존재로 해석되고, 그러한 유한성의 존재는 처음부터 생물학적-의학적으로 죽음의 한계를 스스로 짊어지고 있는 인간존재로서 남는다.

그럼에도 그러한 인간존재의 죽음은 생물학적 사실로서의 죽음과는 달리 문화사적으로 다양하게 해석되어야 했다. 때로는 형이상학적으로, 때로는 생철학적으로, 혹은 종교적으로, 더 나아가서는 무속적으로도 해석되었다. 더욱이 서양철학사상에서는 처음으로 실존철학이 인간존재를 현존재 혹은 실존이라는 이름으로 죽음의 문제를 철학의 주제로 정식화하기에 이른다. 하이데거가 그랬고, 야스퍼스가 그러했으며, 그리고 그 밖의 실존철학자들이 그러했다.

이러한 모든 과정은 본래의 인간성을 회복하자는 데에 있고, 그 이념은 생명의 존엄성으로부터 시작한다. 이러한 생명의 존엄성은 인간존재의 근거로서 죽음의 문제에까지 이른다. 이에 따라 먼저 현실적이고 구체적인 인간생명을 위한 의료윤리와 생명윤리, 그리고 죽음의 위엄성까지를 짚고자 한 것은 다른 생명체와는 달리 인간에게는 영혼의 영원성이 실존적으로 자리할 수 있기 때문이다. 이 모든 것을 실현하기 위하여 이제 우리는 그 내용의 논지에 따라 하나하나를 고찰하여 가고자 한다.

이러한 호스피스 철학에 대한 전체 구상은 2001년 대구 동산의료원의 호스피스 교육과정에서 처음으로 이루어졌고, 이어 2002년 대구 성천아카데미에서 실시한 4주간의 호스피스의 철학강의로 보강하였으며, 그리고 2003년에는 계명대학교 목요철학세미나에서 그 내용을 공개 토론한 후 비판적으로 검토할 계기를 얻기도 하였다. 다시 2004년 봄에는 부산시민포럼(대표 정영도 교수)에서 호스피스 철학의 전체 구상에 대한 내용을 요약하여 발표하기도 하였다.

그리고 끝으로 이 '철학'의 전체 내용을 2004년 계명대학교 철학과에서 개설한 '현대철학특강'(호스피스 철학)에서 1학기 동안 학생들과의 세미나를 통해 다시 한 번 점검할 수 있는 계기를 마련하여 크고 작은 여러 가지 내용과 구상을 첨삭하기도 하였다. 특히 계명대학교 동산의료원에서 호스피스 팀을 헌신적으로 이끌고 있는 송미옥 수간호사의 호스피스 특강과 「노인천국」을 헌신적으로 운영하고 있는 김제남 선생의 사례보고는 우리 전체 수강생들에게 아주 큰 감동을 주었기에 한 학기 수업에 대한 열기는 말할 것도 없었다. 더구나 그 영향으로 인해 학생들 스스로가 팀을 구성하여 호스피스 활동에 직접 참여하고 경험하는 계기를 얻기까지 하였다.

그러나 이 이상으로 다양하고 진지하게 호스피스 활동이 현실적으로 세계 각 국에서 이루어지고 있음에도 불구하고 여전히 이 호스피스 철학에 대한 전체 체계는 이미 지적한 대로 어디에도 이론적으로 체계화된 준칙이 없어 애석하다. 그러므로 저자 자신이 구상한 '호스피스 철학'의 체계구성은 줄곧 개방적으로 열어 놓을 수밖에 없다. 더구나 수정과 보완은 늘 뒤따라야 할 필수적인 과정이라 여겨지기도 한다.

그러나 서양철학을 전공한 저자는 저자 자신의 양식 내에서 최선을 다하여 마련한 전체 내용임을 천명하지 않을 수 없다. 그럼에도 때로는 내용상으로나 문장상으로도 조잡하고 천박하였는가 하면, 때로는 복잡하고 난해하여 독자 여러분들로 하여금 난감하게 한 경우도 한두 번이 아니라 여겨져 벌써 저어하는 마음을 저버릴 수가 없다. 그래서 독자 여러분들의 간단없는 질책을 사심 없이 받아들일 마음의 자세를 가다듬으면서 경건하게 이 저서를 세상에 내놓으려 한다.

이 저서의 부록과 참고문헌은 계명대학교 문헌정보학과의 김남석 교수님의 조언에 따라 조현길 선생님의 적극적인 도움으로 국내외의 호스피스 문헌(철학)을 섭렵함과 동시에 정리 정돈할 수 있었다. 또한 계명대학교출판부 여러분과 문예창작학과 김수희 학생의 교정은 이 저자의 역부족한 부분을 한껏 채워주었으므로 보다 더 반듯한 한 권의 저서로서 세상 빛을 보게 되었다. 그리고 그 밖의 많은 격려와 도움을 준 제자, 동료, 호스피스 종사자들에게는 물론이고, 대구 동산호스피스(1987)를 운영하고 있는 장황호 목사님과 간호대학의 김정남 학장님 그리고 권영숙 교수님, 특히 혼신을 다해 좋은 특강을 해주신 송미옥 수간호사님에게는 다시 한 번 감사함을 전한다.

2004년 4월 7일
저자 백 승 균

▪ 개정판 들어가는 말 v

▪ 들어가는 말 vii

제1장 호스피스 철학으로 가는 길목 1

1. 인간존재와 생명현상 1
2. 삶의 길과 죽음의 길 6
3. 호스피스 철학의 이념: 인간의 생명과 생명의 존엄성 18

제2장 호스피스 철학으로 가는 길잡이 29

1. 호스피스 철학에 대한 눈높이 29
2. 철학적-인간학적 길잡이 34
3. 생철학적-해석학적 길잡이 39
4. 실존론적-존재론적 길잡이 43

제3장 호스피스 철학의 흔적과 우리 현실 47

1. 호스피스의 어원과 개념 47
2. 호스피스 철학의 역사 51
3. 호스피스 철학과 우리의 현실 55

제4장 호스피스 철학과 인간학적 공간 59

1. 공간 일반에 대한 해석 59
2. 자연공간과 인간의 공간 66
3. 호스피스의 공간성과 인간학적 의미 72

제5장 호스피스 철학과 인간학적 시간 87

1. 시간 일반에 대한 해석 87
2. 시간성의 인간학적 근본요소 93
3. 인간의 생명과 생명의 시간성 97
4. 임종환자의 실존적 시간성구조 106

제6장 유한성의 인간존재해석 119

1. 신화적 인간해석 119
2. 철학적 인간해석 129
3. 경험적 인간해석 149
4. '새로운 인간'(homo novus) 159

제7장 임종환자와 죽음의 인식 179

1. 죽음에 대한 의학적 해석 179
2. 공포의 대상으로서 죽음 185
3. 죽음에 대한 환자의 자기의식 189
4. 퀴블러-로스의 5단계 인식론 194
5. 임종의 증상과 죽음의 위엄성 199

제8장 인간의 죽음과 문화사적 해석 203

1. 죽음에 대한 형이상학적 해석 203
2. 죽음에 대한 '삶'의 철학적 해석 211
3. 한국인 삶 속의 무속과 죽음 222
4. 죽음에 대한 종교적 해석 236

제9장 인간존재의 죽음과 실존철학적 해석 265

1. 하이데거와 죽음의 철학 265
2. 야스퍼스와 죽음의 철학 288
3. 죽음에 대한 릴케의 해석 310
4. 그 밖의 실존철학적 해석 319

제10장 호스피스 철학과 인간성 회복 327

1. 히포크라테스의 '선서'와 생명의 존엄성 327
2. 의료윤리와 생명윤리, 그리고 호스피스 336
3. 죽음의 위엄성과 영혼의 영원성 345

- 부록 1 호스피스에 관한 국내의 석 · 박사학위논문 제목 / 349
- 부록 2 호스피스(철학)와 관련된 국내외의 참고문헌 / 358
- 인명 찾아보기 / 369
- 내용 찾아보기 / 377

제 1 장 호스피스 철학으로 가는 길목

1. 인간존재와 생명현상

1) 인간존재

'인간이란 무엇인가'라는 물음은 어제, 오늘의 물음이 아니다. 인간이 존재한 이후 인간에 대한 물음은 늘 있어 왔다. 동양철학에서는 말할 것도 없고 서양철학에서도 플라톤 이후 헤겔에 이르기까지 인간에 대한 물음은 줄곧 있어 왔으나, 대체적으로 정신의 원리에 따라 형이상학적으로 그 해답을 찾아 왔고, 그 이후에도 그러한 관점에서 완전히 탈피하지는 못하였다.

그러나 보다 구체적인 시각에서 인간에 대한 물음을 제기한 사람은 헤겔 이후 포이에르바흐[1]였고, 그는 인간을 감성적 존재로 단정하여 '인간이란 그가 무엇을 먹는가에 달려 있다'고 하기에 이르렀다. 그럼에도 그는 신학적 유물론의 늪에서 벗어나지 못한 채 또 다른 하나의 형이상학

---

1) L. Feuerbach: *Gedanken über Tod und Unsterblichkeit* In: Jugendschriften von L. Feuerbach. Herausgegeben von Hans Martin Sass. Stuttgart und Bad-Cannstatt 1962. S. 90.

에 집착하게 되었다. 이어 쇼펜하우어는 인간을 고통의 집념으로 해석하였고, 키에르케고르는 불안의 원천으로 단정하였으며, 그리고 니체는 충동의 존재로서 재해석하였다.

이에 한 걸음 더 나아가 인간존재 일반에 대한 생물학적 물음을 현대에 와서 다시 철학적으로 제기한 쉘러와 같은 철학적 인간학자들이 있었다. 이들은 공히 사변적이고 형이상학적이기만 한 인간해석에 반대하여 과학적이고 생물학적인 인간해석을 시도하였다. 그런데도 불구하고 이들은 인간의 신체나 육체 혹은 생명만을 가지고 인간해석을 시도하지 않고, 오히려 금욕의 '정신' 혹은 자기중심을 떠나 있는 '탈중심성'의 존재로서 인간을 해석하고 나섰다. 그것은 인간이 단지 생물학적 대상이나 의학적 대상으로만 존재하지 않는다는 사실을 의미한다. 사실 인간이란 생물학적으로만, 아니 해부학적으로만 해석될 수 없는 그 이상의 철학적 존재임이 사실이다.

그러므로 그들은 모든 생명체 가운데서 인간이 어떠한 위상을 차지하고 있으며, 어떠한 본질적 특성을 가지고 있는가를 묻고 나서면서도 생물학적 차원을 넘어 철학적이기를 바랐다. 결국 이들은 인간을 현실적으로 동물과 비교함으로써 생물학적 의미에서는 물론이고, 그 이상의 새로운 철학적 원리를 찾고자 하였다. 그럼에도 드디어 이들은 또 다른 하나의 철학적 형이상학에 빠지고 마는 결과를 낳게 되었다.

이러한 철학의 흐름과는 달리 처음부터 인간은 다른 모든 생명체와 마찬가지로 한 유기체로서 신진대사를 통하여 성장하며, 자신과 동일한 종을 번식한 후, 한 개체로서는 그 생명을 다하고 죽음을 맞이하게 된다는 적나라한 사실에만 주목한다. 이때 모든 생명체에 있어서의 죽음, 특히 인간에 있어서 죽음의 문제는 그렇게 단순하지가 않다. 드물기는 하지만 어떤 성인들은 자신들의 죽음마저도 자연의 순리나 섭리라 하여 마음의 평정으로 차분히 그냥 받아들이기도 하고, 심지어 자신의 죽음을 어떤 감미로운 것으로 동경한 나머지 영원한 안식처로서 죽음을 기대하기도 한다.

그러나 대부분의 사람들은 환자로서 일정한 병상을 지키며 삶과 죽음의 교차를 그 자신의 것으로 체험하게 된다. 한편으로 그들은 삶에 대한 애착을 갈구하나, 다른 한편으로는 삶의 경계에서 죽음에 대한 공포가 나날이 더욱 기성을 부리고 있음을 체험한다. 마침내 죽음에 대한 공포가 환자로 하여금 통증에 대한 고통을 가중시켜 하루하루가 더욱 큰 두려움으로 다가오게 된다. 과연 죽음을 앞둔 말기환자라고 해서 그러한 고통의 긴박한 상황 속에 그저 그대로 방치되어 있어야만 하는가? 아니면 그가 조용히 자신의 죽음에 스스로 임할 수 있도록 도우면서 그들과 함께 해야 할 것인가? 이 양자 중의 후자야말로 우리 모두가 함께 가야 할 길임이 틀림없다. 왜냐하면 우리 모두는 예외 없이 결국 그러한 고통의 죽음에 이르고 마는 존재이기 때문이다.

2) 생명현상의 두 양상

우리가 인간의 생명현상을 극단적인 두 양상으로 나눈다면, 그 하나는 생명의 적극적인 측면으로서 '인간의 삶'이라고 할 수 있고, 또 다른 하나는 생명의 소극적 측면에서 '인간의 죽음'이라고 할 수 있다. 이러한 <삶과 죽음>이라는 말은 생명현상의 양극단에 자리 잡고 있는 최종적인 결과에 대한 하나의 표현일 뿐이다. 그러나 현실적으로 인간은 삶으로 이어지는 건강과, 죽음으로 이어지는 질병 사이를 오가면서 살아가고 있으므로 인간이란 삶과 죽음이라는 이중적 관계존재임이 분명하다.

이러한 관계존재로서 인간의 삶과 죽음이란 사실상 둘이 아니고 하나이다. 한 생명체 속에는 삶도 있고 죽음도 있다. 이에 대한 심층적인 표현은 삶 속에 이미 죽음이 내포되어 있고, 죽음 속에도 이미 삶이 내포되어 있음을 말한다. 일상적으로 보면 '우리가 살아간다'는 말은 다른 한편으로는 '죽어간다'는 말이고, '죽어간다'라는 말은 다른 말로 바꾸면 '살아간다'는 말이 된다. 특히 인간세계에서는 절대적으로 그러하다. 왜냐하면 인간만이 그 양면성의 진리[2]를 다 가지고 있고, 또한 그렇게 다 가지고 있다는 그 사실을 스스로 인식하고 있기 때문이다.

이러한 인간의 생명현상을 생물학적 의미에서건 혹은 정신적인 의미에서건 적극적으로 극찬하고 나선 철학이 '생철학'[3] 내지 '삶의 철학'[4]으로 대두되었다면, 그 소극적인 의미에서는 '죽음의 철학'이 대두된다고 할 수 있다. 지금까지의 모든 학문이나 철학은 넓은 의미에 있어서는 이 '삶'의 철학에서 비롯되었다. 살아가는 모든 사람들의 궁극적인 목적이 현실적으로 보면 자기 자신의 생존을 위한 '삶'의 철학이라고 하는 수단에 달려 있다고 해도 과언은 아니다.

그러므로 인간 삶을 위한 수단으로서 정치, 경제, 사회, 과학기술, 심지어 역사와 문화 등 모든 영역의 학문 그 자체가 이미 '삶의 철학'에 자리

---

2) O. F. Bollnow: 『진리의 양면성』. 백승균 옮김. 서울: 서광사, 1994.

3) Johannes Fischl: 『생철학』(*Lebensphilosophie*). 백승균 편역. 서울: 서광사, 1987: 제1장 「실증주의적 생철학」은 한 권으로 된 Johannes Fischl: *Geschichte der Philosophie*(1964)의 「Lebensphilosophie」에서, 그리고 제2장인 「관념주의적 생철학」은 5권으로 된 *Geschichte der Philosophie*, V(1954)의 「Idealistische Lebensphilosophie」에서 각각 번역하여 편집하였음.

4) O. F. Bollnow: 『삶의 철학』(Die Lebensphilosophie). 백승균 역. 중판, 서울: 서광사, 1988.

잡고 있다. 이때 삶의 철학이란 철학사적인 좁은 의미로 말하는 어떤 실증론적 입장의 철학도 아니고, 관념론적 입장의 철학도 아니다. 오히려 인간 삶 전체라는 넓은 의미에서 인간생존에 관계되는 삶에 대한 태도를 말한다.

이에 반해 '죽음의 철학'[5])이란 인간 삶의 이면을 통관하려는, 혹은 죽음 그 자체를 철학적 사유의 대상으로 삼으려는, 더 나아가서 인간 자신의 본래적 실존을 가능케 하는 능력으로서의 죽음을 되짚어 보려 하는 철학이다. 이는 고대로부터 내려오는 '죽음에 대해서 알 수 있는 것이란 아무 것도 없다'는 통념을 정면으로 거부하고 나선 실존철학이 철학적 이론과 체계를 갖추고서 정식의 철학반열에 들어섰음을 말한다. 다른 사람의 죽음이 아무리 현실적이고 직접적이라고 하더라도 죽음 그 자체로서는 우리들에게 어떠한 결정적인 의미를 가져다주지는 못한다.

오히려 그러한 다른 사람의 죽음이 필연적인 나 자신의 것으로 의식될 때, 비로소 죽음의 의미는 그 누구의 일반적인 죽음이 아니라, 바로 나 자신의 죽음 즉, 나의 실존의 죽음이 된다. 이러한 죽음은 어느 누구도 대신할 수 없고, 어느 누구도 좌지우지할 수가 없다. 이로써 나 자신의 실존적 죽음은 나의 삶에 대한 의미를 역으로 되돌아보게 하여 죽음에 대한 본래적 이해와 그러한 관계를 주체적으로 승화시키게 한다.

그러므로 우리는 여기서 이와 연관된 철학적 이론을 호스피스 활동을 위한 철학으로 재구성해 보려 한다. 그렇게 하기 위하여 우리는 여기서 죽음의 철학 그 자체를 논의의 대상으로 삼지 아니하고, 새로운 인간 삶을 위한 '철학함'으로서의 '죽음의 철학'을 실천적으로 짚어보려고 한

---

5) cf. 정동호 외, 『죽음의 철학; 현대철학의 논의를 중심으로』 서울: 청람문화사, 1986.

다. 이의 실천적인 철학이 오늘날에 와서 호스피스 활동이라는 구체성으로 나타났고, 이러한 구체적인 활동성이야말로 가장 적나라하게 사실적인 죽음에 직면한 사람, 즉 인간의 존엄성과 생명의 윤리성, 그리고 죽음의 위엄성을 보장하려는 철학으로 이어진다.

2. 삶의 길과 죽음의 길

1) 김영임의 『회심곡』과 장사익의 「하늘가는 길」

이를 위해 우리는 먼저 김영임의 『회심곡』[6] 중에서 「인생의 길」(전래), 「극락왕생」, 「죽음의 길」(전래), 「가야지」(김한영 작사, 박범훈 작곡), 「어화너」(반영규 작사, 박범훈 작곡) 등과 장사익의 「하늘가는 길」[7], 「찔레꽃」, 「귀가」(정성균 시), 「허허바다」 중 한두 시를 들어 보려 한다. 「허허바다」는 정호승이 시를 썼고, 장사익이 이를 엮어내어 노래한다.

허허바다

찾아가 보니 찾아온 곳 없네,
돌아와 보니 돌아온 곳 없네,
다시 떠나가 보니 떠나온 곳 없네.
살아도 산 것이 없고
죽어도 죽은 것이 없네.

6) 김영임 노래: 『회심곡』, 오아시스, OCP-68. 서울 1997. CD.

7) 장사익 노래: 「하늘가는 길」. YWKC 0013. 서울: 예원, 킹레코드사. CD; 『허허바다. 행복을 뿌리는 판』. SRCD-1440. 서울: 서울음반, 2000. CD.

해미가 깔린 새벽녘
태풍이 지나간 허허바다에
겨자씨 한 알 떠있네.

장사익이 여기서 먼저 정호승의 시를 택한 것은 만물이란 있어도 없고, 없어도 없으니 허허바다일 뿐이나, 바로 그 허허바다로 있으니, 사람들에게는 없음이란 그 전부임을 시적으로 가장 잘 표현해주고 있기 때문이다. 더욱 그것이 장사익에게는 삶과 죽음 역시 그러하였음을 시적 상징성을 통해 그 자신의 독창적인 창법으로 구구절절 애절하게 드러내어 줄 수 있는 좋은 계기가 된다.

이에 반해 김영임은 사심 없는 우리 인간 삶의 죽음을 가림 없이 고스란히 『회심곡』에 담아냄으로써 한국인의 죽음에 대한 정서를 본래 그대로 읊어주고 있다. 특히 『회심곡』 중 「인생의 길」과 「죽음의 길」은 우리의 전래가락에 자연의 음률을 인생길에다 접붙여 인간 삶의 깊이와 죽음의 서러움을 숨김없이 적나라하게 표현하고 있다. 이들 중 「죽음의 길」은 다음과 같은 내용이므로 음반을 통해 한번 들어 보기로 한다:

무정세월 여류하여 어언 간에 이삼십을 당도하여 부모은공 갚겠다더니 아침나절 성턴 몸이 저녁내로 병이 들어, 실날같은 약한 몸에 태산같은 병이 드니, 부르느니 어머니요, 찾는 것은 냉수로다. 인삼녹용 약을 쓴들 약발이나 있을소며, 무녀 불러 굿을 하니 굿 덕이나 있을소냐. 소지 한 장 받쳐 든 후 비나이다 비나이다, 옥황상제에게 비나이다. 칠성님 전 발원하고, 신장님 전 공양한들 어느 성현 감응할까? 모진 목숨 끊어질 제, 제1전에 진광대왕, 제2전에 초강대왕, 제3전에 송제대왕, 제4전에 오관대왕, 제5전에 염라대왕, 제6전에 변성대왕, 제7전에 태산대왕, 제8전에 평등대왕, 제9전에 도시대왕, 제10(열)전에 오도 전륜대왕. 열시 왕이 부린 사자, 일직사자, 월직사자 한 손에는 철봉 들고 또 한 손에 창검 들고 쇠사슬을 비껴 차고, 활등같이 굽은 길로 살대같이 달려와서 닫은 문을 박차면서 성명 삼자 불러내어, 어서 가자 바삐 가자, 뉘 분부라 거역하며, 뉘 영이라 지체할까, 실날같은 이내 몸에 팔뚝같은 쇠사슬로 결박하여 끌어내니 혼비백산 나 죽겠네.

여보시오, 사자님네, 노자 돈도 갖고 가세. 만단개유 애걸한들, 어느 사자 들을손가!, 애고 답답 설운지고, 이를 어이 하잔 말가! 불쌍하다, 이내 일신, 인간하직 망극하다. 처자의 손을 잡고 만단 세설을 다 못하여 정신 차려 살펴보니 약탕관이 벌려 있고, 지성구호 극진한들 죽을 목숨, 살릴손가! 옛 늙은이 말 들으니, 저 어느 누가 대신 가며, 일가친척 많다 해도 어느 누가 동행하랴! 구 사당에 하직하고, 신 사당에 허배하고 대문 밖을 썩 나서서, 적삼내의 손에 들고, 혼백 불러 초혼하니, 없던 곡성 낭자하다. 아하아~아헤 나네, 열의 열 사십소사, 나하아 아하아아.

이에 못지않게 우리의 전래가락을 현대 우리의 정서에 맞도록 새로 구상한 '죽음'의 노래(하늘가는 길)를 불러준 장사익의 자작곡들은 특이하다. 그는 지금까지의 모든 소리틀을 초탈하여 자유로운 '흥얼거림'을 자기 소리의 생동성으로 승화시키고 있다. 이러한 승화의 바탕에는 우리 전통음악의 정취가 겹겹으로 쉼 없이 흐르고 있어 인간 삶 속의 죽음을 고스란히 담아 드러내어 준다. 그래서 그의 죽음 속에서 빚어내는 소리에 대한 감동은 어느 한 부분으로부터 나오는 것이 아니라, 노래 전체, 그 자신 전체로부터 흘러나오므로 그 소리를 듣는 모든 이들은 자기도 몰래 그 속으로 빨려들어 가고 만다. 그래서 사람들은 자신을 가지고 있으면서도 자기를 잃어버림으로써 무아경, 본래의 경지, 아니 죽음 그 자체를 그 가락 안에서 산 채로 체험하게 된다(상여소리). 이의 내용은 다음과 같다.

하늘가는 길

간다 간다
내가 돌아간다
왔던 길
내가 다시
돌아를 간다
오-허아 어허야 아
오-허아 어허야 아
명사십리 해당화야
꽃잎진다 설워마라
명년 봄이 돌아오면
너는 다시 피련마는
한번 간 우리 인생
낙엽처럼 가이없네
어-허아 어허야 아
아-허아 어허야 아
하늘이 어드메뇨
문을 여니

거기가 하늘이라
문을 여니
거기가 하늘이로구나
어-허아 어허야 아
어-허아 어허야 아
하늘로 간다네
하늘로 간다네
버스 타고 갈까
바람 타고 갈까
구름 타고 갈까
하늘로 간다네
어-허아 어허야 아
어-허아 어허야 아
아~
하늘로 가는 길
정말 신나네요.

2) 천상병과 박목월의 시(詩)세계: 죽음과 망령

이처럼 음악세계 이상으로 시(詩)의 세계에서도 인간의 '삶과 죽음'에 대한 직관력은 어떤 대상을 규정하는 철학적 인식에 못지 않는 투시력을 가지고 있다. 왜냐하면 이러한 직관이란 인식하기 이전의 자명성으로서 존재하기 때문이고, 더 나아가서는 일상의 현실이나 논리를 비약하여 인간으로 하여금 자기 자신의 사심 없는 근원으로 되돌아가게 하기 때문이다. 이때 인간은 모든 지식이나 가식으로부터 해방됨으로써 인간본래의 삶을 볼 수 있고, 인간본연의 죽음을 직시할 수 있게 된다.

이를 미적 직관으로 형상화한 것이 시이다. 이미 공자는 논어의 『태백편』에서 "시(詩)에서 일으키고, 예(禮)에서 서게 하여 비로소 음악(樂)에서 완성한다"[8]라고 하여 예절과 음악 이전에 이미 시를 제일 먼저 앞에다 두어 그 전체를 구성하도록 하였다. 그러므로 그에게 시란 300편의 뜻을 한마디의 말로 대변할 수 있는 사무사(思無邪), 즉 '생각에는 감사함이 없다'는 말이었다. 이러한 시는 곧 어린 아이의 마음이고, 그러한 마음만이 세계를 있는 그대로 직시할 수 있는 천진스러움이다. "너희가 어린 아이와 같이 되지 않으면 결코 천국에 들어갈 수가 없느니라"[9]고 한 성구나, 우리의 『시경(詩經)』에서도 시를 인간의 어떠한 수단적 사고에도 얽매이지 않는, 즉 어떠한 수단적 지식에도 한정되거나 구속되지 아니하는 경지의 사유로서 이 '사무사'(思無邪)라고 하지 않았던가! 여기서 우리는 천상병과 박목월의 시(詩)세계를 다시 살펴보려 한다.

천상병의 「歸天(귀천)」

나 하늘로 돌아가리라.
새벽빛 와 닿으면 스러지는
이슬 더불어 손에 손을 잡고,

나 하늘로 돌아가리라.
노을빛 함께 단 둘이서
기슭에서 놀다가 구름 손짓하며는,

---

8) 孔子: 論語; 泰伯편: 홍어시(興於詩), 입어례(立於禮), 성어악(成於樂)
9) 신약성서. 마태복음 18장 3절

나 하늘로 돌아가리라.
아름다운 이 세상 소풍 끝내는 날,
가서, 아름다웠더라고 말하리라.

여기서 천상병은 죽음을 하늘로서 표현하고 있다. 그것도 3연의 첫 구절 모두를 그냥 천(天)이라 하지 않고, 귀천(歸天)이라 함으로써 더욱 분명하게 죽음이란 하늘로 되돌아가는 것이라고 세 번씩이나 연이어 강조한다. 이것은 원래 하늘이 성스러운 곳이므로 그 성스러운 하늘이 일차적이고 실체이지, 이 세상은 이차적이고, 그러한 실체의 속성일 뿐임을 말한다. 다시 말하면 사람의 죽음은 원래 하늘의 것으로서 성스러운 것이나, 이 세상의 삶은 인간의 것으로서 화려하고 풍성해도 욕되고 속될 뿐이라는 말이다. 사실 이 세상의 삶이란 노을빛처럼 아름답기는 하지만, 새벽빛처럼 덧없이 지나가 버리고 마는 한날의 구경거리에 지나지 않는다. 그래서 그는 본래의 하늘로 되돌아가 세상의 아름다움을 전하려고 하되, 세상에 살아남은 자들에게는 사람의 본향이 다름 아닌 죽음임을 전하려 한다. 그래서 귀천은 '하늘가는 길'(장사익)이고, '고향 가는 길'이어서 성스럽기만 하다. 이 세상에 하늘을 어긴 사람이 어디 있고, 죽음을 어긴 사람이 어디 있는가! 그러므로 우리 모두가 '귀천'하는 사람임을 그는 시적 음률로서 순박하게 읊고 있다. 그런 시적 음률이 우리 모두를 감동케 하는 것은 순수하기만 한 생성(生成)의 결백성으로서 사람의 심금을 울려 주기 때문이다. 읊으면 읊을수록 나날이 우리로 하여금 천상의 고향마을인 하늘로 되돌아가게 하는 시(詩)이고, 그러면서도 세상의 화려한 여운을 저버리지 못하는 일장춘몽의 인간 삶을 드러나게 하는 시이다.

박목월의 「萬述(만술) 아비의 祝文(축문)」

아베요 아베요
내 눈이 티눈인 걸
아베도 알지러요
등잔불도 없는 제상에
축문이 당한기요
눌러 눌러
소금에 밥이나 많이 묵고 가이소
윤사월 보릿고개
아베도 알지러요
간고등어 한손이믄
아베 소원 풀어드리련만
저승길 배고플라요
소금에 밥이나 많이 묵고 가이소
니 정성 엄첩다.
이승 저승 다 다녀도
인정보다 귀한 것 일을라꼬
망령도 감응하여, 되돌아가는 저승길에
니 정성 느껴느껴 세상에는 굵은 밤이슬이 온다.

이로써 우리는 인간의 '삶과 죽음'이 둘이 아니고 하나임을 또 다시 확인하였으나, 그 죽음 자체를 확인한다기보다는 삶의 다른 이면으로서, 아니 삶을 더욱 승화시키기 위한 죽음을 내면적으로 직시하려고 한 것이다. 그것이 죽음으로 표현되든 망령으로 표현되든 하나로 형상화된 것뿐이지, 그 전체는 참되고 진실한 삶을 구가하기 위해서이고, 적어도 죽음에 이르는 실존적 삶을 자각토록 하기 위해서이다. 그러므로 '삶의 철학'과 '죽음의 철학'도 진정 둘이 아니라, 하나의 철학이되, 인간존재의 양면으로서 철학의 현실적 두 측면이고, 진리의 모순적 양면성임을 우리는 이들의 음반이나 시들을 통해서 확인할 수 있다.

이러한 시의 세계를 통해서 우리는 남는 사람과 가는 사람, 즉 산 자와 죽는 자의 한가운데 서 있는 사람이란 무엇이고, 삶이란 무엇이며 그리고 죽음이란 무엇인가? 혹은 살아 있는 나 자신이 죽음으로 향해 가면서 살아 있는 나 자신을 무엇이라 하고, 죽어 가는 나 자신을 무엇이라고 할 수 있을까? 삶과 죽음을 넘나들면서 삶의 고통과 죽음의 고통을 어떻게 수용하고 극복할 수 있는가? 혹은 그러한 고통의 흔적은 무엇으로 남을까? 삶의 흔적은 어떻게 남고, 죽음의 흔적은 어떻게 남을까?

이러한 삶과 죽음 그리고 고통은 죽음을 안고 있는 당장의 말기암 환자들에게만 있는가, 아니면 죽음을 모르는 채 한날의 삶만을 챙기면서 살아가는 매몰찬 사람들에게도 있는가? 사실상 우리 모두는 그 전체를 다 짊어지고 살아가는 '죽음에 이르는 존재'가 아닌가!

그래서 우리는 삶의 존재임이 분명하지만, 동시에 삶의 이면을 함께 생각해야 하는 사람이어야 한다면, 어찌 우리는 우리 자신을 되돌아보지 않을 수 있으며 철학하지 않을 수 있겠는가! 잠시 우리들 자신이 이러한 모든 사실을 다 잊어버린 채 그저 한날을 살아가고만 있었다면, 아니 환자는 죽어도 나만은 영원히 살 것이라고 생각한다면, 이는 분명 착각이 아니고 무엇이겠는가!

3) 소크라테스의 죽음과 크리톤: 남는 사람과 가는 사람

여기서 우리는 다시 한 번 소크라테스의 죽음[10])을 되돌아볼 필요가 있고, 그를 지켜보던 크리톤과 그 재판관들을 되짚어 볼 필요가 있다. "이미 떠날 때가 되었군요. 나는 죽기 위해서, 그리고 여러분들은 살기 위해서. 그러나 우리들 중에서 어느 누가 더 좋은 세상을 만나게 될지는 아직 아무도 모릅니다." 이 말은 생사의 갈림길에 섰던 소크라테스가 재판장에서 마지막으로 한 말이다.

삶의 길은 어떤 길이고, 죽음의 길은 어떤 길일까? 긴긴 세월이 지난 지금 그들 모두는 다 어떻게 되었을까? 그 재판장에 들어섰던 모든 사람들 말이다. 재판을 하던 판사들(멜레토스)이나, 재판을 받던 소크라테스는 물론이고, 애통하던 그 제자 크리톤은 말할 것도 없고, 법정을 가득 메웠던 방청객들 모두가 다 어떻게 되었을까?

소크라테스는 아테네의 젊은이들을 타락시켰고, 현재 사람들이 믿고 있는 신을 모독하였으며, 그리고 새로운 자기만의 신을 받들어 믿었다는 죄명을 쓰고 감옥으로 끌려가 독배를 마시면서 죽음의 길을 택했다. 그런

---

10) Platon: *Des Sokrates Verteidigung, Kriton, Phaidon. In: ders., Sämtliche Werke*, Erster Bd. S.5-36, S.37-54, S.729-811, Lambert Schneider: Heidelberg, ohne Jahr.
플라톤: 『국가/파이돈』. 박종현 역. 중판, 서울: 휘문출판사, 1984. 435면 이하 참조.: 소크라테스(Socrates,B.C.469-399): 인간을 보편적 이성중심의 존재로 간주하여 보편적이고 절대적인 진리를 주장함. "악법도 법"이라 하여 진리의 객관적 실재를 인정, 지행합일설을 몸소 실천하여 보여줌. 인간의 행복 역시 앎을 통해 덕을 쌓음으로써 이루어짐. 자신의 무지를 자각하라는 의미로 '너 자신을 알라'라고 하는 유명한 경구를 남김. 그러므로 그의 대화법은 반어법과 산파술로 알려져 있음. 특히 그의 죽음과 연관하여 임종하면서 "여보게! 크리톤, 나는 아스클레오피스에게 닭 한 마리를 빌렸다네. 그 빚을 자네가 잊지 말고 이 빚을 갚아 주게나"라고 한 말은 유명함.

데도 그는 아직도 죽지 않고, 여전히 우리와 함께 살면서 그때의 항소사유를 그대로 말하고 있다. "죽음을 면할 수 있는 길은 너무나 많소." 어떻게 그럴 수가 있느냐고 물었다.

그랬더니 그는 "여러분! 죽음을 면하기란 사실 그다지 어려운 일은 아닙니다. 오히려 죽음을 면하려고 꾀를 부리는 '비굴함'이 훨씬 더 어렵습니다. 그것은 죽음보다 훨씬 더 빨리 달리니까요. … 이제 나는 여러분으로부터 사형선고를 받고, 미련 없이 이 자리에서 떠나려고 하지만, 여러분은 진리로부터 악과 부정의 선고를 받고난 다음에야 물러날 것입니다. 나도 이 판결문에 따르고, 여러분들도 이 판결문에 따라야 합니다. 그러나 이것은 아마 그럴 수밖에 없었고, 그래도 좋다고 나는 생각을 합니다. … 그러나 나에게 사형선고를 내린 여러분! 여러분은 나를 죽인 바로 그 다음에는 내게 내린 사형보다 훨씬 더 괴로운 고통의 벌을 받게 될 것입니다"[11]라고 그는 태연하게 답을 하였다.

그런데 어떻게 그가 그 한날에서 그냥 죽고 말겠는가! 죽으려 해도 그냥 그대로 죽을 수가 없는 그였다. 참으로 그날 그에게 사형을 선고한 재판관들이나, 그 많던 방청객들은 물론이고, 그 애제자였던 크리톤까지도 이미 다 죽고 없어 지금은 그 흔적조차 찾을 길이 없다. 바로 그들은 모두가 죽음의 길을 택한 것이 아니라, 삶의 길을 택했던 사람들이 아닌가! 그런데 어떻게 지금의 이 현실에는 그들 모두가 다 죽고 말았다는 말인가! 그렇다면 그들이야말로 영원히 사망한 것이 아니고 무엇이겠는가! 아니, 이미 사망하고만 그들 자신들도 그때 죽음의 길을 택한 소크라테스로 인해서 오히려 또 한 다른 방식으로 다시 되살아나 지금 우리

11) Platon: 『국가/소크라테스의 변명』. 조우현 역. 서울: 삼성출판사, 1977. 419면.

가운데서 그 헛된 모습을 그대로 드러내고 있다면, 이러한 논리를 무슨 논리라고 강변할 수 있겠는가? 역설의 논리라고 할까, 생성의 논리라고 할까? 아니면 논리 이전에 인간의 생사 그 전체에 스며있는 우리 자신들의 철학함이라고나 할까!

그래서 우리는 여기서 1913년 노벨문학상을 수상한 인도의 시성인 타고르(R. Tagore, 1861-1941)의 「기도」를 되새겨보려 한다.

하나님이 내 손목을 꼭 잡고 계신다는 것을

위험으로부터 벗어나게 해달라고
기도하지 말게 하시고,
위험에 처하여서도 겁을 먹지 않게 해달라고
기도하게 하옵소서.

고통 속에서 벗어나게 해달라고
기도하지 말게 하시고,
고통 속에서도 고통을 이길 수 있는 용기를 달라고
기도하게 하옵소서.

인생의 싸움터에서 동반자를 찾게 해 달라고
기도하지 말게 하시고,
인생과 싸워서 이길 수 있는 스스로의 힘을 달라고
기도하게 하옵소서.

근심스러운 공포에서 구원해 달라고
기도하지 말게 마시고,

공포와 싸워서 이길 수 있는 용기를 달라고
기도하게 하옵소서.

겁쟁이는 되고 싶지 않사오니
나를 굽어 살피소서.

날마다 우리에게
성공과 기쁨, 그리고 행복이 이어질 때에만
하나님이 나를 도우신다고 생각하지 말게 하시며,
거듭되는 실패와 슬픔, 그리고 고통 속에서도
좌절하거나 타락하거나, 자살하지 말라 하시며
하나님이 내 손목을 꼭 잡고 계신다는 것을
믿게 하옵소서.

3. 호스피스 철학의 이념: 인간의 생명과 생명의 존엄성

1) 인간의 존엄성

현대 학문의 근원성을 학자들은 대체적으로 그리스철학에서 찾는다. 물론 세계 전체의 문명사를 보면 그리스문명 이전에 이미 이집트문명이나 메소포타미아문명, 더욱 분명한 것은 중국 황하유역의 문명도 있었고, 그러한 문명들이 지금까지도 인류사회에 크나 큰 영향권을 행사하고 있음에도 불구하고 일반적으로, 적어도 서구인들은 그리스문명을 모든 인간학문의 근원이라고 생각한다. 그들이 처음으로 다양한 '신화'의 세계에서 '철학'의 세계, 즉 참다운 '인간'의 세계를 가능하게 하였고, '과학'의 세계를 가능케 하였다는 것이다.

러셀(B. Russell)은 신념에 차서 "철학은 인간이 어떤 보편적 질문을 하는 데서 시작되며, 과학의 경우도 이와 동일하다. 이와 같은 종류의 호기심을 표명한 최초의 민족은 그리스인이다"[12]라고 하였다. 이들 모두는 어떠한 형이상학적 세계보다 현실적인 인간의 세계에다 초점을 맞추었고, 그런 인간에다 이성의 이름으로 존엄성을 부여하였다.

사실 이미 소크라테스 이전 프로타고라스(Protagoras)는 "인간이 만물의 척도다(homo mensura). 있는 것에 대해서는 있다, 없는 것에 대해서는 없다라는 척도이다"라고 주장한다. 이로써 인간이 비로소 신화의 세계를 밀어 제치고 철학의 전면으로 등장하게 되었다. 따라서 진리의 척도는 사물에 있는 것이 아니라 인간에게 있게 된다. 물론 이때의 인간이란 개별적 인간이었으므로 만인에게 공통되는 진리란 있을 수 없다. 다만 인간의식에 나타나는 한에 있어서 사물의 인식만을 인정할 뿐이었고, 사물 자체에 대한 절대적 인식은 불가능하다는 것이었다. 이에 소크라테스는 자신의 무지를 자각하는 사람이야말로 참된 인간의 지식임을 간파하여 사람들에게 그 자신의 무지를 자각시키고자 지행일치(知行一致)의 인간됨을 구가하고 나섬으로써 인간의 존엄성을 한층 더 높여나갔다.

이후 르네상스의 '인문주의'라는 이름으로 인간 자신은 역사의 새로운 무대 위에 서서 참 인간으로서 인간이성이나 인간감성을 초자연의 신성으로부터 벗어나 자연적 인간의 순리로 되돌아보고자 하였다. 이 첫 번째의 시도가 「르네상스-휴머니즘」으로서 종교적 속박에서 탈피하여 그리스-로마 고전에 근거를 두고 순리사상(純理思想)에서 사람이 사람된 까

---

12) B. Russell: 『서양의 지혜』, 안세권 옮김. 대구: 계명대학교출판부, 1997. 13면.

닮을 찾으려는 학풍이었고, 그 두 번째가 「새로운 휴머니즘」으로서 18세기 초 독일의 뷘켈만(Wincelmann)과 에어네스티(Ernesti)와 같은 이들로부터 슈라이어마흐(Schleiermacher), 훔볼트(Humboldt) 등과 같은 이들에까지 이른, 그들의 인간상은 뷘켈만의 '고매한 단순성과 조용한 위대성'(Eine edle Einfalt, eine stille Grösse)[13]이라는 경구 속에 들어 있다. 이 모든 것에야말로 인간의 순수함과 생명의 결백성뿐만 아니라, 정신적이고 이성적인 합리주의적 사고를 내포하게 된다.

이와는 달리 그 세 번째는 인간의 감성을 극대화하는 「니체적 휴머니즘」으로서 '신은 죽었다'라는 슬로건으로 대표된다. 니체는 초감성의 세계를 감성의 세계로 환원시켜 '디오니소스적'(Dionysos) 인간 삶의 원리를 주장하고 나섰다. 즉 "나는 나약한 모든 사람들에게는 부정을 가르치고 강력한 모든 사람들에게는 긍정을 가르치노라"[14]라고 그는 잘라 말한다. 그러므로 그에게 신적인 것은 인간 속으로 들어와 초인이 되고, 영원한 것은 시간 속으로 들어와 영겁회귀가 되며, 그리고 존재하는 것은 생성 속으로 들어와 디오니소스로 된다. 이것은 확실히 있을 수 없는 모순이나, 세계는 이러한 모순으로 구성되어 있어 인간에게는 비극이고 고통임이 틀림없다. 이러한 고통을 오히려 인간의 운명으로서 감내하여 극복하는 '인간' 본래의 참 모습을 그는 '사랑'하고자 했다(amor fati!).

그리고 끝으로 네 번째는 「실존적 휴머니즘」으로서 하이데거, 야스퍼스, 사르트르, 마르셀(Marcel), 심지어 까뮈(Camus)까지를 들 수 있다. 이들은 인간 본래의 심연에까지 파고 들어가 인간 삶을 삶으로서만 보지

---

13) W. Grabert u. A. Mulot: *Geschichte der deutschen Literatur.* 7.Aufl. München 1961, S.181

14) 백승균 편역: 『실존철학과 현대』. 대구: 계명대학교출판부, 1989. 58면.

아니하고, 그 이면으로 들어가 실존으로서 응시하고자 하였다. 그러므로 이들에게는 인간 자체뿐만 아니라, 인간 일반을 가능케 하는 본래적인 자기 자신이 무엇보다 중요하였다.

인간의 본래적 사유 역시 눈앞에 펼쳐지는 문제에서 시작하고, 그 모순에서 논쟁하며 그리고 거기에 대한 반박에서 시작하였다. 그러나 그 이면에서 보면 각자가 자기 자신으로부터 시작한다는 사실이 우선이 아니라, 각자가 자기 자신에게로 되돌아온다는 사실이 우선이다. 인간 자신을 자기 자신으로 되돌아오게 하는 철학이야말로 분명 인간의 존엄성을 보장할 뿐만 아니라 확장하는 철학인 것이다.

2) 생명의 존엄성

이러한 인간 존엄성의 철학은 초자연적인 형이상학에서가 아니라, 바로 지금 이 땅위에서 살아가고 있는 인간존재의 생명을 으뜸으로 삼는다. 이러한 인간존재 그 자체는 자기존재와 자기운명의 주인임을 스스로 자각함으로써 희로애락이라는 지고의 윤리적-도덕적 덕목을 인간의 생명에다 설정한다. 젊은이의 역동적 정열이나 늙은이의 명상적 희열을 막론하고 모든 사람의 생명을 드높이는 궁극의 힘은 본래적인 인간다움에서 나오고, 그러한 인간다움은 생명에서 비롯되므로 '인간'보다 더 놀라운 것은 아예 없게 된다.

이미 소포클레스(Sophokles)의 희곡 안티고네(Antigone)에서도 이 세상에는 놀라운 것이 많되, 인간만큼 놀라운 것은 없노라고 했다. 이러한 인간예찬이란 엄밀한 의미에서는 자연의 순수함과 그 장대한 생명의 존엄성을 그대로 드러내고자 함이고, 선에 대한 다면적인 여러 가능성을 자연적 본성에 따라 인간생명의 존엄성에다 설정하려 함이다. 다시 말하면 인간의 존엄성은 생명에 대한 존엄성에서 비롯되고, 그러한 존엄성에서 인륜적 도덕성이 정초됨으로써 도덕과 생명, 그리고 인간은 상호 독자적인 영역이 아니라, 하나의 연관선상에 있는 상생의 영역들이 된다.

우리의 홍익인간(弘益人間)[15] 역시 경천애인(敬天愛人)의 사상으로서 하늘을 우러러 보고 사람을 사랑한다는 것은 넓은 의미에서 자연과 인간을 서로 다른 둘로 보지 아니하고 하나로 본다는 말이며, 좁은 의미에서는 박애정신(博愛精神)으로서 모든 사람은 누구를 막론하고 모두 평등하며 화평하다는 말이다. 이에 한 걸음 더 나아가 인간의 생명은 물론이고 모든 생명체의 생명에 대한 존엄성을 보장하기 위하여 방생이라는 이름으로 보시를 행한다.

이처럼 우리의 전통에서는 이유 없는 살생을 금하였음은 물론이고, 사람에게 잡혀 죽게 된 생명체를 되살려주는 생명존중[16]의 실천을 이룩하고자 하였다. 이에 반하여 서구인들은 자연과 인간을 하나로 보지 아니하고, 각자의 독립된 존재로 간주하여 자연을 인간의 정복대상으로 보았고, 인간 자신마저 정복수단의 대상으로 보았다. 이러한 결과로 자연과학적 내지 기술적 합리주의는 한동안 인간 삶의 풍요로움을 가져다주었지만, 마침내 자연과 지구환경, 그리고 인간 자신마저 훼손하게 됨으로써 생명 자체에 대한 존엄성문제가 심각하게 부각되는 결과를 낳았다.

그 전형으로서 생명에 대한 경외를 몸소 들고 나온 슈바이쳐(A.

---

15) 조지훈: 『한국문화사서설』. 서울: 탐구당, 1964. 245면 이하 참조: 「한국휴머니즘의 정신형성, 한국사상의 휴머니즘적 계보」. 정영훈: 「근대 한국민족교육에서의 단군」. In: 『정신문화연구』 1986 / 봄. 84면 참조.

16) 최재천: 『생명이 있는 것은 다 아름답다』. 서울: 효형출판사, 2001. 146면-205면: 「생명, 그 아름다움에 대하여」.

Schweitzer)를 들 수 있다. 그에 따르면 생명의 존엄성을 지킬 때, 비로소 인간은 참 윤리적 인간이 될 뿐만 아니라, 생명 그 자체가 성스럽고 존귀하므로 생명을 가진 만물이야말로 신성하게 된다는 것이다. 그러므로 생명을 거룩하게 여기고 존중하며, 아끼고 사랑한다는 것은 인간 본연의 의무이자 당위성의 윤리이기도 하다.

이에 생명의 존엄성윤리는 인간중심의 가치관을 수립하는 데 있어서 필수 불가결한 영역이 된다. 그러나 지금까지의 윤리학이나 도덕철학, 심지어 선과 악에 대한 관념마저도 철저한 이론과 체계를 완벽하게 형이상학적으로 정초하였음에도 불구하고 우리 자신의 존엄성으로부터 언제나 동떨어져 있었다. 왜냐하면 그러한 윤리학이나 도덕철학은 선험적 내지 초월론적 본질성에만 집착하였을 뿐, 그 본래의 내용인 생명과 그러한 생명의 생동성, 더 나아가 생명에 대한 존엄성의 문제를 놓치고 있었기 때문이다.

사람이란 언제나 자기 자신과도 관계하고, 세계와도 관계한다. 이러한 관계 속에서 인간은 예외 없이 한편으로는 살려고 하는 쾌락의 욕망을 가지는 동시에, 다른 한편으로는 삶에서 오는 고통에 대한 공포심도 가짐으로써 그 자신은 살려는 욕망과 죽음에 대한 공포심 사이에서 스스로 결단하지 않을 수 없다. 이러한 결단이란 극단적으로 말하면 사느냐 혹은 죽느냐 하는 결단이고, 생을 긍정하느냐 혹은 생을 부정하느냐 하는 둘 중의 하나라는 결단이다. 그러나 생명을 부정한다고 하더라도 살려는 의지가 지속적으로 존재하는 한, 그러한 살려고 하는 생명력은 부정될 수 없을 것이다. 그러므로 이에 생명을 긍정한다 함은 생명의 참다운 의미와 가치를 생명에 대한 경외심에서 구가함을 말하게 된다. 이러한 '생명에 대한 경외'[17]란 자기 자신의 생명뿐만 아니라, 타인의 생명에 대한 경외 역시 포함된다.

이로써 우리는 자기 자신의 생명에 대한 경외에서 타인의 생명에 대한 경외까지를 체험한다. 이러한 결과로 선이란 니체에 있어서와 같이 생명 자체를 보존하고 촉진시키며, 그리고 지고의 가치에까지 발전할 수 있게 하는 것이다. 이에 반해서 악이란 생명 자체를 파괴하고 도태시키며, 더 나아가 살려고 하는 생명의지, 즉 생명 자체를 억압하는 것을 의미하게 된다. 그러므로 인간과 인간의 관계를 다루는 인간생존의 윤리마저도 진정한 의미에 있어서 윤리라고 할 수 없다면, 참다운 인간의 윤리란 인간생명을 으뜸으로 할 뿐만 아니라, 생명 전체에 대한 존엄성을 으뜸으로 하는 윤리인 것이다. 여기에서 생명에 대한 경외의 윤리는 사랑과 헌신, 그리고 내일에 대한 동경에서 비롯되나, 더 나아가 죽음에 대한 위엄성과도 무관하지 않다.

3) 죽음의 위엄성과 인간의 본래성으로서 '고향'

죽음이란 검증 가능한 경험의 대상이 아니다. 그러하기 때문에 과학적으로 죽음이 무엇이라고 단언하지는 못한다. 단언하지 못한다고 해서 죽음이 없는 것은 아니다. 생물학적 의미의 죽음이나 의학적 죽음, 적어도 임상학적 죽음은 분명히 한 객관적인 사실로서의 죽음이 틀림없다. 그러나 이러한 죽음은 바로 나의 죽음이 아니라, 나 아닌 다른 사람의 죽음으로서 경험될 뿐이다. 그래서 우리는 늘 다른 사람의 죽음을 말하고 있을 뿐, 자기 자신의 죽음에 대해서는 침묵할 수밖에 없다. 왜냐하면

---

17) Albert Schweitzer: *Kultur und Ethik; Kulturphilosophie*, 2.Teil. München 1955. S. 227-250: "die Ethik der Ehrfurcht vor dem Leben."

자신의 죽음은 경험되지 않아 스스로 알지 못하기 때문이다.

이미 고대 그리스의 에피쿠로스(Epikuros: 341-271 B.C.)는 죽음이란 우리들 자신과는 무관하다. 우리가 지금 살아 있기 때문에 죽음이란 없고, 우리가 죽으면 이미 우리는 존재하지 않는다고 하여, 우리야말로 살아 있거나 혹은 죽어 있거나 둘 중의 어느 한 상태에 처해 있음을 강조하였다. 그러므로 그에게는 우리가 삶의 쾌락을 만끽하되, 이 하루라도 스스로 자족하면서 만끽하는 것을 바라는가 하면, 설령 모든 이론이 희색이 되, 황금빛 생명의 나무만은 늘 푸르기를 바라는 것이다.

그러나 여기에서 우리에게 중요한 것은 삶 혹은 죽음이라는 양자택일이 아니라, 일종의 양자택이로서의 '삶과 죽음'의 내적 관계,[18] 즉 생사로 이어지는 관계, 다시 말하면 삶에서 죽음으로 가는 외나무다리 난간에서의 상태이다. 병원의 한 병상, 죽음을 눈앞에 둔 한 암환자의 초췌한 모습. 목에는 튜브가 꽂혀 있고, 호흡은 기계로 간신히 이어가나, 동통의 고통으로 모르핀을 연거푸 주사하지만 효과는 없다. 이에 설상가상으로 폐색전의 수술을 받아 일단 성공하였으나, 체력손실로 하룻밤에 심장은 몇 번씩이나 멎어 의사들의 헌신적 노력으로 생명을 이어가는 상태로 삶과 죽음의 어두운 오솔길을 오가고 있다. 어느 날 그의 심장박동이 늦어지더니 마침내 멈추고 만다. 모든 첨단의술도 끝내 속수무책이었다.

여기에서 우리는 아직 살아 있는 사람으로서 죽음을 어떻게 맞이하고, 어떻게 맞이하게 하는 것이 바람직한가를 되돌아 볼 필요가 있다. 참

---

18) 이러한 관계를 Bollnow는 Novalis와 Bachofen 등을 들어 낭만적인 해석을, Hofmannsthal과 Rilke 등을 들어 시적인 해석을, 그리고 Nietzsche와 Simmel 등을 들어 철학적 해석을 설명하고 있음: Bollnow: 『삶의 철학』. 백승균 역. 서울: 경문사, 1988. 165면-175면: 「죽음과 삶」.

자신의 본래 모습으로 죽음을 맞이하는지, 또한 죽음을 맞이할 수 있게 하기 위하여서는, 달리 표현해서 인간의 존엄성을 가지고 죽음에 임하게 하기 위해서는 환자 당사자는 물론이고, 그 가족의 간호까지를 돌봐야 하는 어떤 활동이 필수적일 수밖에 없다. 이를 호스피스 활동이라 한다면, 이러한 활동의 논리적 체계와 철학적 근거는 필수적일 수밖에 없다. 이러한 호스피스 활동을 위한 철학적 근거의 필연성과 그에 따른 보편성의 논리전개를 통틀어 우리는 '호스피스 철학'(Hospice Philosophy)이라 하고자 한다.

이러한 '호스피스 철학'으로 인해서 무엇보다 먼저 죽음의 난간에 선 임종환자의 위엄성이, 아니 품위 있는 죽음의 위엄성이 한 개개인의 특수 경우가 아니라, 철학적 보편성으로서 확보할 수 있게 된다. 사실 사람이 한평생을 사는데도 천하게 살지 않고 고귀하게 살아야 하듯이 사람이 죽을 때도 품위를 갖추어서 고귀하게 죽어야 한다면, 그러한 죽음을 준비하도록 육체적으로 그리고 정신적으로 돕는 일은 그 자체가 선하고 바람직해야 한다.

이러한 선한 일로 인해서 임종환자의 마음과 정신이 깨끗해지고 맑아져서 산만해지지 않을 것이고, 그러한 마음과 정신을 가지고 본연의 자기 고향으로 편안히 되돌아갈 것이다. 그럼에도 불구하고 그러한 사실에 대한 철학적 근거나 논리를 보편성의 체계로서 확보하지 못하면, 그러한 사실내용이란 뒤죽박죽으로 되고 말 것이다. 그러므로 이에 대한 철학적 보편성의 체계를 확보하는 일은 필수적이라고 할 수밖에 없다.

그러나 이러한 '호스피스 철학'이 철학 그 자체이거나, 이론 그 자체로 남는다면, 또한 일종의 관념철학에나 형이상학적 독단론에 빠지고 말게 될 것이다. 그렇기 때문에 호스피스 활동의 실천성이 언제나 먼저 전제되어야 하고, 그러한 활동의 지침으로서 철학의 역할을 다해야 한다. 이러한 호스피스 활동과 호스피스 철학의 관계는 서로 떼려야 뗄 수 없는 하나의 관계 그 이상이다. 이를 칸트나 야스퍼스의 철학에서 찾는다면, "내용(직관) 없는 사고는 공허하고, 개념 없는 직관은 맹목적이라"[19]고 할 수 있고, "실존 없는 현존"은 공허하고, "현존 없는 실존"은 맹목적이라[20]고도 할 수 있을 것이다.

우리나라의 격언에는 '고향 떠나면 천하다'라는 말이 있다. 일상의 격언에서만이 아니라, 고도의 철학적 인간사유의 심오한 결과로서도 "철학이란 고향을 그리는 마음이다."[21]라고 한다. 사람이 태어나서 이 세상에서 살다가 죽음을 맞이하여 본연의 자기 자신으로 되돌아가는 곳이 참 '고향'이라면, 그러한 죽음의 참 고향으로 가는 길은 가장 인간다워야 하고, 가장 아름다워야 하며, 그리고 가장 성스러워야 한다. 그러하기 위하여 자기 고향에로 마지막 길 떠나는 사람(말기환자)으로 하여금 그 스스로가 참 인간으로서의 자연스러운 위엄을 지킬 수 있게－우리가 그것을 '죽음의 윤리'라고 한다면－우리는 그와 하나 되고, 그 사별가족과 하나 되어 그들의 고통과 슬픔을 함께 하면서 삶 속에서도 죽음을 보고, 죽음 속에서도 새로운 삶을 함께 보도록 해야 한다.

참으로 우리에게는 음양의 도(陰陽之道)라는 말이 있다. 음이 있으면

---

19) I. Kant: 『순순이성비판』. 최재희 역. 개정중판. 서울: 박영사, 2002. 97면. K. Jaspers: Philosophie II. Existenzerhellung. 3.Aufl. Berlin 1956. S.122ff.

20) K. Jaspers: Philosophie II. Existenzerhellung. 3.Aufl. Berlin. Heidelberg 1956. S. 122f: "Dasein ohne Existenz, Existenz ohne Dasein."

21) 서광일: 「철학은 고향을 그리는 마음이다」. In: 『목요철학세미나 자료집 (1980. 10.-1994. 10.)』. 계명대학교 철학과, 377면-379면. 전광식: 『고향; 그 철학적 반성』. 서울: 문학과 지성사, 1999.

양이 있고, 양이 있으면 음이 있다. 그 음이 양으로 되고, 그 양이 다시 음으로 된다. 음이 곧 양이고, 양이 곧 음인 것이다. 양인 해는 언제나 뜨겁고 강렬하나, 음인 달은 어둡고 미약하다. 그러한 해가 만물의 생명을 쉼 없이 이끌어가나, 그에 못지않게 달은 사람의 마음을 더욱더 그 마디마디에서 이끌어간다. 특히 정월의 보름달과 팔월의 대보름달은 말할 것도 없고 매달 음력 보름전후의 휘영청 밝은 달은 사람의 애간장을 태운다. 해는 일년 12달 하루도 빠짐없이 구름 속에서도 빛을 그대로 발하나, 달은 날마다 밤마다 그 모양을 달리하면서 사람의 마음속으로 파고든다. 해는 멀고, 달은 가깝다. 해는 사람 밖에서 뜨나, 달은 사람 안에서 뜬다. 해는 밖을 밝히나, 달은 안을 밝힌다.

그래서 사람의 오장육부(五臟六腑)에는 모두 달월 변(月字)으로 되어있고, 심장(心臟), 간장(肝臟), 심지어 위장(胃臟)에도 달(月)이 들어있다고 조용헌은 말한다. 이러한 사람의 신체기관을 떠나 정신적인 감정이 우러나는 사람의 마음속이라는 심장(心腸)에도 달(月)이 떠있고, 몹시 애가 타는 심정이라는 간장(肝腸)에도 달이 떠있어 애간장을 녹인다. 위와 장인 위장(胃腸)에도 달이라는 월(月)자가 어김없이 들어있다. 그래서 우린 해가 먼저 임에도 불구하고 해를 제치고 달을 이미 내 자신의 것으로서 가지게 된다. 이처럼 우리야말로 삶 속에서도 언제나 죽음을, 그러한 죽음을 우리는 늘 어김없이 가지고 있었다. 그 때문에 우리에게는 음양(陰陽)이라는 말이 전혀 생소하지가 않다. 오히려 해가 먼저이고, 달이 나중이라고 해서 양음(陽陰)이라고 함이 더욱 생소함은 왜일까! 결코 우리의 죽음이 생소하지 않기 위해 우리는 살아가면서도 언젠가는 돌아갈 그 본향(本鄕)을 늘 함께 가지고 한날을 맞고 한밤을 거두고 있는 것이다.

제2장 호스피스 철학으로 가는 길잡이

1. 호스피스 철학에 대한 눈높이

1) 길잡이로서의 방법론

한 사실을 어떻게 보느냐에 따라 그 사실의 내용이 이렇게도 나타나고, 저렇게도 나타난다. 따라서 사실에 대한 눈높이는 그러한 사실내용을 드러내어 주는 중요한 역할을 한다면, 사실 자체의 내용 못지않게, 한 방법론으로서 사실에 대한 길잡이 역시 아주 중요하게 된다. 더구나 그러한 것이 객관적인 사실이 아니라, 살아 있는 '인간'일 때, 그에 대한 방법론은 더욱 복잡다단해진다. 왜냐하면 인간존재라는 것이 어떤 정적인 사물처럼 그렇게 단순하지가 않기 때문이다.

인간에게는 일상적인 생활에서 오는 눈높이로서 "돈이 많으면 그만큼 행복하다"와 같은 '시장'의 눈높이가 있고, 수학적-과학적인 판단에서 오는 눈높이로서 '1+1=2'는 언제나 맞다와 같은 '학교'의 눈높이가 있는가 하면, 그리고 이 모든 경우를 부정하면서도 동시에 수용하여 초월하는 반성적 눈높이로서 "져서 이기는 사람이 참으로 이기는 사람이다"와 같은 '고향'의 눈높이가 있다. 그러므로 우리는 여기서 이와 연관된 호스피스 활동에 대한 눈높이를 철학적 고향의 눈높이로서 고찰하고자 한다.

일반적으로 우리는 어떤 목적을 달성하기 위하여 그에 따른 수단이나 도구를 필요로 하게 되고, 그때의 수단이나 도구는 '방법'이 된다. 그러한 방법 역시 어디까지나 참 진리를 얻기 위한 이전단계로서의 수단이지, 궁극적인 목표이라고는 할 수 없다. 그럼에도 올바르지 못한 방법으로는 어떠한 참도 얻을 수가 없다면, 이전단계로서의 방법은 아주 중요하게 되고, 심지어 그러한 방법이 곧 목적으로도 될 수 있다.

실제로 호스피스 철학으로 가는 길잡이로서의 방법론은 어느 영역보다 방법이 바로 목적[22]으로 될 수 있는 분야이기 때문에 이를 철학적으로 눈여겨볼 필요가 있다. 그럼에도 불구하고 우리는 여기서 우선 대상 전반에 대한 고찰을 상호 대립적인 두 가지의 방법론으로 대별하여 보고자 한다. 즉 그 하나는 사물에 대한 정적인 길잡이로서의 고찰방법이고, 그 다른 하나는 인간에 대한 동적인 길잡이로서의 고찰방법이다.

2) 정적 길잡이와 동적 길잡이

먼저 정적 길잡이는 모든 것이란 인간의 감성에 속하는 가상이라 하여 배제하고, 생성하지도 소멸하지도 않는 참다운 존재만을 대상으로 삼는 철학적 고찰방법이라 할 수 있다. 이에 반해 동적 길잡이는 이 세상의 모든 것이란 생성하고 변화하며, 본래적으로 존재하는 것 역시 생동하는 것으로서 생성 그 자체만을 참(진리)으로 삼는 철학적 고찰방법이라 할 수 있다.

---

22) cf. H. G. Gadamer: *Wahrheit und Methode*. Tübingen 1960/1990. 이길우 외 역, 『진리와 방법 I』. 서울: 문학동네, 2000.

전자의 정적 길잡이는 논리적 모순성을 배제하는 방법이고, 후자의 동적 길잡이는 오히려 그러한 모순성을 그 생동성으로 수용하는 방법이다. 따라서 전자는 불변하는 '존재'를 대상으로 삼고, 후자는 변화하는 '생성'을 대상으로 삼기 때문에, 전자는 형식논리로서 설명이 가능하나, 후자는 변증논리로서 이해가 가능하다. 그러므로 전자의 길잡이는 긍정의 논리에 따른 수학적 확실성과 과학적 합리성에서 그 정당성을 확보하게 되는 방법론이고, 후자의 길잡이는 부정의 논리에 따른 철학적 포용성에서 그 이해성을 확보하게 되는 방법론이다.

이를 풀어서 단적으로 표현한다면 정적 길잡이란 고찰하고자 하는 대상을, 즉 호스피스를 고정 불변한 정적인 대상으로 간주하여 분석하고 판단하며 개념화하는 것을 말하므로 '호스피스는 (…) 이다'라는 형식으로 표현되는 일종의 형식논리적 고찰방법이다. 이에 대하여 동적 길잡이란 그 대상을 확고부동한 것으로 간주하지 아니하고, 그 대상 자체가 동적으로 변화하고 생동하는 것으로 간주함으로써 '호스피스는 (…) 아니다'라는 형식으로 표현되는 일종의 변증논리적 고찰방법이다.

예를 들면 호스피스라는 개념을 확고부동한 존재개념으로 간주하지 아니하고, '인간실존'을 중심으로 하는 생성개념으로 간주하여 죽음에 맞서 있는 한 고독한 사람을 일정한 공간에서, 즉 병원에서 돌봐주고 간호해 주는 실존변증법적인 '인간관계'의 개념으로서 밝혀지는 경우라고 할 수 있다. 또한 고린도전서의 "사랑은 오래 참고, 사랑은 온유하며, 사랑은 자랑하지 아니하고, 교만하지 아니하며, 무례히 행치 아니하고, 자기의 이익을 구치 아니하며, 성내지 아니하고, 악한 것을 생각하지 아니하며, 불의를 기뻐하지 아니하고, 진리와 함께 기뻐하며, 모든 것을 참으며, 모든 것을 바라고 모든 것을 견디느니라"[23]라 하여 부정성의 논리로 사랑을 극대화하고 있는 경우 등이라 할 수 있다.

그럼에도 불구하고 우리에게 중요한 것은 이들 양자 중 일자만이 옳다는 것이라기보다는 이 양자를 모두 포괄하면서도 이 양자가 아닌 생동성 그 자체로서의 인간존재를 드러내는 일이다. 이러한 의미인 한에서 우리는 영구불변하는 '존재'의 논리보다는 살아 생동하는 '생성'의 논리에다 우위를 두지 않을 수 없다, 왜냐하면 아주 소박하게는 인간이라는 것이 죽음을 모르는 영구적인 무한존재가 아니라, 삶과 죽음을 다 함께 가지고 있는 생명의 유한존재이기 때문이다.

보다 엄격하게 말하면 존재의 형식논리로서는 생성의 변증논리를 그 자체의 한계성으로 인해 이해할 수 없으나, 생성의 변증논리로서는 존재의 형식논리를 이미 그 명제로서 수용하고 있기 때문이다. 그렇다고 인간존재가 그러한 생성의 변증논리로서만 해명될 수 있는 것이 아니므로 전방위적인 길잡이로서의 방법론이 필수적이 아닐 수 없다.

3) 전인적 길잡이로서의 방법론

전인적(全人的) 길잡이로서의 방법이란 한 부분, 부분으로서의 인간존재를 이해하고자 하는 방법론이 아니라, 인간을 총체적으로, 즉 신체적으로, 정신적으로 또한 영적으로, 더 나아가서는 사회적으로, 문화적으로 이해함으로써 인간으로서의 임종환자를 가장 편안한 상태에서 본래의 자기로 되돌아가게 하고자 하는 방법론이다. 이때 그 자신의 삶과 죽음은 독립된 둘이 아니라, 곧 하나로 되어 자신을 가장 자신답게, 다시 말하면 인간을 가장 인간답게 수용할 수 있게 된다. 바로 여기에 호스피스의

---

23) 신약성서: 고린도전서 13장 4절-13절.

철학적 눈높이가 자리하고 있어야 한다.

특히 오늘날 최첨단의 정보기술사회에서 인간 자체나 인간의 생명에 대한 경시풍조란 말할 것도 없고, 병약한 노인층에 대한 소외와 무관심, 심지어 극한의 상황에 처해있는 말기환자 내지 임종환자에 대한 소홀함은 날이 갈수록 더욱 심각한 상태로 치닫고 있다. 이들 중에서도 임종환자에 대한 배려와 심려는 그들이 육체적 고통과 정신적 불안으로 어느 계층의 소외 내지 빈곤의 사람들보다 더 큰 불행을 직접적으로 겪고 있으므로 여기에서는 최우선이어야 한다.

물론 임종을 눈앞에 둔 그들이 최우선임에도 불구하고 그들 자신과의 직접적 관계 속에 있는 가족 내지 친인척들이 최우선이겠지만, 그 밖의 여러 직접-간접적인 다양한 계층의 사람들도 앞장서서 최선을 다해야 한다. 이것이 인간본래의 인륜성이기도 하다. 이러한 사실의 내용전체를 짚기 위해서는 전(全)방위적인 길잡이[24]로서의 방법론이 무엇보다 중요하다. 그러하기 때문에 우리는 이미 호스피스 철학의 이념으로서 인간의 존엄성과 생명의 존엄성, 그리고 죽음의 위엄성까지를 지목하였다.

그러므로 이에 따른 철학적 방법론으로서 철학적-인간학적 길잡이와 생철학적-해석학적 길잡이, 그리고 실존론적-존재론적 길잡이를 호스피스 철학으로 가는 방법론으로서 제시하고자 한다. 왜냐하면 호스피스의 가장 구체적인 대상이 먼저 인간 자신이고, 그러한 인간의 생명 내지 삶이 그 다음이며, 그리고 끝으로는 그러한 삶을 삶으로서 지탱해줄 수 있는 것이 인간본래의 실존이기 때문이다. 이러한 '인간'과 '생명' 내지 '삶', 그리고 인간'실존'이란 삼위일체로서 호스피스의 전체 활동을 밝히

---

24) cf. F. Capra: 『히든 커넥션: *The hidden Connections*』. 「나와 세상을 바꾸는 새로운 힘의 패러다임」. 강주현 옮김. 서울: 휘슬러, 2003.

기 위한 가장 현실적인 세 길이라 할 수 있다. 이를 우리는 먼저 철학적-인간학적 길잡이로서, 그 다음에는 생철학적-해석학적 길잡이로서, 그리고 마지막으로는 인간존재의 실존론적-존재론적 길잡이로서 고찰하고자 한다.

2. 철학적-인간학적 길잡이

인간이란 자명하면서도 불투명하기 짝이 없다. 그래서 인간을 옛날부터 '수수께끼의 존재'라고 하였는지도 모른다. 이러한 수수께끼의 존재란 인간이 자기 자신을 대상화하여 그 인간이 무엇이냐고 묻고 있기 때문에, 어떤 객관적인 사실을 탐구하여 답하는 것과 같이 명명백백하게 밝혀질 수가 없다는 사실을 말한다. 그래서 인간에 대한 물음은 옛날이나 지금도 다양한 방식으로 이미 물어왔고, 그때마다 여러 방식으로 답하여 왔어도 여전히 인간에 대한 하나의 답이란 있을 수가 없었다. 아마 미래에도 인간에 대한 하나의 답이란 있을 수가 없을 것이다. 왜냐하면 인간이란 무엇인가[25] 하는 물음이 그 물음을 묻고 있는 인간 그 자신을 되묻고 있기 때문이다.

그러므로 인간에 대한 물음은 본질적으로 철학적인 물음으로 되묻고 만다. 만일 철학적인 물음으로 되묻지 않는다면, 종교적으로 묻거나 혹은 문화적으로 물을 수 있을 것이고, 아니면 사회학적으로도 물을 수 있을 것이다. 물론 이 밖의 여러 가능성도 배제할 수는 없다. 그럼에도 불구하

---

25) F. Dessauer: 『인간이란 무엇인가. 칸트의 4가지 물음』. 황원역 역. 왜관: 분도출판사, 1979.

고 인간에 대한 이러한 모든 물음의 방식들 가운데서도 철학적 물음이 사변적이기만 하거나 형이상학적이기만 하지 않고 과학적이고 합리적인 물음일 때, 인간존재를 더욱 심층적으로 탐구할 수 있고, 이해할 수 있는 가장 바람직한 길임이 틀림없을 것이다.[26)]

이러한 실현 가능성의 길이 인간과 동물을 비교하여 인간의 특수한 위상을 인간학적으로 밝혀내는 일이다. 이때 이론적인 인간학과 현실적인 생물학은 이 둘인 각각의 영역을 별도로 가진 학문들이 아니라, 한 차원에 공히 속하는 학문들이어야 한다. 왜냐하면 생물학이란 모든 생명체의 영역을 과학적으로 처리하고 확정하는 방법론을 수행하고, 인간학은 그러한 생물학에 근거하여 철학적으로 문제를 설정하여 그 해결책을 이념적으로 구하여 내기 때문이다. 이러한 생물학을 그 하부구조로서 가지는 철학적 인간학은 모든 철학적 문제설정을, 심지어는 생물학적 연구나 과학적 연구마저도 그 개별적 현상에 국한시키지 않고, 오히려 그러한 개별현상들을 하나의 총체적이고 이념적인 원리원칙으로서 포괄할 수 있다.

이처럼 철학적이고 인간학적인 시도야말로 전통적인 인간본질의 문제를 전제로 가지면서도 개별현상의 구조연관성까지도 짚어내고자 한다. 이 결과로 오늘날에 와서 인간이란 무엇인가라는 물음은 철학적인 물음으로만 보지 않고, 생물학적이고 실천적인 물음으로 간주하여 그 해결책을 구하게 된다. 그럼에도 이는 생물학적 인간에 대한 물음이라 하기보다는 철학적인 물음이라고 할 수밖에 없는 것은 아무리 완벽한 생물학적인 해결책이라고 하더라도 인간의 생명 자체에 대해서는 아무런 언급도 할 수 없기 때문이다.

---

26) W. Schulz: 『달라진 세계와 철학: 정신화와 육체화의 동향』. 송기득 옮김. 서울: 현대사상사, 1984. 162면-230면: 「비사변적 인간학의 시기」.

우리는 이미 인간이라는 것이 어떤 생명체에서도 찾아 볼 수 없는 특수존재임을 확인하였다. 특히 인간만이 자기 자신을 향해 자신이 무엇인가라고 되물을 수 있었고, 그러한 물음을 묻고 있는 인간 그 자신을 되묻는 존재임을 스스로 확인함으로써 인간의 위상은 다른 생명체와는 철저히 구별되어지기도 하였다. 더욱이 직접적으로는 인간만이 자기 자신의 죽음을 이미 알고 있을 뿐만 아니라, 그러한 죽음을 바로 자신의 죽음으로 받아들임으로써 육체적인 죽음을 극복하여 정신적인 것으로까지 승화시키기도 한다.

이같이 자기 자신의 죽음을 통해서 오히려 자신의 영생을 얻을 수 있다고 생각하는 생명체는 인간뿐이다. 이러한 인간의 특수한 가치이념으로 인해 인간은 모든 생명체 가운데서도 그 독보적 존재가치를 인정받을 수 있었고, 그로써 인간은 인간으로서의 존엄성을 획득할 수 있었다. 현실적으로 인간이 다른 생명체처럼 생물학적인 종에 따른 범주를 가진다고 하더라도, 어떤 분류만을 목적으로 하는 범주가 아니라, 측정 불가능하고 해명 불가능한 철학적 범주[27]를 가지게 되었다.

그러므로 인간이란 한편으로는 자연적이고, 다른 한편으로는 역사적인, 다시 말하면 물질적인 하부구조와 정신적인 상부구조를 동시에 가지는 이중적인 존재로서 그것도 모순의 존재로서 살아간다. 이렇게 살아가는 인간의 모순이 인간을 오히려 인간답게 한다는 것은 인간이 세계내에서 다른 사람과 함께 존재함으로써 그 역으로 그러한 인간세계를 초월할 수 있고, 초탈할 수 있음을 의미하기 때문이다.

이처럼 인간은 처음부터 자연으로서 존재하나, 결코 자연이 아닌, 다시

---

27) 백승균: 『헬무트 플레스너의 철학적 인간학』. 대구: 계명대학교출판부, 2005. 157면-189면.

말하면 자연에서 역행하는 문화나 역사로서 존재한다. 참으로 인간은 어느 곳에나 존재하면서도 어느 곳에도 존재하지 않는다. 인간은 곧 죽음에 이르는 존재이나, 결코 죽음에 이르지 않는 존재이라면, 이는 분명 하나의 모순이다. 그러나 이러한 모순을 수용할 수 있는 인간존재야말로 존귀하고 위대하여 인간 자신의 존엄성을 스스로 확보하게 된다.

이러한 '인간의 존엄성'이 바로 그러한 모순에서, 다시 말하면 "아니라고 말할 수 있는"[28] 부정적 능력에서 비롯된다면, 인간의 죽음이 곧 인간의 새로운 삶의 시작이라 함도 단순한 허구는 아니다. 그러므로 인간이 아무런 사심 없이 그저 가장 인간다울 때, 설령 임종환자가 죽음에 직면하여 있다고 하더라도 바로 거기에 '인간의 존엄성'이 자리하게 된다.

참으로 인간의 존재를 금욕의 새 원리로서 정신이라고 하든, 혹은 인간존재에 대한 물음을 생물학에서 사회학으로 확장하여 새로운 '인간생물학'(Anthropobiologie)[29]에서 물어야 한다고 하든, 더 나아가 생물학과 철학을 동시에 수용하여 생물학적 철학으로 물어야 한다고 하든 공히 인간을 '인간'으로서 해명하기 위해서는 현실학문으로서 생물학을 기초로 해야 한다는 것은 현대철학에서 시도하였던 한 해결책이었다. 이에 인간이 생물학적 의미에 있어서 동물과는 어떠한 점에서 동일하고, 어떠한 점에서 다른가가 구별됨으로써 인간의 특수성, 달리 말해서 '인간의 존엄성'이 나타나게 된다.

---

28) M. Scheler: 『인간의 지위』. 최재희 역. 서울: 박영사, 1976. 84면-90면.

29) cf. M. Landmann: 『철학적 인간학』. 진교훈 역. 서울 : 경문사, 1977. 186면 참조. Gehlen은 인간을 생물학적 특수문제로 다루면서 '인간-생물학적 문제설정'을 하는가 하면, 인간을 자연의 특수한 설계로 이루어진 존재로 규정하기 위하여 '인간-생물학적 고찰방식'을 간구함. A. Gehlen: *Der Mensch. Seine Natur und seine Stellung in der Welt*. Frankfurt(M) 1971. S.15; S.16.

동물은 예외 없이 그 환경에 적합한 신체적 구조를 각기 전문화하고 있는 반면에, 인간은 전연 그렇지 않다. 우선 인간의 신체적 구조가 그 생활세계에 적합하지 않을 뿐만 아니라, 인간의 육체적 능력 역시 동물에 비해 역부족하기만 하다. 그럼에도 그러한 부적합함과 역부족함이라는 비전문화(非專門化)가 오히려 인간으로 하여금 동물 그 이상의 능동적 결과를 생산하여 낼 수 있는 것이고, 그러한 사실이 동물과 인간이 구별되는 특성 중의 하나이기도 하다. 이는 바로 세계개방성을 의미한다.[30) 물고기처럼 부레가 없어도 인간은 물고기 이상으로 물 속 깊이 잠수할 수 있고, 새처럼 날개가 없어도 인간은 새 이상으로 하늘을 날 수 있다는 사실들이 인간의 존재가치를 드높이는 것이다.

이처럼 생명 자체에 대한 존엄성문제는 인간과 동물이 전연 다르지 않다고 하더라도, 인간의 위상과 동물의 위상문제는 어떠한 의미에서도 동일할 수가 없다. 인간이 만들어 낸 기계에게도 기계권을 주장하는 이 마당에 동물에게 동물권을 주장한다는 것은 한편으로는 당연한지도 모른다. 그러나 동물에 대한 동물권은 말할 것도 없고, 기계권마저 주장하는 것은 기계나 동물 자신이 아니라, 인간 자신이라는 사실이다.[31)]

여기에서 인간이 인간에 대한 인권을 주장하는 것은 인간만이 가지는 특권 중의 하나이기 때문이다. 그렇다고 그러한 인간이 어떠한 인권만으로서나, 더욱이 현실학문이라고 하는 생물학 그 자체로서만 해명되지는 않는다. 모든 생명체나 유기체는 물론이고 무기체까지도 하나의 전체적 연관성에서 이루어져 있다면, 인간존재 역시 그 전체 연관성에서 총체적

30) A. Gehlen: *Der Mensch. Seine Natur und seine Stellung in der Welt.* Wiesbaden 1986. S.63: "Unspezialisiertheit und Weltofenheit.'

31) cf.: 임홍빈: 『기술문명과 철학』. 서울: 문예출판사, 1995.

으로 해명되어야 한다. 그럼에도 인간이 다른 동물과 구별될 수 있었던 것은 그 한 예로서 인간만이 자기 자신을 되물을 수 있고, 되묻는 그 자신을 다시 되물을 수 있었기 때문이다.

그러므로 인간은 자기 자신과 관계하는 인품을 가지는가 하면, 타인과 관계하는 인격을 가지며, 그리고 초월자와 같은 하나님과 관계하는 영성을 가지게 된다. 이러한 인품과 인격, 그리고 영성은 인간으로 하여금 인간다운 품성을 가지게 하여 인간을 어떤 생명체와도 다른 인간존재의 존엄성을 드러내준다.

설령 인간이 임종하는 환자의 처지에 처해 있다고 하더라도, 그가 마지막 순간까지 인간의 존엄성과 위엄성이 지켜지도록 호스피스는 먼저 그의 신체적 동통을 물리적으로 먼저 처치함과 더불어 그와는 다른 한편에서 심리적으로나 정서적으로 환자가 자신의 안정감과 만족감을 가지도록 해야 한다. 더 나아가서는 편안한 가운데 내세를 맞이할 수 있도록 그와 하나 됨이 바람직하다.

3. 생철학적-해석학적 길잡이

철학은 처음부터 사람과 함께 했었다. 사람 있는 곳에 철학이 있었고, 철학이 있는 곳에는 반드시 사람이 있었다. 아무리 둔한 사람이라도 그 나름대로의 기쁨을 가지고 한평생을 살아가고, 아무리 현명한 사람이라 해도 그 나름대로 아픔을 가지고 평생을 살아간다. 그렇게 살아간다 함은 말 그대로 그냥 그저 그렇게 살아지는 것이 아니다. 삶이란 그래서 쉽지 않다. 그렇다고 어렵기만 한가 하면 꼭 그렇지도 않다. 그러나 삶에는 분명 고통과 기쁨이 따르기 마련이고, 거기에는 삶의 지혜가, 즉 삶의 철학이 담기기 마련이다. 그래서 철학은 처음부터 인간이었고, 인간의 삶이었다.

어찌 이 철학뿐이겠는가! 철학을 포함한 모든 영역의 학문이 인간을 떠나 존재할 수 없는 법이라면, 인간이란 인간의 '삶'을 전제로 할 때, 비로소 참 인간으로서 가능하다. 여기에서 발가숭이 생명은 삶으로 옷을 갈아입고, 삶은 그 자신을 되돌아보는 철학으로 승화하여 마침내 삶의 철학으로서 등단하게 된다.

이때의 삶이란 사람이 살아가는 생활방식만을 의미하지는 않는다. 오히려 그러한 삶의 방식을 가능케 하는 생명 그 자체가 우선이다. 그래서 생명을, 인간은 물론이고 모든 유기체의 내적 필연성이라 해도 무리는 아니다. 이러한 생명 그 자체는 이성도, 감성도 아닌 중립성을 지킬 것이나, 그 실현성의 측면에서는 분명히 본질철학이라기보다는 현상철학에 해당한다고 할 수 있다.

전자의 본질철학이 정신철학이라고 한다면, 후자의 현상철학은 생명철학[32], 더욱 현실적으로는 삶의 철학이라 할 수 있을 것이다. 전자의 철학은 논리 정연함을 전제로 하나, 후자의 철학은 생명의 리듬에 따른 비논리를 전제로 한다. 그렇다고 그러한 비논리란 단순한 무정견의 갈팡지팡함에서 이루어지는 것이 아니라, 철두철미한 이성적 사유의 획일성에서 오는 모순과 갈등을 극복하고자 하는 비논리의 논리성에서 이루어지는 것이다. 이러한 비논리의 논리성 근거는 인간 본래의 내적이고 정열적이며, 창의적이고 생동적인 생성으로서의 생 그 자체에 자리하고 있다.

32) cf. H. Jonas: 『생명의 원리: 철학적 생물학을 위한 접근』. 한정선 역. 서울: 아카넷, 2001, 17면-27면.

이처럼 인간존재라는 것이 생명존재이어서 논리 정연한 것처럼 보이나, 현실적으로는 약동하는 생명의 삶으로서 굴곡의 존재이다. 때로는 웃고, 때로는 울 수 있는 존재인 것이다. 그러나 그 개체성으로서 인간은 숙명적으로 유한한 시간적 존재이므로 결국에는 죽음에 이를 수밖에 없다. 사람이 태어나서 죽음에 이르기까지에는 예외 없이 생로병사(生老病死)의 과정을 거치게 마련이다. 이러한 생로병사의 전체과정에서 생과 사는 처음과 마지막이나, 노(老)와 병(病)은 죽음에 이르는 한 과정의 현상이다. 사람이 늙어서 죽는다는 것은 하나의 철칙이기는 하지만, 그 죽음에 이르는 과정 하나하나는 일상적으로 생각하는 것처럼 그렇게 간단하지도 않고 논리적이지도 않다.

매순간마다 다가오는 육체적인 통증과 정신적인 불안은 너무나 현실적이고 직접적이어서 그 순간이 영원으로 이어지는 듯하다. 어떤 백혈병 환자 한 사람의 경우이다. 남은 생명은 몇 시간 혹은 며칠 간 뿐이어서 의사의 발 빠른 처방으로 호전된다. 그러나 돌연히 환자의 코와 입으로 다량의 출혈이 있은 후에 호흡도 멈춰버린 상태가 된다. 의사의 헌신적 대처 결과로 다행히 자신의 입으로 인공호흡을 한 후, 환자가 다시 소생한다. 3일간 더 생존하다가 끝내 안타깝게 그는 머나먼 사망의 길에 오른다. 33)이 경우에 의사의 현대적 치료는 모두 끝났지만, 환자에 대한 돌봄은 아직 끝나지 않는다. 계속해서 인간생명의 존엄성에 대한 진정한 사랑의 돌봄은 지속되어야 한다. 이때 그 환자 자신에게는 물론이고, 그 가족에게는 또 다른 하나의 커다란 인간적인 감동을 남기게 된다.

이처럼 모든 사람이 죽음을 그 스스로 확신하고 있다지만, 그러한 죽음

---

33) cf.: 이이지마 나츠키: 『오늘도 살아 있습니다』. 김활란 옮김. 서울: 이너북, 2005.

의 과정이란 그리 만만치가 않다. 가정에서든 병원에서든 죽음이란 임종환자 당사자뿐만 아니라, 그 가족과 친지들에게도 고통을 동반한다. 이에 호스피스에서 죽음을 맞이함으로써 그 자신의 마지막 순간에까지 편히 그리고 가벼운 마음가짐으로 나만의 죽음에 조용히 이르게 해야 한다.

이에 삶의 철학은 "삶(生)을 삶 그 자체에서 이해하라"[34]고 권고한다. 왜냐하면 삶 자체에는 확고부동한 하나의 기점이란 어디에도 없기 때문이다. 다시 말하면 어떤 사실을 확정할 수 있는 하나의 척도가 어디에 존재하는 것이 아니고, 언제나 삶의 전체 속에 그러한 척도가 이미 임의적으로 들어있다는 말이다. 요약하면 모든 시작은 자의적인 것이어서 절대적 기점을 설정할 수가 없다는 것이다. 이것은 우리 자신이 언제나 이미 이해하고 있는 삶을 새로 해석하여 내는 일이나, 해석하기 위한 이해 자체가 그 근본에 있어서 오히려 오해라고 한다면, 이러한 표현은 너무나 철학적인 표현일까! 사실 옳게 이해한다는 것은 그 이전에 옳게 이해하지 못할 수 있다는 가능성의 전제 아래 이해한다는 말임이 사실이다.

한 간호사가 임종환자의 마음을, 즉 그의 감정을 이해한다고 할 때, 그 감정이란 감정 자체 내에 있는 어떤 것을 의미하지는 않는다. 오히려 현실적으로 그 환자의 감정이 어떤 양상으로든 나타날 때, 비로소 간호사는 그 감정을 먼저 해석한 후에 이해하게 된다. 그러므로 환자의 감정은 그 간호사가 바로 해석해 냄으로써 마침내 그 본래의 의미를 드러내게 된다. 그렇다고 그 본래적인 의미가 최종적인 것인가 하면 그러하지는 않다. 거기에서 다시 심화되어 근원으로 이르게 되고, 거기에서 또다시 지속함으로써 심화되어 끝없이 이어져 간다. 그래서 니체는 하나의 해석

34) O. F. Bollnow, *Die Lebensphilosophie*, Berlin, Göttingen, Heidelberg 1958, S. 122f. 『삶의 철학』. 백승균 역. 중판. 서울: 경문사, 1988. 179면 이하 참조.

이란 있을 수 없다고 잘라서 말한다. 이러한 인간의 감정이나 삶의 여러 가지 현실을 해석하여 가는 과정 전체를 정신과학적 개념으로서 '철학적 해석학'35)이라 한다.

이에 따라 인간 역시 엄격하게 보면 이미 언제나 어떤 사람으로 해석된 존재로서 지금 존재하며, 그렇게 해석한다는 것도 또한 그 이전에 해석되어 있는 것에서 다시 새로 해석해 낸다는 사실이다. 그렇다면 이해라고 하는 것은 이미 그 이전에 이해된 것 속으로 더욱 깊숙이 들어간다는 사실을 말한다. 위의 임종환자는 이미 백혈병으로 진단 받은 환자로서 병실에 입원하고 있으나, 그러한 백혈병이라는 진단 역시 처음에는 백혈병 이전의 질병으로 진단을 받은 후, 그 질병에 대한 새로운 해석으로서 지금의 백혈병인 것이다.

이러한 연관성에서 인간의 삶에는 하나의 절대적 기점도 없고, 하나의 절대적 결과도 없는 법이라면, 임종환자에 대한 매순간의 실존적 간호야말로 삶에서 죽음으로 건너가는 인간의 생명에 대한 존엄성을 위해 한없이 이어져야 하는 돌봄이 아니고 무엇이겠는가!

4. 실존론적-존재론적 길잡이

이 세상 만물 중에서도 인간이 가장 중하다는 말은 언제 어디에서나 통할 수 있는 말이다. 그러한 인간에게서도 생명이 무엇보다 가장 존귀하

35) cf. Otto Poeggeler(Hrsg.): 『해석학적 철학』. 박순영 역. 서울: 서광사, 1993. E. Ineichen: 『철학적 해석학』. 문성화 옮김. 서울: 문예출판사, 1998. Coret, E.: 『해석학』. 신귀현 옮김. 서울: 종로서적, 1991. 백승균 외: 『해석학과 현대철학』. 서울: 철학과 현실사, 1996. 참조.

다 함은 우리 모두가 공감하고 있기 때문에, 우리는 지금까지 그러한 의미에서 인간과 인간의 삶[生]을 먼저 짚었다. 인간이란 무엇이고, 그 본질은 어떠하며, 그리고 그러한 인간존재의 의미가 무엇인가를 물었다. 이에 못지않게 그러한 인간을 현실적으로 뒷받침하고 있는 인간의 삶이란 무엇이고, 그러한 삶의 철학적 의미는 어떠한가도 물었다.

그래서 우리는 인간과 인간의 삶을 어떤 의미에서는 대상화할 수도 있고, 상대화할 수도 있다. 그러나 그러한 인간과 인간의 삶, 그 이외에 또 한 가지 놓칠 수 없는 것은 그러한 인간과 삶을 가장 내면적으로 생동케 하는 근거로서의 본래적인 자기 자신이다. 이러한 본래적 자기 자신이란 대상화의 가능성도, 상대화의 가능성도 용납하지 않는 절대적이고 무제약적인 것이다. 다시 말하면 생명을 가진 인간존재 자체의 가장 내면적이고 근원적인 자기 핵으로서 구체적인 인간 '실존'[36]인 것이다.

이러한 인간실존은 어떠한 보편성의 내용도, 객관성의 내용도 용납하지 아니하고, 더 나아가 어떠한 본질성의 내용도 용납하지 않는다. 오직 어떤 무엇이 있다는 적나라한 사실만을 용납하되, 내용의 다양성에 대한 인간 자신의 자기 체험능력을 말하는 근거만을 용납한다. 다시 말하면 실존은 사물이 아니라 인간에 한정되고, 그렇다고 인간 일반이 아니라, 바로 나이며, 이때의 나 역시 가장 구체적이고 현실적으로 지금 여기 있는 일회적인 '나'인 것이다. 그러므로 나는 어제나 오늘 그리고 내일도 그대로 반복하여 존재하는 '나'일 수가 없다.

지금까지의 삶이 현실적으로 그 생동성 때문에 비합리적이라고는 하더라도 그 철학적 사고는 현실을 그 나름대로 해석할 수 있었다면, 그때

---

36) cf. Fritz Heimemann, *Existenzphilosophie lebendig oder tot?*. Stuttgart 1963. 황문수 역, 『실존철학 -살았는가 죽었는가-』. 서울: 문예출판사, 1977. 참조.

마다 나로서의 실존은 그 근원성으로 인해서 자체로 포착될 수도, 인식될 수도 없다. 그렇기 때문에 어떠한 이론적 접근 가능성도 용납하지 않는다. 이에 따른 실존철학은 당연히 어떠한 철학체계나 이론은 물론이고, 방법론으로도 허용하지 않으려 한다.

이로써 실존철학은 호스피스를 위한 철학적 방법론으로서 설정하기에는 처음부터 한계가 있다고도 할 수 있다. 그럼에도 불구하고 우리가 이 실존철학의 내용을 호스피스를 위한 철학적 방법론으로서 설정한 것은 처음이자 마지막인 각자의 죽음을 가장 적나라하게 드러내어주고, 반복될 수 없는 일회적 인간본래의 실존을 가장 근원적으로 드러내어주기 때문이다.

여기에서는 논리 이전에 역설이 앞서고, 역설 이전에 인간존재의 모순이 앞선다.[37)] 현실의 모순 앞에서 사고는 그저 무력할 뿐이고 속수무책일 뿐이다. 이러한 사고의 모순이나 역설을 인간실존은 가장 사심 없이 그대로 나타내어 준다. 그래서 비현실적으로 사고하는 사람은 언제나 젊다는 말도 실존철학적 방법론에서는 틀린 말이 아니다. 오히려 인간 내면의 근원에 있는 마지막 핵심을 있는 그대로 표현한 것인지도 모른다. 손에 잡히지 않고 보이지는 않지만, 그렇다고 존재하지 않는 것은 아니다.

지금까지 우리는 철학적 범주로서의 인간오성이라는 거물만을 가지고 참과 거짓을 가려오는 데 익숙하여 왔다. 이러는 동안 우리가 참다운 궁극의 인간실존을 소홀히 해왔다면, 자기 자신의 죽음에 직면함으로써 인간은 비로소 새로운 차원의 실존에 이르게 된다.[38)] 여기에서 인간실존

---

37) A. Camus: Der Mythos von Sisyphos. Ein Versuch über das Absurde. Düsseldorf 1968. S.59-S.78: 「Der absurde Mensch」.

38) cf.: H. J. Blackham: *Six Existentialist Thinkers*. New York 1959.

은 설령 죽음에 직면해도 불안해하거나 허무해하지 아니하고, 오히려 그 죽음으로 하여금 본래의 자기 자신으로 되돌아오도록 자신을 일깨우고 각성시킴으로써 순간을 영원으로, 고통을 환희로 그리고 심란한 이 세상을 평온한 저 세상으로 겸허하게 받아들이도록 한다.

이러한 실존의 길은 엄밀한 의미에서 순수한 방법론이라기보다는 내가 나 자신에 관계하는 하나의 방식이다. 그러나 이러한 방식이 결국 그때그때마다 자기 실존을 체험토록 하는 관계에서 벗어나 있지 않다면, 그러한 자기 자신에 관계하는 방식은 일종의 실존론적 길잡이로서의 철학적 방법론임이 틀림없다. 특히 그러한 길이 자기 자신에게 관계를 가능하게 하고, 동시에 다른 사람과의 관계를 가능하게 할 뿐만 아니라, 나와 너, 그 밖에 하나님인 초월자와도 관계하게 한다면, 그러한 관계란 무제한성의 관계라고도 할 수 있다. 이렇게 관계할 수 있도록 하는 방식을 통틀어 우리는 실존론적 길잡이로서의 방법론이라 해도 무리는 아닐 것이다.

이는 임종환자가 자기 삶의 끝자락과 죽음의 문턱에 가서는 편안한 마음으로 본래의 자기 자신에 관계하여 결국에는 자신으로 되돌아오게 하는 것이다. 이와 함께 임종환자 그 자신뿐만 아니라, 그 가족과 친인척들과도 관계하게 하여 그들도 떠나는 그 환자와 더불어 안도할 수 있도록 한다. 심지어 임종환자와 사별 후까지도 그 환자는 물론이고 그 가족들과 깊은 유대관계를 가지도록 하는 것이다. 이러한 인간적 호스피스와의 관계는 임종환자와 사별한다고 끝나는 것이 아니라, 사별 이후 그 가족들의 신체적, 심리적 허탈감을 위로하며, 그들과는 함께하는 지속적인 실존적 관계로 이어진다. 이러한 관계는 인간의 관계이나, 영성에 관계할 때 하나님이나 초월자와의 관계로 승화되기도 한다.

제3장 호스피스 철학의 흔적과 우리 현실

1. 호스피스의 어원과 개념

호스피스(hospice)라는 말의 어원은 라틴어 호스페스(hospes)에서 유래한다. 이 hospes라는 말은 형용사로서의 어휘와 명사로서의 어휘가 있다. 먼저 형용사적 어휘로서의 hospes는 부모나 아이 등과 같이 남녀양성에 통용되는 통성(通性)으로서 '어떤 일에 경험이 부족한' 또는 '처음의 마음인' 등의 의미로 쓰인다. 그러나 우리에게는 이 형용사로서의 호스페스가 아니라, 명사로서의 호스페스가 중요하다.

이 명사로서의 호스페스라는 의미는 첫째로 손님이고, 둘째로는 주인 역할이며, 그리고 셋째로는 알지 못하는 사람 또는 모르는 사람까지를 지칭한다. 여기에서 '손님을 후대하다'는 의미의 hospitalis라는 형용사와 '손님을 잘 대함' 또는 '후대함'을 뜻하는 hospitalitas라는 명사가 나온다. hospitalis라는 말과 함께 여기에서 '병원'이라는 중성명사인 hospitale가 가능했던 것은 우연이 아니다.

명사로서의 호스페스가 중성명사인 hospitium으로 됨으로써 첫째 '손님을 후대하는 일' 혹은 '정중히 대하는 일', 둘째는 '접대, 향응', 셋째는

'숙박소' 혹은 '기숙사'를 의미하고, 이와 연관해서 hospitium corpusculi는 '묘지'를 의미하며, 그리고 마지막으로는 넓은 의미에서 '집'을 지칭한다. 이와 연관된 지금의 모든 말들인 host, hospice, hospital, hostel, hotel, hospitality 등은 예외 없이 라틴어 'hospes'에서 유래되었으므로 동일한 의미를 지니고 있다.

그러므로 요약하면 호스피스라는 말은 hospes, 즉 손님에서 나온 말이고, 이러한 말의 내용적 구성을 상징적으로 hospitium, 즉 손님을 접대함 혹은 손님을 접대하는 장소 내지 집이라 하였으므로 '손님을 집에서 정중하게 모셔 후대한다'라는 의미를 가지게 된다. 이러한 연유로 웹스터 사전에서는 호스피스를 "여행자를 위한 숙소 또는 환자나 가난한 사람을 위한 집"이라 하여 숙소나 집의 의미를 부각한 느낌을 가지게 한다. 그런가 하면 의학사전(Stedman)에서는 "죽어가는 사람과 가족에 대한 신체적, 심리적, 영적 간호의 형태로 고식적이고 지적인 서비스 제공에 중점을 둔 프로그램을 실시하는 공공시설"이라 함으로써 숙소나 집의 의미보다는 사람을, 즉 그러한 사람이 임종환자이건 혹은 그 가족이건 모두를 포함한 사람들임을 부각시키고 있다.

그러나 호스피스라는 말은 전자에서 강조하고 있는 '숙소' 내지 '집'이나, 후자에서 강조하고 있는 '사람'만을 의미하는 것이 아니라, 이 양자 모두를, 다시 말하면 '집'의 의미와 '사람'의 의미를 공히 내포하는 '집에 머물러 있는 사람' 혹은 '집에 머물러 있어야 하는 사람'이라 할 수 있다. 즉 '집에서 돌봄을 받아야 하는 사람'이라는 말이다. 이때 집에 머물러 있는, 혹은 있어야 하는 사람이란 본래 그는 하루속히 성지 예루살렘으로 순례를 떠나야 하는데 심신의 피로로 인해 하룻밤 쉬어야 하거나, 혹은 신병으로 인해 떠나지 못한 채 몇 날이고 숙소에 그냥 남아 있는 안타까운 사람들을 통칭해서 말한다. 더욱이 이들을 돌봐주고 간호해 주는 정중한 마음까지를 다 포함한다는 의미에서 '전인적 돌봄'이라고 할 수 있다.

특히 중세 서양에서는 집집마다 성지 순례자는 물론이고 일반 여행자들도 쾌히 받아들여 그들을 자기 집에서 음식을 제공하고 숙박을 시키면서 다른 세상의 이야기를 들을 수 있는 정보교환의 즐거움도 가졌다고 한다. 이러하므로 호스피스에서는 숙소 자체나 집 자체가 우선이 아니라, '사람'이 우선이되, 그들이 건강한 사람이 아니라, 피로에 지쳐 있거나 질병으로 통증을 호소하는 병약자였기에 간호가 최우선이었고, 간호하기 위해서는 물리적 시설로서의 공간인 '집'이 필요하였다.

이러한 연유로 인해서 어떤 이는 극단적으로 호스피스란 어떤 장소인 숙소나 집을 지칭하는 것이 아니라, '간호'의 개념이라고 주장하기도 한다. 더욱 적극적으로는 2003년에 나온 호스피스에 대한 정의는 하나의 '태도'[39]라고 하기에 이르렀다. 이러한 '간호'나 '태도'라는 주장에는 장소라는 공간개념을 배제하고 인간을 중심으로 하는 간호라는 시간개념을 절대화하게 된다. 이러한 것이 양자택일의 강제성 논리라면 우리는 거기에 동의하지 않을 수 없으나, 현실적으로 호스피스라는 말이 설령 '손님'이라는 일차적인 의미를 가진다고 하더라도, 숙박 내지 집에서의 숙식이라는 정황적 의미를 배제한다면, 손님의 의미도, '주인역할'의 의미도 온전히 가질 수가 없다.

그러므로 이미 보았듯이 호스피스의 기원이 중세 예루살렘 성지로 가는 순례자를 편히 쉬어가도록 하고 병약자와 죽어가는 사람을 위해서 숙박의 제공과 심신의 간호를 베푼 데에서 시작하였다면, 우리는 그 양자

---

39) 김준석: 「호스피스의 정의, 역사 및 철학」 In: 한국호스피스.완화의료학회 편, 『편안한 임종-호스피스 안내』. 서울: 한국의학원, 2003년. 9면.

택일이 아니라, 환자인 사람을 중심으로 하여 한편으로는 숙박과 다른 한편으로는 돌봄 내지 간호라는 양자 모두를 택하는 것이 더욱 합리적이라고 판단한다. hospes의 어원과 함께 hospitium 역시 직접적으로는 손님을 정중히 대하고 후대하는 일이었지만, 간접적으로는 숙소 내지 집을 의미하고 있음도 우연이 아니다.

이러한 결과로 호스피스는 순례자나 병약자를 돌보기 위해 '간호'(시간)하는 일과 그들을 편히 쉴 수 있도록 하기 위해 '숙박'(공간)하는 일을 으뜸으로 하지 않을 수 없다. 다시 말하면 호스피스에 있어서는 순례자와 병약자를 위한 숙박과 간호가 무엇보다 가장 중요한 두 요소이므로 우리는 이 '숙박'의 개념과 '간호'의 개념을 인간존재라는 바탕에서 철학의 기본범주인 '공간'과 '시간'의 개념에서부터 근원적으로 재해석하고자 한다.

이로써 호스피스에 대한 현대적 정의는 다음과 같은 기존의 정리가 그대로 통용될 수 있다. "호스피스는 죽음을 앞둔 말기환자와 그 가족을 사랑으로 돌보는 행위로서 환자가 남은 여생동안 인간으로서의 존엄성과 높은 삶의 질을 유지하면서 삶의 마지막 순간을 평안하게 맞이하도록 신체적, 정서적, 사회적, 영적으로 도우며, 사별 가족의 고통과 슬픔을 경감시키기 위한 총체적인 돌봄이다. (…) 따라서 호스피스란 임종자들이 죽음을 받아들이고, 희망 속에서 가능한 한 편안한 삶을 살도록 하는데 전념하며 삶과 죽음에 대해 총체적 접근을 하게 하는 것."[40]이라고 할 수 있되, 임종환자의 양적 삶의 한계에서 그들의 질적 삶을 극대화하자는 데 있다.

---

40) 노유자 외: 『호스피스와 죽음』. 서울: 현문사, 1995, 122면.

그러나 이러한 정의에는 호스피스의 어원에 내재하는 중요한 두 요소가 분명하게 나타나 있지 않으므로, 앞에서 말한 것처럼 숙박으로서의 공간개념과 간호로서의 시간개념을 보다 철저히 살펴보고자 한다. 이에 앞서 호스피스의 역사적 변천과정을 먼저 간략히 일별하려 한다.

2. 호스피스 철학의 역사

인간과 질병의 관계는 인간이 죽음에 이르는 한 과정에서 일어나는 신체적 통증의 현상이나, 본질적으로는 인간이 한 개체적 유한존재라는 데 기인한다. 인간뿐만 아니라 모든 유기체는 그 자체로 유한성을 가지며, 그러한 유한성의 한 징표로서 질병을 갖는다. 특히 인간은 자기 자신의 유한성으로 인해 죽음에 이르는 존재이기 때문에, 그러한 죽음에 이르는 한 과정으로서의 질병을 의식하고 있으며, 그러한 죽음의 질병이 통증을 동반하면서 한 인생의 마지막을 장식하고 있음으로 인식하고 있다. 이것은 인간이 이 지구상에 생존한 이후 줄곧 동일한 조건으로 이루어져 왔다. 그러나 어떠한 문화권이냐에 따라 환자에 대한 처방의 방식은 각양각색이었다.

고대 인도에서도 이미 석가모니는 10개 마을에 1명의 의사를 두어 병약자를 치료토록 하고, 그들을 위한 숙소를 세우도록 하였다 한다. 이집트에서도 공공의 의료장소에서 환자들을 의학적 치료와 함께 주문을 외워 치료하였는가 하면, 그리스에서는 제우스(Zeus)신의 가호 아래 여행자들이 무사할 수 있고, 무사한 이들에게 의식주를 제공함으로써 복을 받는다고 하였다. 그리고 로마에서는 주인과 손님 사이에 후대하는 마음이 있어야 쥬피터(Jupiter) 신의 축복을 받는다고 여겼다. 이러한 풍습과 인습은 성지순례자들이나 병약자들에게는 더욱 절실하게 됨으로써, 후기로마시대에서나 초대교회시대에서는 성전이 그 치유의 장소로서 이용되기도 하였다고 한다.

이러한 연관성에서 호스피스의 역사적 형성과정은 이미 언급한대로 중세에 이르러 성지예루살렘으로 가는 순례자들이 쉬어가던 휴식처로서, 혹은 병든 사람과 죽어가는 사람들을 위한 숙박소로서 등장하였을 뿐만 아니라, 그들을 위해 정성어린 간호와 돌봄이 함께 이루어졌다. 이러한 활동이 개개인과 그들의 가정에서 이루어지다가, 보다 지속적이고 합리적인 활동으로 운영하기 위하여 기독교의 수도원 내에 병약자들이 쉴 수 있는 호스피스의 공간을 마련하였다.

이로써 한 걸음 더 나아가 호스피스의 숙박시설이나 치료방식까지도 순수치유를 위한 병원시설이라기보다는 종교적 양식의 시설로 꾸며졌고, 치료방식 역시 육체적 질병을 치료하기보다는 사람들의 영혼치유에 비중을 두었다. 아무리 중환자라고 하더라도 인간중심의 치료가 우선이 아니라, 하나님중심의 구원이 우선이었고, 그래서 구원하는 일에서는 인간의 몸이 우선하는 것이 아니라, 인간의 영혼이 우선이었다.

그러므로 자연히 육체의 동통을 제거하는 제통의 의술이 선행해야 하는 것이라기보다는 하나님의 은혜가 우선이었다. 하나님의 은혜와 은총이 환자에게 임하면 그의 육체는 저절로 치유되고, 그로써 환자의 영혼은 온전히 구원을 받게 되며, 그의 육체는 저절로 치유된다는 것이다.

이러한 취지에서 스위스 알프스에는 대성(大聖) 베른나드(Bernnard) 호스피스와 소성(小聖) 베른나드 호스피스가 설립되었고, 그로써 지금도 아우구스티누스(Augustinus)파의 신부들과 성 베른나드 개까지도 한겨울의 눈 속에 갇힌 등산객을 구출하는 활동을 하고 있다[41]. 이러한 호스피스 활동이 시기에 따라 변천하면서, 특히 십자군의 원정으로 인해 많은 병사들이 전염병과 질병으로 병원에서 간호를 받아야 했으므로 호스피스 활동은 급속도로 확산되었다.

그 후에는 나병이 창궐함으로써 나병환자를 위한 직접적인 치료와, 심지어 그 가족으로부터 외면당한 사람들을 돌보고 간호해야 하는 호스피스 활동이 더욱 확대되었다. 그러나 그 근본취지에 어긋나는 것이라 하여 점차 위축되다가 결국 금지되어 신체의 수술은 이발소가 담당하게 되었고, 이들의 기본적 의료수단은 거머리를 이용하여 피를 흡수하게 하는 정도였다. 이로써 오늘날까지도 이발소의 상징색상이 인간의 동맥과 정맥을 상징하는 빨강 색과 파랑 색으로 되어 있음은 우연이 아니다.

그러나 과학의 발달로 나침반, 인쇄술, 화약 등이 나타나 천동설 대신에 지동설이 대두함으로써 기존의 종교의식에 대한 거부로 종교개혁이 일어났고, 인간이성에 대한 신뢰와 그리스에 대한 복고주의로서 르네상스가 일어났다. 그리고 나서 사람이 사람됨의 이유를 찾아내려는 인간중심주의가 등장하게 되었다. 이에 지리학의 발달로 인해 신대륙이 발견되고, 거기에 최초의 병원이 1524년 멕시코에 세워졌었다. 그 이후 17세기와 18세기를 거치면서 서양에서는 현대적 의료시설이 여러 과정을 거쳐 정착하게 됨으로써 오늘날과 같은 병원이 생기게 되었다.

이로써 병원과 호스피스를 엄밀하게 구별하여 정의하기가 쉽지 않다는 것도 이러한 연유에 기인하기 때문이다. 그럼에도 불구하고 그 양자를 구별할 수 있는 철학적 논거는 분명하다. 병원은 '환자를 객관적 치료의

---

41) 조유향: 『호스피스』. 개정판. 서울: 현문사, 1994. 31면 이하 참조.

대상자로서 취급'하는 속성을 가지고 있는 반면에, 호스피스는 '환자와 더불어 실존적 한계체험을 함께 한다'는 의미에서 이 양자는 우선 구별된다고 할 수 있다. 전자인 병원은 질병에의 '치료'(cure)를 목적으로 하고, 후자인 호스피스는 안식에의 '돌봄'(care)을 목적으로 한다.

그러므로 병원에서 환자란 치료의 대상자로서 한 객체적 존재라고 한다면, 호스피스에서 환자는 자기 치유의 장본인으로서 주체적인 존재라 할 수 있다. 그러므로 전자는 인위적 생존을 목표로 하나, 후자는 자연적 죽음을 목표로 한다는 사실로 엄격히 구별된다.

이처럼 편안한 자연적 죽음을 목표로 하는 최초의 호스피스 활동은 17세기 초 프랑스 자비의 수녀회에서 버림받고 헐벗은 가난한 사람들을 돌보기 위해 시작하였고, 1815년에는 아일랜드에서 Mary Aikenhead가 말기환자를 간호하기 위하여 설립한 자비의 수녀회(Irish Sisters of Charity)와 Cicely Saunders가 성 요셉의 호스피스(St. Joseph's Hospice)에서 마련한 호스피스 프로그램을 독립적으로 성 크리스토프 호스피스(St. Christopher's Hospice)에 도입한 것이 호스피스 운동의 시초가 되었다.[42] 이와 함께 1836년에는 독일인 Fliedner 목사와 그의 부인 Fredierite Munster가 Kaiserwerth에 첫 프로테스탄트 병원을 설립하고, 간호수녀회를 창립하여 병들고 가난한 환자들과 임종하는 사람들을 돌보도록 하였다.

이 시기로부터 여러 국가로 전파된 호스피스 활동은 한편으로 말기환자를 위한 영적이고 정서적인 간호에 역점을 두었고, 다른 한편으로는 그 임종환자로 하여금 인간의 존엄성과 죽음의 위엄성을 상실하지 않도록 하면서 편안한 임종을 맞는 '장소'로서의 호스피스가 부각되었다.

---

42) 조유향: 『호스피스』. 개정판. 서울: 현문사, 1994. 37면-38면.

이후 1963년 미국을 방문한 Saunders가 Yale대학에서 「죽음과 임종」에 관한 강연을 하여 미국의 임종간호와 임종학의 바탕이 되었고, 그 후 미국에서는 다양한 형태의 호스피스가 등장하였다. Yale New Haven에서 호스피스 가정간호를 수행한 것이 미국 호스피스의 시작이라 할 수 있고, 1971년에는 Connecticut에서 시작한 가정간호의 프로그램이 전 지역으로 확산되었다. 그 후 1975년에는 New York에 있는 성 누가병원(St. Luke's Roosevelt Hospital)의 호스피스가 호스피스 프로그램으로는 유일한 모델이 되었다.[43)]이후 여러 과정을 거쳐 1978년 국립호스피스협회(N.H.O: National Hospice Organization)가 설립되어 호스피스 활동의 정의와 철학, 그리고 목적을 설정하고 호스피스 프로그램의 원칙과 표준을 마련한 후, 1982년 미국의회에서는 인간의 건강관리를 위한 입법으로 Hospice Bill을 통과시킴으로써 미국 내는 말할 것도 없고, 전 세계 각 국에서도 호스피스가 설립되었다. 한국 역시 예외가 아니다.

3. 호스피스 철학과 우리의 현실

한국에서의 호스피스 활동[44)]은 1965년 강원도 강릉에서 마리아의 작은 수녀회 수녀들이 갈바리의원을 세워 임종환자들을 돌보기 시작한 것이 한국의 호스피스 활동의 처음이다. 그 후 1976년 제주도의 이시돌의원에서 병원 내 가정 호스피스를 설립하고, 1979년에는 연세대학교 간호

43) 김준석: 상게서, 12면.

44) 김수지: 「한국 호스피스의 어제와 오늘」, In: 『호스피스 학술지』. 제1권 제1호, 2001. 10. 한국호스피스협회, 87-90면 참조.

대학에서 전국 임종환자를 위한 간호워크숍이 개최됨으로써 한국에서의 현대적 호스피스라는 개념이 대중적으로 알려지게 되었다. 1980년에는 광주 천주의 성 요한 가정 호스피스가, 1981년에는 가톨릭대학교 의과대학 간호학과 학생들을 중심으로 하여 학생 호스피스 활동이 시작되었다.

이어 보다 적극적으로 성모병원에서 암환자를 중심으로 하여 간호 집담회를 열어 주 1회 모임으로 모두 19명의 인원이 참가함으로써, 마침내 1982년부터 호스피스 활동다운 모임을 시작하였다. 이에 힘을 얻어 1985년 이후에는 성모병원과 강남성모병원, 그리고 성바오로병원에 정식으로 호스피스 학과들이 개설되고, 대구의 계명대학교 동산병원 호스피스와 서울의 무지개 호스피스, 다시 서울의 독립형 모현 호스피스, 그리고 인천의 가톨릭대학 성모 자애병원의 산재형 호스피스 등이 1987년에 설립되었다. 이로써 전국적으로 호스피스 활동에 대한 관심이 확산되었고, 지금은 대단한 확산 일로에 있다.

2000년 말 이미 전국에 70여 개의 호스피스 기관이 설립되었다. 이러한 기관들의 유형은 의료기관과 종교단체, 그리고 사회복지법인이고, 호스피스의 유형은 병동형, 산재형, 가정형, 그리고 독립시설형이 있으며, 이 중 1998년의 통계[45]에 따르면 가정형이 28.9%이고, 산재형과 가정형의 병행이 26.3%이며, 그리고 산재형이 23.7%이었다. 최근에는 전국적으로 암환자의 등록사업이 시행됨에 따라 호스피스의 대상자들이 급격히 증대하고 있어 호스피스 활동은 더욱 활발해질 전망이다.

이제 2004년도부터 국가적 차원에서 호스피스가 제도적으로 법제화되고 민간차원의 기관과 함께 더욱 활성화될 것이다. 현재 지역마다 실시하

45) 장현숙: 「호스피스 완화의료 정책개발을 위한 단계적 접근」 호스피스 완화의료 심포지엄, 2001, 46면-50면.

고 있는 호스피스 기관의 자원봉사자를 위한 교육과정까지 모두 합하면 호스피스 활동의 폭은 아주 넓게 되리라 믿는다.

그럼에도 많은 말기환자들이 지금도 경제적인 어려움과 함께 그들 대부분은 심한 통증으로 고통을 받으면서 임종을 맞고 있다. 그러나 이러한 통증은 호스피스 활동과 그 프로그램에 따라 간호할 경우, 그 과반수 이상의 환자들이 통증의 고통에서 벗어나 인간의 존엄성을 유지한 채 임종할 수 있을 것이다.

병원이란 엄밀한 의미에서 이미 언급한 대로 생존할 수 있는 사람을 위한 치료기관이지, 편안히 자신의 죽음을 맞이하도록 하는 평화의 호스피스 기관은 아니다. 현실적으로 임종환자들이 겪어야 하는 그 마지막 몇 개월간의 신체적-정신적 고통은 병원의 처방만으로서는 역부족 일 뿐만 아니라 사실상 불가능하다. 왜냐하면 거기에는 사람과 사람 간에 흐르는 내적 인간미나 온기보다는 외적 당위성의 치료와 치유라는 냉엄한 현실이 언제나 우선이기 때문이다.

참으로 사람이 죽음이라는 피할 수 없는 한계상황에 직면할 때, 바로 그 순간들에서 가장 본래적인 자기 자신이 비로소 되는 법이라면, 거기에는 어떤 공공의 외적 처방이나 생소한 약물처리보다는 그 본래의 자신이 늘 함께 하면서 살아온 익숙한 삶의 터전이 더욱 자신을 보듬어 안을 것이고, 그 어느 곳보다 그 자신의 가정에서나, 혹은 그와 유사한 공간(호스피스)에서 사랑하는 부모형제들과 친지들, 그리고 친구들의 따뜻하고 인간미 넘치는 관심과 보살핌이 그 죽음에 직면한 임종환자의 삶의 질을 드높일 수 있을 것[46]임이 분명하다.

---

46) 이혜원: 「말기암 환자가족에 대한 호스피스팀의 정보적 지지제공 효과」 In: 『호스피스 학술지』. 제1권. 제1호, 2001, 10. 한국호스피스협회, 34면-45면 참조.

이에 한 걸음 더 나아가 이러한 마지막 인간 생명에 대한 존엄성과 인간 죽음의 존귀함을 맞도록 하기 위해서는 개인만이 아닌 국가적 차원에서 제도화해야 하고 법제화해야 하며, 그리고 공공기관을 통해 조직화되어야 한다. 이때 우리나라 역시 인간 삶의 질을 전체적으로 향상시키면서 또한 생명을 사랑하고, 죽음을 편안히 맞이하게 하는 선진국으로 진입할 수 있는 것이다.

그러므로 여기에서는 호스피스의 공간성과 시간성을 인간학적 연관성에서 살펴보고자 한다. 왜냐하면 이미 언급한 대로 호스피스 활동의 근본적 두 요소가 임종환자를 위한 돌봄의 공간과 돌봄의 시간이었기 때문이다. 먼저 제4장에서는 호스피스의 공간성문제를 철학적 공간해석과 우주론적 공간해석, 그리고 생물학적 공간해석으로 나누어 고찰하고, 제5장에서는 호스피스의 시간성문제를 철학적 시간해석과 생물학적 시간해석, 그리고 인간학적 시간해석으로 나누어 고찰하고자 한다.

제4장 호스피스 철학과 인간학적 공간

1. 공간 일반에 대한 해석

1) 철학적 공간해석

일반적으로 공간이란 전후좌우 상하로 무한하게 펴져 있는 빈 곳을 말하고, 공간지각이라 함은 공간에 있는 물체나 사물의 위치, 거리, 크기, 길이 등을 인식하는 감각작용을 말한다. 그리고 공간미란 공간적으로 나타나는 아름다움으로서 회화나 조각, 혹은 건축 등에 있는 아름다움을 말한다. 이에 따라 철학적 해석에서도 공간은 물체나 사물을 담을 수 있는 그릇으로서 자식을 낳을 수 있는 어머니에 비유되기도 한다.

그러나 공간은 객관적으로 존재하는 것이 아니라, 주관적으로 존재하는 것이라는 새로운 해석이 등장함으로써 칸트는 공간을 우리가 일상적으로 이해하기 어려운 아주 철학적인 표현으로서 외적 현상의 "선천적 순수직관의 형식"47)이라고 하였다. 순수직관의 형식이란 무엇인가? 칸트는 경험적 인식도, 이성적 인식도 부정하고 선험적 혹은 초월론적 인식을 참이라고 하였다. "모든 물체는 연장을 가진다" 혹은 "나의 어머니는

---

47) I. Kant: 『순수이성비판』. 최재희 역, 개정중판. 서울: 박영사, 2002년. 75면.

여자이다"라고 하는 분석판단이 아니라, "모든 물체는 무게를 가진다" 혹은 "나의 어머니는 미인이다"와 같은 종합판단이 경험적 판단으로서 우리의 인식(지식)을 더욱 풍부하게 하고 더욱 확장하게 한다.

이 때문에 경험판단이란 곧 확장판단인 것이다. 그러나 이러한 경험의 한계를 극복하는 선천적 종합판단이 칸트에게는 무엇보다 우선적이어야 했다. 왜냐하면 순수 수학과 순수 자연과학의 학적 가능성을 확보함으로써 독단론에서 벗어나지 못하고 있던 형이상학을 학(學)으로서의 가능성도 확보할 수 있었기 때문이다.

이러한 선천적 종합판단에서 보면 어렵기는 하지만 공간 그 자체란 감성적 직관일 뿐이지, 사고에서 나오는 개념이 아니다. 또한 선천적일 뿐이지, 후천적으로, 즉 경험으로부터 얻어지는 것도 아니다. 왜냐하면 어떤 물체가 나란히 있다는 것은 이미 공간을 전제로 하고 있기 때문이고, 그런 공간들은 무한한 한 공간 안에 이미 들어 있기 때문이다. 그러므로 공간 그 자체는 물체의 속성이 아니라, 감각의 형식에 지나지 않는다. 다시 말하면 인식의 내용으로서 대상이 아니라 형식일 뿐이고, 그것도 한갓 직관의 형식일 뿐, 공간은 인식의 대상이 될 수 없다는 주장이다.

헤겔은 칸트와 달리 공간의 진정한 요소란 공간 속의 한 점(點)[48]이라고 주장한다. 점의 공리는 XY 선상에서 모든 공간을 부정하고 난 그 자리에 남는 '위치'일 뿐이다. 그러나 그것도 공간 내에서 조정된 부정이라고 한다면, 점은 그 자신을 '지양함'(aufheben: 없애 높여 가짐)으로써 선(線)이 된다. 선은 점이 최초에 다르게 존재하고 있던 공간적인 존재이므로, 그 다르게 존재하고 있던 것의 참 진리는 부정의 부정이므로 선은

48) Hegel: 『철학강요』. 서동익 역. 서울: 을유문화사, 1985. 223면-226면.

면(面)으로 옮겨가게 된다. 이러한 면이란 한편으로는 선과 점이 대립하는 규정태이고, 다른 한편으로는 공간을 지양하여 버린 또 다른 부정이 된다.

그러므로 선은 점의 자기 외적 존재이고, 면은 선의 자기 외적 존재이며, 동시에 면은 선이 지양된 것이라 할 수 있다. 여기에서 점은 최초의 것으로 되고 출발점으로 된다. 공간이 긍정적으로 존재하고 있는 이상, 그 면은 최초의 부정이고, 선은 제2의 부정으로 되나, 이 부정은 자기를 자기 자신에게 관계시키는 부정으로서의 점인 것이다. 이러한 이행의 필연성은 모두 동일하게 지속한다. 예를 들면 공간을 '없애 높여 가지기' 위해서, 즉 지양(止揚)하기 위해서 '여기'로 바꾸어 놓고, 여기란 어디인가하고 되묻는다면, 그 여기는 '여기'만이 아니라, 여기는 사라지고 그 여기가 '저기'로 된다. 이처럼 헤겔도 철학적 공간해석을 변증법적으로 수행하고 있으나, 궁극적으로는 관념론적 입장을 취하고 있다.

칸트가 공간을 선험적(초월론적) 논리로 해명하였다면, 헤겔은 공간을 변증법적 논리로 해명함으로써 그야말로 공간이해를 철저하게 철학적으로 수행하여 나갔다. 이에 반하여 맑스는 공간을 과학적으로 엄밀하게는 유물론적으로 해석[49]하고 있다. 그는 시간과 함께 공간을 물질이 객관적으로 존재하는 형식이라 하여 '절대적'이라 하고, 동시에 공간을 그 속성이 물질에 의존하여 있기 때문에 '상대적'이라고 한다. 이는 인간의 관념성이 가변적이라고 해서 물질의 실재성마저 가변적이라 할 수 없음을 말한다.

---

49) N. Rotenstreich: *Basic Problems of Marx's Philosophy*. New York 1965. 『청년 맑스의 철학』. 정승현 옮김. 서울: 미래사, 1986. 33면-68면: 「유물론에 관한 테제」. cf.: F. Engels: 『자연변증법』. 윤형식. 한승완. 이재영 공역. 서울: 중원문화, 1989.

이로써 공간은 인간의 의식으로부터 독립하여 객관적으로 실천 가능한 것으로 실재한다. 공간이란 실재하는 과학적 사실로서 가로 · 세로 · 높이라는 3차원의 세계라고 할 수 있다. 이러한 연관성에서 공간은 관념성으로부터 객관성으로 전위되고, 드디어는 실재적 현실로 나타나게 된다. 이의 현실을 살펴보기 위하여 먼저 우주론적 입장에서의 공간이 어떻게 정리될 수 있는가를 짚어 보고자 한다.

2) 우주론적 공간해석

현대 서양철학의 한 사조로서 '철학적 인간학'에서도 우주론적 관점에서 인간이란 무엇인가를 묻고 있다면, 이미 우리에게는 고대로부터 이에 상응하는, 아니 그 이상의 주장으로서 내려오는 원방각(圓方角)의 이론[50)]을 들 수 있다. 먼저 이의 원(圓)은 하나로 완전하게 연결된 우주공간 전체의 무한성으로서, 즉 숫자로서는 무한수인 영(零)으로서 표현되기도 한다. 이는 한없이 굴러갈 수도, 굴러올 수도 있으므로 그 자체로는 시작도 없고, 끝도 없어 시종이라는 것이 있을 수 없다. 또한 그 성질은 완전하고 원만하여 세상만사를 다 감싸 안는 천상의 하늘로도 상징된다(불변요소: 무한성).

이에 반해 그 다음의 방(方)은 양 사방으로서 각각의 모를 가지고 있으므로 온전하게 굴러가지 못하는 제한성을 가진다. 그러나 동서남북 사방

---

50) 원방각의 이론과 이정호의 『훈민정음구조원리』와의 관계를 일별할 필요가 있음. 특히 근동지방(고대 바비론)의 중요문헌인 Gilgamesch 서사시의 주인공, 길가메쉬(BC 2600년경 Uruk의 통치자)가 3분의 2는 신이고, 3분의 1은 인간으로 기술되고 있음도 유의해 볼 필요가 있을 것임. Hans Jonas: 『생명의 원리. 철학적 생물학을 위한 접근』. 한정선 옮김. 대우학술총서 506. 서울: 아카넷, 2001: "범생명력론과 죽음의 문제"; 29면-34면 참조, 특히 32면의 역주5: 길가메쉬를 참조할 것.

을 두루 살피는 부지런함과 흔들리지 않는 탄탄함, 그리고 무던함이 있어 편안하고 완전하게 놓일 수 있는 안정감을 가진다. 그런가 하면 그 모든 것을 스스로 다 짊어질 수 있는 덕성(載德)을 가지고 있어 생명을 땅에다 심어주기도 하고, 또한 나누어주기도 한다. 그러므로 방은 대지의 기준[坪數]이 됨은 물론이고, 이어 지법천(地法天)하는 본성을 가지기도 한다(불변요소: 제한성).

그리고 끝으로 각(角)은 원과 방의 무한성과 제한성의 한계 내에서도 자신의 의지를 자유로 가지는 사람의 선 모양을 하고 있는 세모꼴이다. 이를 역으로 세우면 삼각뿔의 꼭지점으로 물구나무서기 모양을 하고 있어 언제나 불안전하고 나약하여 넘어지고 말 처지에 있다. 그러므로 이 각의 인간은 천지(天地)인 하늘과 땅에 의존해야 하는 형상이다.

그러나 불변요소들인 무한성과 제한성인 둥근 원이나 네모인 방 안에 있으면, 오히려 안정을 찾아 기운을 되가지므로 한층 더 그 자신은 아름답고 오묘한 자태를 자유롭게 드러내기도 한다. 그래서 그 자체가 스스로를 그때마다 자기 개성으로서 드러내어 자신의 독자성을 확보하기도 하고 결단하기도 한다. 우리 전통의 한옥에서나 큰 가람에서는 이러한 원방각의 단청과 문양이 지금도 그 스스로의 광채를 발하고 있다(가변요소: 유한성).

이로써 원초적 가변요소인 각으로서의 인간은 원방각의 이론에 따라 자유하나, 원과 방의 기반에 기초하고 있는 한, 부자유하고 유한하다. 그러므로 인간에게는 절대적 자유란 존재하지 않으나, 그때그때마다 자신의 자유로운 결단을 통해 인간은 스스로 자유하고, 그러한 자유를 통해 자신의 운명을 스스로 마련할 수도 있고 또한 스스로 포기할 수도 있다. 그러므로 그 책임은 긴장의 존재로서 인간 스스로가 져야 하는 자유인이라고 할 수 있다. 이미 여기에서도 우리는 자기 죽음을 어떻게 할 수 없는 유한성으로서 수용하되, 그 가변요소로서 자기 스스로를 가질 수 있도록[51] 하는 호스피스 활동의 계기를 엿볼 수가 있다.

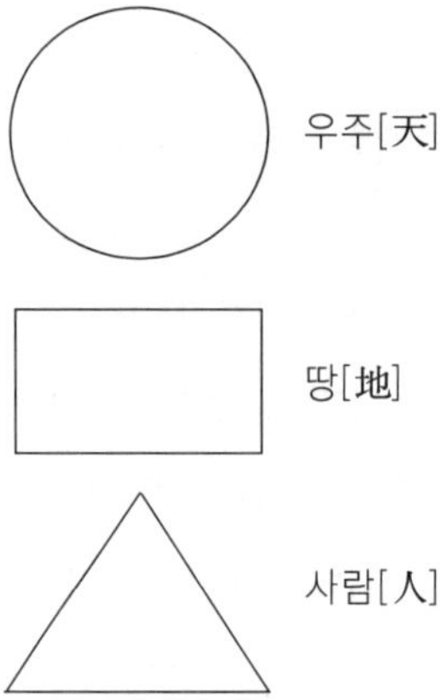

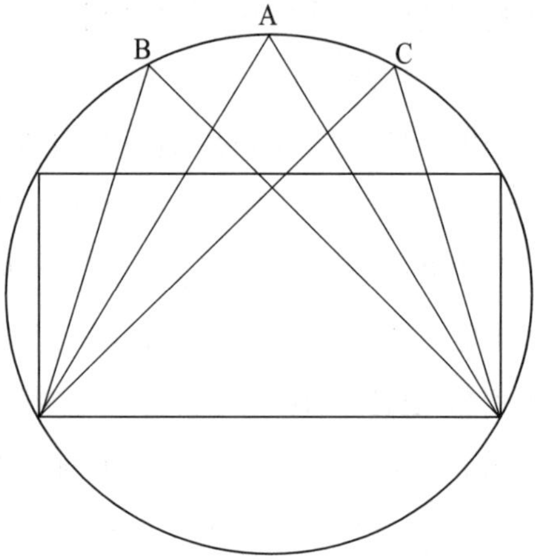

3) 생물학적 공간해석

생물학적 공간은 경험적이고 현실적이며, 그리고 가장 직접적이라고 할 수 있다. 여기에는 식물이든 동물이든, 혹은 사람이든 관계없이 모두 생명을 바탕으로 하고 있다는 공통의 사실이다. 꽃을 피우고 씨를 만들어 번식하는 식물도 밖으로는 뿌리와 줄기, 그리고 잎으로 구성되어 있으나, 안으로 꽃에는 수술과 암술이 있고, 암술에는 암술머리와 암술대, 그리고 씨방이 있으며, 그 씨방 속에 밑씨가 들어 있는가 하면, 수술에는 수술

51) cf.: E. Bloch: Tendenz-Latenz-Utopie. Frankfurt(M) 1978. S.117-S.121: 「Erkenntnis als Schlüssel und Hebel des Wirklichen」.

여러 개와 꽃밥, 그리고 수술대로 되어 있다. 씨와 씨방은 각자 있으나, 상호 독립하여 있는 것이 아니라 하나의 관계 속에 있으므로, 여기에서 우리에게는 생명과 공간의 관계성이 무엇보다 중요하게 된다. 생명과 아기집의 관계성에서 생명 자체가 생존하기 위해서는 공간이 전제되어야 한다면, 생명을 위한 공간으로서 아기집이란 무엇일까? 아기와 양수, 그리고 양막 간의 관계는 무엇이고, 또한 그 탯줄이란 무엇일까?

이에 한 걸음 더 나아가 망자와 망자의 관의 관계는 어떠하며, 왜 사람의 무덤(동양)은 둥글까?(옹관묘). 그렇다면 새 생명을 잉태하고 있는 임신부의 모습과 망자의 둥근 묘(생명잉태와 망자의 '圓')는 아무런 관계가 없을까? 천지만물 간에서 인간이 살아간다는 것은 사람이 하늘을 이고, 땅을 밟으며 살아간다는 말이 아닐까? 이는 사람이 하늘을 닮으려 하고, 땅을 닮으려 하는 것이 아니고 무엇이겠는가! 그렇다면 하늘과 임신부, 그리고 망자의 묘는 서로가 그저 무관하지는 않을는지도 모른다.

성주군에는 세종대왕 왕자들의 탯줄을 모아놓은 태실마을[52]이 있다. 탯줄은 태아의 배꼽과 태반을 잇는 생명의 줄이다. 탯줄은 미래의 난치병에 대한 치료제로 현대의 생명공학에서는 큰 관심거리다.

---

52) 경북 성주군 월항면 인촌리에 세종대왕자 태실이 있음. 왕족이 태어나면 태를 버리기나 태우지 아니하고, 태항아리에 담아 두었다가 그 주인공이 왕위에 오르면 태봉(胎封)이라 하여 다시 왕릉을 만들었음. 왕릉은 왕궁에서 100리 안에 써야 하나, 태실은 그렇지 않았음. 지금은 태실비와 태항아리를 안장하는 중동석(中童石), 상개연엽석(上蓋蓮葉石), 돌 난간, 지대석, 팔각대, 주춧돌 등의 석물이 한곳에 모여져 있음. 현재 출토유물은 경북대 박물관에 분청인화문 대접과 분청상감연화문 뚜껑 1벌과 이름이 기록된 지석 2점이 소장되어 있고, 그 밖의 것은 1929년 경기도 양주군으로 모두 옮김. 일정치하 전국의 왕족 태실을 모두 조선왕족의 무덤이 있는 서오릉 인근의 서삼릉에 모아둠. 그 후에 일본식 담장과 문으로 봉쇄한 다음에 태실을 표시하는 비석들을 일본을 뜻하는 日자로 배치하였다 함.

이 태실마을에는 조선조 세종대왕 왕자들의 태실 19기가 있고, 그 전열에 11기 그리고 그 후열에 8기가 모셔져 있다. 태실 앞에는 평원대군, 영응대군, 의창군 등 각 왕자의 태비가 세워져 있다. 처음에는 세종 20년(1438년)에서 세종 24년까지 세종대왕의 적서 18왕자와 왕손 단종 등 20여 기의 태실이 있었으나, 세조가 단종의 왕위찬탈이 있은 후인 세조 3년(1457년) 단종의 복위에 연류된 금성대군 등 다수의 태석과 태비가 크게 훼손되었다고 한다. 현재 19기의 태실은 화강암으로 사각궤 형식으로 땅에 석실을 만들고, 그 안에 백자에다가 태를 보관하였다. 그 백자 속에는 태의 주인 이름과 생년월일이 있고, 땅 위에는 기단, 간석, 옥개의 형식을 갖춘 석조물로 만들어 각 왕자의 태실을 가르키는 표석을 세워두었다. 그 각 기에는 분청인화문(粉青印花紋)과 분청상감연화문(粉青象嵌蓮花紋)으로 되어 있다.

그 의미는 무엇일까! 모든 생명체와 함께 인간 역시 삶을 위해서건 죽음을 당해서건 공간을 전제로 하고 있으므로 인간은 공간존재임이 분명하다. 이러한 공간존재야말로 공간 그 자체로서는 물리적인 공간이나, 생명과의 한 연관성에서는 생물학적인 공간이 된다. 특히 인간에게는 슬픔과 기쁨의 인간 삶과 인간의 생사를 보듬어 안고 있는 의미공간이 되기도 한다.

2. 자연공간과 인간의 공간

1) 자연공간과 인간공간

생물학적 의미에서 '시간'이 인간의 구체적 생명현상들, 즉 임신이나 출산 혹은 양육이나 죽음 등과 관련되는 '시점'으로서 인식된다면, '공간'은 인간의 일상생활과 직결되어 있는 생활공간, 즉 한옥에서는 사랑채, 안채, 별당 등으로서, 혹은 한 건물이나 한 마을, 나아가 한 나라, 전 세계라는 구체적인 '장소의 공간'으로서 인식된다. 이러한 구체적 사물 없이는 거리로서의 원근이나, 방향으로서의 상하 전후좌우, 혹은 위치로서의 안과 밖 내지 여기와 저기 등을 인식할 수가 없다. 들판에 집을 지음으로써 한 주거지가 생기고, 텐트를 침으로써 한 야영지가 생긴다면, 이것은 자연공간이 인간공간으로 됨을 말한다.53)

그러나 이러한 주거지를 철거하고 텐트를 철거하여 버린다면, 그것은 다시 인간공간에서 자연공간으로 되돌아간다. 사물의 측면에서 공간은 원근이나 방향 혹은 위치 등을 말해주는 물리적 사실공간일 뿐이나, 인간의 측면에서는 어떤 감정을 가지고 생각하면서 행동하는 인간 삶의 의미공간이다. 이러한 의미공간은 그 주관성으로 인해 진폭을 달리한다. 즉 한옥의 내당(안방)은 구체적으로는 잠자리도 되고, 식사자리도 되며, 그리고 놀이자리도 되는가 하면, 정서적으로는 온 가족들의 희로애락을 감당하는 기쁨과 고통의 산실이기도 하다.

더욱 극단적으로 의미공간에서는 천상의 공간을 선(善) 내지 성(聖)의 영역으로, 지하의 공간을 악(惡) 내지 속(俗)의 영역으로 구별하여 하늘에는 신이 살고, 땅에는 사람이 살며, 그리고 땅 밑에는 귀신이 산다고 하는 의미를 부여할 수도 있다. 묵자(墨子)는 "모두를 아우르면 큰 나라라고 하더라도 작은 나라를 침략하지 않고, 큰 집안이라 하더라도 작은 집안을 괴롭히지 않으며, 힘센 사람이 힘없는 사람을 겁탈하지 아니하고, 다수가

53) 이와 연관해서는 O. F. Bollnow: *Mensch und Raum*. 4.Aufl. Stuttgart 1980. S.55-S.62: 「Die Mitte des Raums」를 비교참조하기 바람.

소수에게 포악하지 아니하며, 간사한 자가 어리석은 자를 기만하지 아니하고, 귀한 사람도 천한 사람에게 오만하지 않아야 한다"고 하였다.

또한 그는 이런 사실내용만을 서술하지 아니하고, 사실내용을 공간화하여 그 의미의 징표까지를 제시한다. "위로는 하늘에 이익이 되고, 가운데로는 귀신에 이익이 되며, 그리고 아래로는 사람들에게도 이익이 된다. 이 세 가지에 이익이 되면 유익하지 않은 것이라고는 없게 된다. 이것을 천덕(天德)이라고 말한다."[54) 이러한 연관성 속에서 철학적 인간학의 우주론적 관점에서나 원방각의 이론에서 인간을 생물학적 한계를 극복하는 개방적 자유존재로서 간주하고 있음은 인간이야말로 바로 공간 내의 존재이기 때문에, 오히려 그러한 공간을 초탈하여 인간적 공간성의 의미를 묵시적으로 강조하게 된다.

2) 인간의 공간으로서 집[住居]

가옥은 사람이 사는 집을 말하고, 집은 '사람이 거처하는 건물'이나, '세대주를 중심으로 이루어진 겨레붙이의 한 떼'를 말하며, 가정은 '한 가족으로서의 집안'이거나 혹은 '집 울안'을 말한다. 통틀어 '집'이라는 공간개념은 사람이 생활하는 주거의 실내 공간과 실외 공간으로 양분된다. 그러나 밖과 세계를 향하는 실외 공간 없이는 실내 공간이 불가능하고, 안과 가정을 향하는 실내 공간 없이는 실외 공간이 불가능하다.

그러므로 인간의 공간 안에서 사람이 살아간다는 것은 한편으로는 쉼과 안정을 추구하는 인간의 내면적 활동성을 의미하고, 다른 한편으로

---

54) 墨子: 天志篇: 中 : "兼者處大國不攻小國大家不亂小家, 强不劫弱, 衆不暴寡, 詐不謀愚, 貴不傲賤, 觀其事, 上利乎天, 中利乎貴, 下利乎人, 三利無所不利, 是謂天德"

는 일과 모험을 추구하는 인간의 외면적 활동성을 의미한다. 전자는 낯익은 고향과 아늑한 가정으로 끌어당기는 힘의 장을 말하고, 후자는 낯설은 타향과 생소한 세계로 이끌어내는 힘의 장을 말한다. 이러한 전자는 안정과 공존을 함께 추구하여 마음 편하게 정착하고자 함이고, 후자는 자유와 독립을 추구하여 새롭게 자신을 탈바꿈하고자 함이다.

그러나 이 양자는 상호 상이한 두 공간이 아니라, 집(주거)[55]이라고 하는 한 공간에 대한 두 측면으로서 동전의 표리와 같다. 이러한 이원성은 아이와 엄마간의 공간관계로서 아이가 한편으로는 엄마로부터 떨어져 나와 낯선 세계를 개척하여 자신의 삶의 공간성을 가지려 하면서도, 그와 동시에 다른 한편으로는 그 어머니의 품으로 언제나 다시 되돌아가고자 하는 충동의 마음으로 살아가는 본래의 공간성을 말한다. 이것은 일종의 고향에 대한 향수와도 같다.

한 새로운 생명이 아기집을 떠나 이 세상에서 살아가면서 자신의 독자적인 밖의 세계를 마련하나, 생명의 탯줄은 그 자신의 실제적 삶의 원근 여하를 막론하고 언제 어디서나 그 어미에게로 끌어당기고 있다. 아무리 멀리 공간적으로 떨어져 나가 살아가도 그 생명의 끈은 자연공간을 넘어서 인간의 의미공간을 언제나 확대 생산한다.[56] 이의 중심축은 사람이 살아가는 '주거'로서 고향집이 된다. 이러한 주거로서의 '고향집'이야말로 사람의 중심이 되고, 그래서 세계의 중심이 된다.

인간본래의 자기삶이 자리하고 있던 고향은 자신의 동질성을 가지도

55) O. F. Bollnow: *Mensch und Raum*. stuttgart 1980. S.123-S.138: 「Die Geborgenheit des Hauses」.

56) cf.: G. Scott: *The architecture of humanism: A study in the history of taste*(rev. ed.). London 1980.

록 하고, 또한 자신의 정체성을 확인토록 한다. 이러한 동질성과 정체성은 그 당사자로 하여금 인간존재의 그 모든 것을 실존적으로 재생산할 수 있도록 하는 해석학적 의미를 부여토록 한다. 이를 전광식은 '의미창고'(Sinn-depots)라는 말로 표현한다. "도대체 나는 누구이며, 또 어디에서 와서 어디로 가는가라는 자기 정체성에 관한 질문에 '고향'은 가장 명쾌한 답을 던진다" 하고, 이어 그는 고향이 주는 자기 정체성의 의미를 부정의 방식으로 지적하여 준다.

고향에서의 자기 정체성이란 자기 없는 어떤 익명성도 아니고, 본향에서 버림받은 어떤 이질성도 아니며, 그렇다고 본래성을 떠난 소외성은 더더구나 아니다. 그런가 하면 근원적으로 자유하는 가운데 있고, 그렇게 자유하는 가운데서 인간실존이 그 자체의 본래성에로 되돌아가는 귀환점이 바로 고향에서의 자기 정체성이다. 그래서 그는 "모든 인간은 고향에서 나와서 고향으로 돌아가는 존재이다. 고향은 인생의 출발지이고, 동시에 종착지이다"[57]라고 말한다.

3) 집으로서의 주거와 인간 삶의 공간성

사람은 땅에서 나서 땅에서 살다가 땅에서 죽는다면, 분명 사람은 땅이라는 공간을 벗어날 수가 없다. 공간이란 엄밀하게는 상하, 전후, 좌우로 무한하게 펴져 있는 빈 곳을 의미한다. 그러나 일반적으로는 인간과 연관하여 있는 주위환경에서 일어날 수 있는 객관적인 사건과 인간 삶의 세계를 경험 가능케 하는 장소 전체를 의미한다. 이러한 공간을 자연공간

57) 전광식: 『고향;그 철학적 반성』. 서울: 문학과지성사, 1999. 35면: 고향의 뜻, "고향과 자기 동질성", 31-36면 참조.

이라고 하든, 사회공간이라고 하든, 혹은 주거공간인 집이라고 하든 간에 그러한 공간들의 중심에는 인간이 자리 잡고 있다. 그러므로 인간과 공간의 관계, 즉 인간의 체험공간으로서 사람과 집의 관계는 인간의 공간성으로서도 너무나 중요하다.

사람이 땅에다 집을 지어 거주하고 사유하면서[58] 살아간다는 것도, 특히 거주와 사유의 기초로서 먼저 땅에다 '집을 짓는다'는 것도 인간이나 자연을 제약하고 관리하기 위해서가 아니라, 집이 얼마나 인간과 자연에 조화를 이루는가, 혹은 얼마나 자연과 하나 되면서 '인간답게' 지어지는가에 달려있음을 말한다.

그렇다면 공간성이란 지금까지의 구체적이고 가시적인 공간개념과는 달리 인간존재의 본질을 내재적인 공간의식으로서 규정하는 의미연관성을 의미한다. 그러니까 삶을 위한 어떤 공간적인 연장(延長)을 의미하지 아니하고, 공간과 연관해서 그 내용의 본질을 의미연관성으로 밝혀나가는 의식, 다시 말하면 체험된 공간에서 인간존재의 기본 틀을 초월론적으로 해명하여 나가는 인간의식을 의미한다.

이것은 사람(생명)이 주거로서의 집(사물)과 더불어 얼마나 자연환경 속에서 인간 삶의 본연인 인간의식의 공간성을 이루어낼 수 있는가에 달려있다고 할 것이다. 달리 표현하면 주거와 함께 하는 인간 삶의 공간성은 자연공간의 구조연관성을 순박한 고향마음으로 사람이 체험하고, 그렇게 체험한 공간을 다시 인간의 심상으로 되가질 때, 비로소 인간 삶의 공간성이 가능하게 된다는 말이다.

인간이 자연을 '정복'한다고 하나, 엄밀한 의미에서는 정복이 아니라,

---

58) M. Heidegger: *Bauen Wohnen Denken*, In: *Vorträge und Aufsätze II*, 3.Aufl. 1967.

자연에 '순응'할 따름이다. 자연에 순응하지 않을 때, 자연은 자연 자체의 논리에 따라서 그 모든 것을 파산시키고 만다. 산자락의 초가삼간도, 백사오십 층의 고층건물도 자연 자체의 논리에 따라서만 건재한다. 미국의 'Challenge'호가 아무리 현대 초정밀의 아이티(IT)기술로 개발되었다고 하더라도 발사 수초 후 폭발하였음은 자연 자체의 논리에서 어긋났기 때문이다. 자연에 역행하는 논리 역시 자연에 순응할 때만 그 역행의 결과로서 성과가 가능하다. 그러므로 그러한 역행의 결과는 곧 자연 자체의 순리와 논리의 결과이다.

인간은 모든 생명체와 함께 어떠한 경우에도 원방(圓方)의 우주론적 자연논리에서 벗어날 수가 없다. 인간이야말로 이 우주 속에 있는 한 유한한 존재일 뿐이다. 그럼에도 불구하고 인간 스스로가 그 자신의 역동성을 가지고 우주의 무한성대로 확대하여 나갈 수 있는 존재라 함은 생명의 유한성을 무한성의 정신세계로 바꾸어 놓을 수 있는 자기 의식의 양면적 자유존재이기 때문에 가능하다. 이는 생물학적 인간학의 철학적 기틀이기도 하다.

3. 호스피스의 공간성과 인간학적 의미

1) 호스피스의 활동공간과 인간성 실현

건축공간과 인간의 생활공간은 상호 밀접한 관계에 있으나, 인간의 생활공간이 언제나 우선이다. 그럼에도 건축공간이나 생활공간: 이 모두는 자연공간의 순리에서 벗어나 있지 않아야 한다. 그렇다면 먼저 자연공간의 순리에 따라 건축공간[59]이 마련되고, 그러한 건축공간의 중심에 인간의 삶과 생명의 공간이 존재해야 한다. 이러한 인간의 삶이나 생명을 위한 공간으로서의 주거(住居)는 그 시대의 생활양식이나 정신적 가치판단 혹은 사회적 인습이나 관습 등에 따라 건축되어야 하므로, 건축공간 내지 주거공간의 양식은 자연공간의 형상이 그 으뜸이라 할 수 있다. 그 결과 호스피스를 위한 공간 역시 그러한 건축공간 내지 주거공간에 준한다.

그러나 근원적으로 호스피스의 공간성이란 그 역방향으로서 고독한 실존적 자기 공간성으로부터 일상적 인간 삶의 생활공간, 나아가 자연공간, 즉 철저한 내부공간으로부터 외부공간으로까지 점차 확대하여 가는 인간의 공간성이어야 한다. 그렇다면 먼저 자연공간의 순리에 따라 건축공간을 마련할 것이 아니라, 더욱이 건축공간의 중심에다 인간의 삶이나 생명을 둘 것이 아니라, 본연의 죽음과 함께 하는 인간의 삶이나 생명을 중심으로 하여 먼저 주거공간과 건축공간을 재단한 후에 다시 자연공간의 구획을 인간학적으로 재단해야 한다.

일반적으로 주거공간을 마련하기 위하여 한국의 전통주택은 먼저 자연공간을 전체적으로 관찰한 후에, 즉 실외공간을 마련한 후에 실내공간을 재단하고 있다. 그럼에도 불구하고 한옥주택의 천연스러움은 사랑채, 안채, 행랑채, 별당 등으로 나뉘는 데서 비롯된다. 그러나 그 사랑채와 안채는 상(上)의 개념이라는 윗 공간이고, 행랑채는 하(下)의 개념이라는 아랫 공간이며, 그리고 이 상하의 공간개념을 연결하는 중문간의 행랑채는 중(中)의 개념이라는 중간공간이다.

이와 함께 주택의 외관은 기둥, 도리, 인방 등 노출된 나무결로부터

---

59) C. Van de Ven: *Space in architecture. The evolution of a new idea in the theory and history of the modern movements*. Assen 1980.

처마의 서까래들의 선적 리듬이나, 버선코와 같은 처마 끝의 아름다움으로 구성된다. 사람이 솟을대문에 들어서면 사랑채의 마당이 펼쳐지고, 이어 그 중심의 안채 마당으로 통하게 된다. 주인의 신분을 대변하는 대문은 외부와 내부공간을 구분하나, 반드시 그러한 대문을 안으로 여닫는 것은 기(氣)를 안으로 끌어들이기 위함이다.[60)]

창문은 머름대 위에 설치함으로 주인(사람)의 성품을 나타내는 얼굴이 되고, 들어 열 수 있는 분합문은 들쇠로 매달아 올린 후, 마루에 앉아 외부공간인 자연공간을 만끽하기 위해서이다. 그러고 난 다음에 다시 분합문을 내리고 방문을 닫아 병풍을 치고, 촛불을 켠 뒤 이부자리를 펴고 잠자리를 마련할 때, 인간과 자연이 혼연일체가 되고, 이 하나에서 본연의 인간성실현이 이루어진다.

이때 하나의 호스피스 공간성이 마련되고, 그 한가운데 생명의 역동성이 자리하고 있다면, 이의 전개과정을 그 역으로 추리하여 감으로써 우리는 호스피스의 공간성을 미리 확보할 수 있게 된다. 이렇게 하여 삶과 죽음을 하나로 수용하는 인간성실현과 그에 따른 주거공간과 자연공간을 마련할 수 있을 것이다.

2) 안채의 '내당(안방)'에 대한 인간학적 의미

이러한 주거공간 전체를 호스피스의 공간개념으로 보면 솟을대문을 통한 사랑채, 안채, 행랑채, 별당 혹은 대문, 중문 그리고 창문 등에서 가장 중요한 것은 거실을 통한 안채의 '내당(안방)'이고, 안방의 중심은

60) 이에 관한 연관성은 주남철: 『한국주택건축』. 서울: 일지사, 1980. 신영훈: 『한옥의 조형』. 서울: 대원사, 1989 등을 참조하기 바람.

구들목이며, 이는 오늘날 내실의 '침대'라고도 할 수 있다. 왜냐하면 이 안방의 구들목이나 내실의 침대야말로 인간의 생과 사, 즉 삶과 죽음을 다 함께 맞이하는 특별한 장소이기 때문이고, 인생의 희로애락이 시작하고, 마치는 곳이기도 하기 때문이다. 그러므로 인생의 진폭이 바로 이 안방으로부터 갈려져 나오기도 하고, 함께 모아지기도 하는 원천으로서 삶과 죽음의 '경첩'[61](Scharnier: 돌쩌귀)이라고 할 수 있다.

이러한 '삶과 죽음'의 단초공간으로서 안방이 너무 작아도 답답하고, 너무 커도 허전한 것은 침실의 크기가 협소하면 기(氣)의 흐름이 고르지 못하기 때문이다. 이에 사람이 쇠하여져서 발병하기가 쉽고, 이와는 반대로 침실이 너무 크면 사람의 기(氣)가 너무 왕성하여 방종해지기 때문에 사람은 기고만장(氣高萬丈)하게 된다. 그래서 사람의 눈높이로부터 5척 올라간 높이의 천장이 사람의 기(氣)를 유통하는 데 최적이라고 할 수 있었다.

그러므로 우리의 전통한옥주택은 방의 크기를 우주구성의 기본수(天符經: 天地人)인 3을 바탕으로 하고, 이에 1에서 10(天地數: 55)에까지 이르는 그 중심의 수인 5[62]를 곱하여 15(3×5), 18(3×6), 21(3×7), 24(3×8)척의 크기로

---

61) 문을 여닫는 데에 쓰이는 장식의 하나로서 두 개의 모양이 똑같은 쇳조각을 맞물리어 만든 돌쩌귀를 말함. 이런 연유로 합엽(合葉)이라고도 하나, 본래의 바른 말은 겹첩임.

62) 천지의 주심수로서 5와 연관하여 우리 전통의 陰陽과 五行, 五常, 五蘊(오온), 五色, 五音을 보면 다음과 같음. 오행설의 출현이 음양설보다 우선한다면 오행이란 木火土金水라는 다섯 가지 요소를 말하고, 만물은 이 오행의 相生(상생)과 相剋(상극)작용에 따른 결과라는 것임. 상생은 목화토금수의 순방향이고, 상극은 목토수화금의 역방향임. 오상은 仁(목)義(금)禮(화)智(수)信(토)이고, 오온은 色受想行識(색수상행식)이며, 그리고 오색은 五正色 혹은 五大色이라 하고, 靑黃赤白黑을 말한다. 오음이란 궁상각치우(宮商角徵羽)이고, 치와 궁의 반음 아래의 變徵, 變宮, 두 음을 더하여 7음이라 함.

나누었다. 그러나 왕실의 방은 27(3×9)척으로 예외가 된다. 이와 같이 천지간의 중심수인 숫자 5에 따라 만물은 물론이고 사람까지도 재단한다. (五行, 五常, 五蘊, 五色, 五音=아리랑). 종전 한국 사람들의 평균 신장도 5척(1척=30cm: 5×30=150㎝) 정도이면 족하다고 여겼다. 이와 한 연관 속에서 우리에게 사척단구(四尺短軀)라는 말은 120cm(4×30cm) 정도이어서 키가 작다는 의미이고, 육척장신(六尺長身)이라는 말은 180cm(6×30cm)이라 키가 크다는 말이었다.

이처럼 한국주택의 안채가 인간학적 의미에서는 주거공간 전체의 중심점이고, 그러한 안채의 중심공간이 내당(안방) 내지 내실인 것과 마찬가지로, 내실의 중심점은 오늘날에 있어서는 침대(구들목)일 것이다. 왜냐하면 이미 지적한 대로 인간 삶의 한날이 침대에서 시작되고, 침대에서 끝나며, 인간의 죽음 역시 그러하였기 때문이다. 다시 말하면 침대에서 인간의 삶 전체가 이루어지고, 인간의 삶 전체가 마감되기 때문이다.

삶과 죽음, 행복과 불행, 기쁨과 슬픔, 순간과 영원 등. 이 모든 것을 하나로도 매고 둘로도 푸는 매듭의 장(場)을 가능케 하는 기틀을 침대가 마련해주고 있다면, 침대란 도대체 무엇이고 무엇이어야 하는가? 침대와 인간, 인간실존과의 관계는 어떠한가? 산 자의 침대는 무엇이고, 죽어 가는 자의 침대는 무엇인가? 이 양자의 관계는 어떠한가? 죽음은 침대를 무엇이라 하고, 침대는 죽음을 어떻게 받아들일까? 침대란 단순히 인간의 기진맥진한 육체만을, 혹은 인간의 지친 정신만을 지탱하여 주는 받침대일 뿐인가? 침대는 죽어 가는 사람에게 그저 침묵만 하고 있을까? 아니면 무슨 말을 할까?

분명 침대도 떠나가는 사람에게나 떠나보내는 사람들에게 침묵만을 하지 않을 것이라면, 그 떠나는 사람이 자기 본연 그대로 되돌아가 고통 없는 자연에 녹아 스며들도록 마지막 길목에 서서 그 자신을 일깨우면서 직언도 아니고, 침묵도 아닌 단지 묵시 내지 암시(hermeneuo)[63]만을 하고 있겠지. "깨어 있되, 눈감고 모든 것을 화평으로 받아들이게나" 하면서 말이다.

이때의 우리 자신이란 환희의 삶도, 고통의 죽음도 다 하나로 승화되어 사라지는 일순의 한 본연(本然)이 아니고 무엇이겠는가! 이 길을 편히 갈 수 있도록 호스피스는 그 침대(침상) 위의 임종환자를 한편으로는 그 자신의 본래적 실존으로 돌아가게 하고, 그와 동시에 다른 한편으로는 호스피스 자신이 자기 본래의 실존으로 되돌아가 그와 인격적 상호소통을 초월자인 하나님과 함께 이루어가게 해야 한다. 그렇게 함으로써 환자는 이미 '삶과 죽음'을 극복한, 즉 선악을 극복한 천상에서 생성의 결백성으로 다다라 있을 것이다.

3) 인간존재의 호스피스 공간성을 위한 범례

대체로 한국의 사찰들은 마치 아기가 어머니의 품속에 안겨 있듯이 주변의 산세에 따라 아늑하게 건축되어 있다. 지붕의 물매 역시 산의 경사도와 같도록 하고, 많은 사찰들의 중첩된 지붕들도 산들의 중첩된 형태와 힘을 그대로 내려 받아 자연의 산세에 어긋나지 않는 건축공간을 마련하고 있다. 심지어 건물배치 역시 자연환경과 주변환경에 잘 조화를 이루게 하면서도 똑같은 건물을 용납하지 아니하는가 하면, 그와 동시에 마치 냇물이 흘러가듯이 유연한 물결처럼 배치하고 있다. 특히 버선코와

63) Alwin Diemer, 『철학적 해석학』, 백승균 역, 서울: 경문사, 1982, 25면; "Delphi의 신전을 지키는 주, 그는 직접적으로 말하지 않는다(oute legei), 그렇다고 그는 은폐하지 아니하며(oute kryptei), 오히려 그는 암시하는 것이다(alla semainei)."

같은 한옥의 처마 끝은 우리에게 너무나 잘 알려져 있는 한국미의 한 좋은 예라고 할 수 있다.64)

그럼에도 불구하고 이러한 친환경적 모든 배려 역시 엄밀한 의미에서는 자연존재 자체를 위해서라기보다는 '인간존재'의 심연을 아무런 훼손 없이 드러내고자 함이고, 인간 생사의 본래성을 사심 없이 실현하기 위해서이다. 이는 죽음에 이르는 인간존재를 위한 호스피스의 공간성 전체를 상징적으로 표현하고 있다고 할 것이다. 왜냐하면 주거공간에서는 인간의 삶과 죽음의 '과정'이 가장 적나라하게 나타나기 때문이고, 그러한 과정 역시 그 본래의 참 모습을, 다시 말하면 공간(진리)의 본질적 내용을 스스럼없이 드러내어 주기 때문이다.

이의 구체적인 예로서 합천 「해인사, 802년」과 경주 「불국사, 751년」을 들고자 한다.65) 이 두 사찰은 공히 인간존재의 전체 모습을 상징적으로 표현하고 있음에도 불구하고 해인사는 살아 있는 사람의 몸통, 즉 인체를 연상할 수 있도록 공간건물들을 배치하였다. 그런가 하면 불국사는 살아 있는 사람이 아니라, 죽은 사람의 마음을, 즉 극락왕생하는 사람의 영혼을 연상하도록 공간건물들을 배치하고 있다. 즉 전자는 사람의 '신체성'을 가람의 공간에다 형상화하였는가 하면, 후자는 사람의 '정신성'을 가람의 공간에다 형상화하고 있다 할 것이다.

먼저 '본래 그대로의 세계'를 바다에 비유하여 해인삼매라고 한 「해인사」의 경우이다: 본 사찰로 들어가는 첫째 문이 번뇌의 세상(俗界)을 버리고 진리의 세계(眞界)로 들어선다는 한 마음으로서의 일심(一心)을 의

---

64) 조지훈: 『한국문화사서설』. 서울: 탐구당, 1964. 306면-312면: 「한국예술의 원형. 한국예술사상사의 기본성격」. '멋의 예술.'

65) 최완수: 『명찰순례 1』. 서울: 대원사, 1998.

미하는 일주문(一柱門)이다. 이 일주문의 현판은 해강(海剛) 김규진(1863-1933)선생이 해서체로서 '가야산 해인사(伽倻山 海印寺)'라고 썼다. 이 첫째 문을 지나 힘들게 오르면 수미산 중턱의 동(청색:持國天王), 서(백색:廣目天王), 남(적색:增長天王), 북(흑색: 多聞天王)인 4방향을 모두 지키면서 불법을 수호하는 사천왕문(四天王門)이 나타난다.

이를 지나 다시 높이 오르면 불이(不二)의 경지를 의미하는 금강문(金剛門)인 해탈문(解脫門)에 이르게 된다. 이곳에는 해동원종대가람(海東圓宗大伽藍)이라는 현판이 걸려 있고, 그 내부에는 우남 이승만 대통령이 쓴 해인대도량(海印大道場)이라는 현판이 있다. 이 해탈문에 들어서면 금강의 경지를 상징하는 도리천(忉利天)세계가 펼쳐진다. 이 도리천세계란 지상에서는 가장 높은 세상이나, 천상의 세계로서는 아래에서 두 번째가 되는 세상이다. 여기에서 눈을 높이 들어 위를 쳐다 보면 일반사찰의 대웅전격에 해당하는 대적광전(大寂光殿)이 높은 곳에 크게 자리 잡고 있다. 이 대적광전은 더러움에 물들지 않는 연꽃으로 가득 찬 장엄한 세계, 즉 연화장세계의 비로자나불을 본존불로 삼고 있는 불전이다.

여기에까지 오른 사람들은 자신들의 가쁜 숨을 돌이켜 쉴 사이도 없이 그 법당 앞에서 경건함의 영적 사람이 되고 만다. 대적광전에는 통상 비로자나불을 중심으로 한 삼신불(三身佛)이 봉안되어 있다. 비로자나불과 아미타불, 그리고 석가모니불이다. 이 대적광전의 앞뜰이 사찰의 주 공간이 되고, 그 주 공간에는 높다란 3층 석탑과 큰 범종(梵鐘)이 있어 우리의 마음을 들뜨게 한다. 원래 탑(塔)[66]은 부처의 사리(舍利)를 봉안하는 무덤 내지 묘를 상징하였으나, 후세에는 사리를 넣지 못했다. 중국에

66) 박준식: http://skpark.kmu.ac.kr : 「박준식의 정보서비스와 탑의 세계」. "불교문화와 탑". 강연자료 탑: '한국탑의 변천과 상징성-한국학 국제학술대회(2007) 참조 바람.

서는 전탑(塼塔)이, 한국에서는 석탑(石塔)이, 그리고 일본에서는 목탑(木塔)이 발달되었다. 또한 큰 범종이 좌편에 자리 잡고 있다. 물론 사찰에는 이외에도 법고(法鼓)와 운판(雲版), 그리고 목어(木魚)가 있다.

법고는 불법을 전하는 북으로서 짐승을 비롯한 중생의 어리석음을 깨우치기 위하여 울리는 북이고, 운판은 공중을 날아다니는 날짐승들을 제도하고, 허공을 헤매며 떠도는 영혼을 제도하기 위해서 울리며, 그리고 목어는 수중에 사는 모든 중생인 물고기를 제도하기 위해서 울린다. 물고기는 눈을 감지 않고 살기 때문에, 수행자도 늘 깨어있어야 한다는 의미이다. 그러나 범종은 대종(大鐘)으로서 아침저녁의 예불과 행사 때 사용한다. 아침에는 28번을 울리고, 저녁에는 33번을 울린다. 그럼에도 이 종소리의 참 뜻은 천상과 지옥의 모든 중생을 제도한다는 데 있다.

이 해인사의 불전(佛殿)인 대적광전 바로 뒷면의 가파른 계단을 조심스럽게 따라 오르면 우리의 마음을 설레게 하는 법보종찰다운 법전(法殿)인 장경각(藏經閣)이 나타나고, 그와 함께 8만대장경과 보안당(普眼堂)이라고 쓰인 수려한 현판이 보인다. 물론 여기에서도 놓칠 수 없는 공간은 유네스코 세계문화유산으로 지정된 8만대장경을 보관하고 있는 수다라장(脩多羅藏)[67] 일곽이다. 이는 먼저 통풍을 잘 조절하기 위해 상소하대(上小下大)의 살창으로 지어졌다는 사실이고, 그 다음은 이 현판의 글씨를 추사 김정희의 수제자였던 위당 신관호가 추사의 글씨체로 썼다는

---

67) 수다라장(脩多羅藏): 조선조 태조 7년(1398) 강화도 선원사에 보관하여 오던 8만대장경을 한강을 거슬러 해인사의 이 수다라장 일곽으로 옮겨 봉안하였음. 통풍과 습도조절이 잘 되는 가야산 해발 730m에 세우면서 그 구조에 정성을 다 쏟아 종묘와 같은 일자집으로 앞뒤에 서로 다른 간 창살을 내서 바람이 들어와 돌아나가게 하였음. 내부에는 5단으로 두 줄의 경판을 세우고, 각 단에는 다시 두 줄로 꽂았고, 경판 양쪽에는 마구리를 단 후, 다시 동판으로 마구리의 끝을 덮었음.

사실이 우리의 눈길을 끈다.

이처럼 가장 위쪽의 장경각이 있는 법보전(法寶殿)에서 일주문까지를 다시 역으로 내려다 보면 그 평행선이 꺾이어 있어 바로 보이지는 않지만, 쉼 없이 높은 곳에서 흐르는 냇물과도 같이 하나의 줄기로서 흘러내리는 연속적인 공간이 형성된다. 이러한 연속적인 긴 공간 사이사이에 다시 여러 공간들이 나뉘어 있어 그때마다 다양한 변화를 이루고 있다. 그러한 여러 공간들이 사찰공간의 전형을 이루는 소위 과정공간, 주 공간, 부 공간, 매체공간, 그리고 승화공간(昇華空間)이다.[68]

과정공간(過程空間)이란 힘들게 사찰에 오르는 보살들로 하여금 하나하나의 산문(山門)을 통과할 때마다 세파에 시달린 심신을 단계적으로 위로해주고 풀어주는 공간들이다. 제일 먼저 만나는 일주문과 천왕문, 그리고 해탈문이 이들 공간에 해당한다. 이러한 산문들을 숨 가쁘게 오르고 나면 사찰의 뜰에서는 가장 크고 넓은 중요한 공간이 펼쳐진다. 여기에는 대체로 석등과 3층 석탑, 그리고 범종이 있다. 이곳이 바로 해인사[69]에서도 주 공간이 된다.

이 주(主) 공간과는 상대적으로 작은 공간이지만, 아늑하고 한적한 공간들이 부(副) 공간이다. 극락전이나 명부전이 있는 공간이 여기에 해당한다. 이에 반해 매체공간은 공간과 공간을 서로 연결시키면서 건축공간과 자연공간을 하나로 통합시켜 부처와 사람이 하나 되고, 하늘과 사람이 하나 되게 하는 공간이다. 층단 상부는 단하부보다 아주 높아서 단하부에서는 보이지 않던 자연공간이 층단 상부에서는 아주 시원하게 잘

---

68) 안영배: 『한국건축의 외부공간』. 서울: 보진재출판사, 1980.

69) 최완수: 『명찰순례 1』. 「법보종찰 합천 가야산: 해인사」. 서울: 대원사, 1998. 52면-279면.

보이게 되어 건축공간과 자연공간이 잘 매체되어 있다.

그러나 승화공간은 살아 있는 사람들의 활동공간이 아니라, 고승의 사리를 모시는 조형공간으로서 가람의 배치구조와는 거리가 멀다. 그래서 승화공간은 사찰의 중심부에서 다소 떨어져 있는 자연 그 속으로 스며들어가 있다. 즉 사리탑(舍利塔)과 부도(浮屠)들이 있는 공간이다. 이러한 공간들로 구성되어 있는 해인사의 주 공간인 대적광전은 자연공간의 산세에 따라 위치하고 있으나, 이 건축물의 방향은 건축공간의 순리적인 연속성에 따르지 않았다. 오히려 법보전(法寶殿)에서 일주문까지의 축선(軸線)이 그때마다 꺾이어 있거나 평행이동하고 있는 것은 마치 힘들게 산사에 오르는 사람들의 팔다리가 약간씩 꺾이어 가면서 이동하고 있는 것과 같다.

참으로 비로삼존을 모신 이 대적광전이야말로 꺾이면서 굽어 오르는 산세에 따른 자연공간을 인간의 신체구조 틀로서 한껏 이용함으로써 인간 삶의 굴곡을 대변하여 준다고 해도 어디 하나 손상이 없다. 이처럼 숨차서 오른 험한 산길의 높은 곳, 그러나 아늑한 산세 아래에 자리 잡고 있는 것이 대적광전이다. 그러나 이로써 끝이 아니라, 그 위에는 법보전(法寶殿)이 자리 잡고 있다. 이 법전(法殿)은 사람의 머리[사유]에 비유되고, 불전(佛殿)은 사람의 심장[마음]에 비유되며, 중정(中正)은 사람의 복부[생명]에 비유된다. 그리고 좌우 건축물은 사람의 동체에 비유하고, 중정으로 가는 공간의 연속성은 사람의 양팔다리에 비유되고 있다.

이에 대하여 「불국사」는 극락의 세계를 이 현실의 세상에다 옮겨놓은 석가모니불[法華經: 大雄殿]의 사바세계와 아미타불[無量壽經: 極樂殿]의 극락세계, 그리고 비로자나불[華嚴經: 毘盧殿][70]의 연화장세계를 형상화하고 있다. 이로써 건축의 공간 면에서 보면 크게 두 공간, 즉 하나는 대웅전을 중심으로 청운교, 백운교, 자하문, 다보탑, 석가탑 등, 그리고 다른 하나는 극락전을 중심으로 연화교, 칠보교, 안양문 등으로 나누어진다. 그러나 비로자나불의 연화장세계인 비로전을 또 한 축으로 삼는다면 이 불국토(佛國土)는 모두 세 공간으로 나누어진다.

해인사에서와 같이 여기에서도 일주문을 들어서서 천왕문을 지나가면 해탈의 세계인 금강문에 다다르게 된다. 이 대웅전의 앞뜰에는 돌단으로 쌓아올린 단상(壇上)이 있는데, 이것을 불국토[71]라 하고, 그 아랫단을 속계(俗界)라 하여 양분하였다. 이 아랫단에는 청운교(青雲橋)가 있고, 그 윗단에는 백운교(白雲橋)가 있다. 청운교에는 모두 17계단이 있고, 백운교에는 16계단이 있는데, 이 33개의 계단들은 33천(天)을 상징하여 세상의 헛된 욕망을 다 버리고 올라야 하는 다리이다. 이를 거침없이 오르면 마침내 석가모니의 피안세계인 대웅전으로 들어서는 자하문(紫霞門)에 이르게 된다.

자하문이란 부처의 몸에서 나오는 자줏빛 금색이 안개처럼 서리어 있다는 뜻이다. 이 자하문에서 내려다보면 범영루와 좌경루를 힘찬 주춧돌이 떠받치고 있다. 거기에는 풍륜세계[기체]와 수륜세계[액체], 그리고

---

70) 『法華經』: "마음의 본성은 하나인데 어째서 이 세상에는 여러 가지 차별이 있습니까? 업(業)은 마음을 모르고, 마음은 업을 모릅니다. 느낌은 그 결과를 모르고, 결과는 느낌을 모릅니다. 마음은 느낌을 모르고, 느낌은 마음을 모릅니다. 인(因)은 연(緣)을 모르고, 연은 인을 모릅니다." : 『불교성전』. 서울: 동국역경원, 1985. 490면.

71) 불국토란 오정(五淨)의 세계를 말하고, 아미타불의 서방극락(極樂)정토와 아촉여래의 동방묘희(妙喜)세계를 들 수 있음. 오정의 세계는 (1) 전쟁과 질병 같은 것이 없는 겁정(劫淨)의 세계, (2) 탐욕과 분노 같은 것이 없는 번뇌정(煩惱淨)의 세계, (3) 자비심과 평정심 같은 것만이 있는 중생정(衆生淨)의 세계, (4) 극락정토로 이끄는 견정(見淨)의 세계, 그리고 청정하기만 한 명정(命淨)의 세계임. 이는 현실의 오탁(五濁)을 넘어있는 세계임.

금륜세계[고체]가 있고, 그 금륜세계의 한가운데 수미산이 있으며, 그 정상에 33천 도리천(忉利天)세계가 있다.

이 불국토 내의 대웅전 앞 좌우에는 현세불인 석가여래를 상징하는 3층의 석가탑(釋迦塔)과 과거불인 다보여래를 상징하는 다보탑(多寶塔)이 있고, 그 한가운데는 석등(石燈)이 있다.[72] 그 석등 앞에서 두 손을 모아 합장하여 경배하면서 석등을 통해 앞을 보면 대웅전의 한가운데에 정좌한 사바세계의 석가모니불(釋迦牟尼佛)이 바로 보인다. 그 대웅전의 옆 회랑을 따라 돌아가면 그 좌편에는 법고와 운판, 그리고 목어와 함께 범종이 있다.

그러나 경론(經論)을 논하는 무설전(無說殿)을 두고 뒤편으로 내려가게 되면 16개씩의 돌계단이 3중으로 이어져 있어 모두 합하면 48개가 되는 돌계단들이 있다.—이는 망자를 위한 49재(齋) 중 48재를 의미한다.[73]—그 돌계단들을 따라 내려가 좌로 돌면 화려하고 웅장하며 남성적인 석가모니불의 대웅전에 비교할 수 없을 정도로 작고 아련하여 고즈넉하기만 한 극락전(極樂殿)이 나타난다. 이 극락전에는 극락을 왕생하는 금동아미타불(金銅阿彌陀佛)이 모셔져 있고, 그 앞의 주 공간에는 대웅전 앞에서와 같이 석등 하나가 서 있다.

물론 이 극락전에 오르는 길은 이 길 이외에 본래의 한 쌍의 다리가 있다. 마치 대웅전의 청운교와 백운교처럼 그 밑자락에 있는 연화교(蓮花橋)와 칠보교(七寶橋)를 따라 안양문(安養門)에 오를 수 있다. 아래쪽에 있는 연화교는 9층의 디딤돌마다 연꽃잎으로 새겨져 있고, 그 가운데는

---

72) cf.: 석진오 역해: 『금강경연구』. 서울: 고려원, 1990. 108면 이하.

73) 불교의 48輕戒도 이와 연관되어 있음. 『불교성전』. 서울: 동국역경원, 1985. 560면-573면.

격자무늬로 새겨져 있다. 그러나 위쪽에 있는 칠보교는 아래의 연화교와 같이 가운데가 좌우로 갈라진 2구형(二區形)의 다리로 되어 있다. 참으로 이 연화교와 칠보교의 돌기둥과 둥근 돌난간은 너무나 부드럽고 정교하여 장엄하기까지 하다. 이는 극락세계로 가는 안양문에 이르기 때문이다.

이런 장엄한 다리를 거쳐 다다른 안양문 바로 앞에는 위에서 말한 대로 석등 하나가 초라한 모습으로 서있다. 그러나 이 석등은 대웅전 앞의 화려한 석등과는 다르다. 그래서 이 석등을 통해서는 어느 누구도 극락전에 정좌하고 있는 아미타불(阿彌陀佛)을 보지 못한다. 오직 아미타불을 볼 수 있는 사람은, 다시 말하면 지극정성으로 극락전의 아미타불에 108배, 1080배, 3000배, 아니 그 이상을 통해 혼신을 다 바쳐 성불한 사람의 영혼만이 그 마지막 한 계단을 내려가게 된다. 이렇게 하면 그 모두의 49계단, 즉 49재를 거쳐 극락왕생(極樂往生)하여 벌레나 짐승으로 태어나지 아니하고 다시 '사람'으로 태어난다는 것이다.74)

이 두 가람의 신체적-정신적 건축공간을 우리가 임종을 앞둔 환자를

---

74) 합천 해인사의 8만대장경이 소장되어 있는 수다라장 건물은 조선조 성종 22년에 증축하면서 앞뒤 두 채에 각 30칸씩, 모두 60칸 건물임. 이 건물 좌우에는 각 2칸짜리 사간장경판각(寺刊藏經板閣)의 12개 기둥이 있어 이 모두 24개와 합치면 그 기둥 수가 108개가 됨. 그러니까 「가야산 해인사」라고 쓴 일주문에서부터 올라오는 계단 수도 모두 108개이니 자연공간의 의미공간성은 인간본래의 심성 그 이상인가 봄. 이처럼 경주 불국사의 대웅전에서 극락전으로 이르는 계단 역시 48개이고, 이의 한 계단을 더 채워(49재) 떠도는 망령으로 하여금 극락왕생하도록 하기 위해 최소한 108배(拜)를 해야 한다니, 이것 역시 공간의 의미성을 극대화한 것이라 할 수 있음. 특히 사람인 이상 백팔번뇌를 벗어날 수가 없어 기본적으로 3배 또는 108배, 1080배 그 이상을 해야 모든 번뇌에서 해방될 수 있다는 것임. 기도에도 5덕목이 있는데, 첫째 부처에 귀의하고, 둘째 공양과 보시를 해야 하며, 셋째 3배 또한 108배 등으로 예배하고, 넷째 참회하고 발원해야 하며, 그리고 다섯째 부처에 염송을 해야 한다는 것이 5가지 덕목임.

위한 호스피스 공간성의 모델로서 바람직하다고 판단한 것은 죽음에 임하는 모든 사람의 마음속에 공포와 불안이 사라져 가게 하여, 즉 안정감과 편안함, 그리고 위로함을 그들에게 한량없이 줄 수 있을 뿐만 아니라, 본연 그대로의 인간공간인 내당(안방)과도 아무런 무리 없이 내밀한 깊은 연관성을 이룰 것이기 때문이다.

제5장 호스피스 철학과 인간학적 시간

1. 시간 일반에 대한 해석

1) 철학적 시간해석

시간이란 사전적 의미로는 공간개념과 함께 물체나 사물의 존재변화를 설명하는 조건으로서 어떤 시각에서 어떤 시각까지의 사이를 말한다. 이러한 시간을 지각한다는 것은 어떤 경험에서 연속되는 시간의 양이나 변화의 속도 혹은 시간에 따라 발생하는 순서나 시작과 끝 등에 대한 직관적 인식을 말하며, 그리고 시간의 미라고 할 때는 시간의 연속선상에서 나타나는 아름다운 박자(rhythm)나 멜로디(Melody), 그리고 화성(Harmony)으로 이루어지는 음악[75] 혹은 가요 등에 있는 아름다움을 말한다.

그러나 철학에서 시간 자체는 분명 물체도 아니고, 그러한 물체의 운동도 아니며, 그 어떤 독자적인 존재도 아니다. 시간은 공간과 함께 일종의 형식 내지 양으로서 운동하는 현실을 포괄하는 지평이라 할 수 있다.

75) 일반적으로 음악의 3요소로서 박자와 멜로디, 그리고 화성을 든다. rhythm은 길고 짧은 음과 셈여림이 시간적으로 결합된 것을 말하고, Melody는 높고 낮은 음과 길고 짧음의 시간적 배합을 말함. 그리고 Harmony는 높이가 다른 두 개 이상의 음이 동시에 울리는 상태를 말함.

그러나 그러한 시간을 주관적인 것으로만 간주하지 않고, 생성과 소멸의 모든 현실을 넘어서 있는 형이상학적 개념으로 해석한다. 그러므로 시간을 생물과 무생물의 모든 현상에다 객관적 질서를 부여하는 근본적 원리라 할 수 있다.

그러나 칸트는 모든 인식이란 경험과 더불어 시작하나, 경험으로부터 나오는 것이라 하여 시간을 선천적 순수직관의 형식[76]이라고 하였다. 그는 시간의 관념성을 주관적으로 형상화하는 데 몰두하지 아니하고, 오히려 시간규정이야말로 객관적 인식의 기초가 된다는 선험적 혹은 초월론적 의미를 부여하는 데 몰두하였다. 그에게 시간이란 인간이 사고하거나 사유한다고 해서 생기는 개념이 아니라, 한갓 감성적인 직관으로서만 존재할 뿐이다. 그러니 그러한 직관은 판단이나 추리, 혹은 경험과는 무관하며, 다만 대상을 직접적으로 인식하는 내용에 관계할 뿐이다.

이뿐만 아니라 시간이란 어떠한 경험을 통해서 후천적으로 얻어지는 것도 아니다. 다만 그냥 본연 그대로 있는 것으로서 선천적이라는 것이다. 이러한 선천적이라고 하는 것은 인간의 경험으로부터 파생되어 나오는 것이 아니라, 경험 이전에, 즉 경험에 앞서 있는 것으로서, 다시 말하면 오히려 경험을 규정하는 인식의 근거가 되는 내적 원리이다. 요약하면 시간이란 개념이 아니고 직관이라는 것이며, 또한 후천적인 것이 아니고 선천적이라는 것이다.

이에 대하여 헤겔은 시간을 자기 밖에 존재하는 부정적 통일로서, 전적으로 추상적이고 관념적이라[77]고 한다. 이때 시간은 있으면서도 있지 않고, 있지 않으면서도 있는 존재로서 직관되는 생성이다. 다시 말하면

---

76) Kant: 『순수이성비판』. 최재희 역, 상게서. 81면.

77) Hegel: 『철학강요』. 서동익 역. 상게서. 226면.

시간은 전적으로 순간적이라는 것이다. 이러한 시간은 감성으로서 직관의 형식이지만, 비감성적이면서도 동시에 감성적이다.

이를 어렵게 헤겔식으로 표현하면 시간은 단순한 직관된 생성으로서 순수한 자기 안에 있는 존재이자, 그와 동시에 그대로 자기 밖으로 탈출하는 존재이다. 공간처럼 시간도 연속적이다.[78] 이 시간 속에서 만물이 생성하고 소멸한다고 한다. 그러나 시간 속에서 만물이 생성하고 소멸하는 것이라기보다는 시간 그 자체가 생성하고 소멸하며, 동시에 모든 것을 생산하면서 소멸하는 흐름이라는 것이다.

그러므로 실제로 존재하는 것은 물론 시간과는 다르다. 그러나 본질적으로는 시간과 동일하다. 유한한 것이란 덧없고 시간적이라고 하는 것도 그 자체가 부정이 아니라, 그러한 부정성을 자신의 보편적인 본질로서 자기 속에 가지고 있기 때문에 시간적이라는 것이다. 따라서 자연에나 인간에 속하여 있는 모든 것은 시간에 따를 수밖에 없어 유한하나, 이념이나 정신 혹은 진리는 인간에 속하는 것이어도 영원한 것이다.

그러나 영원이란 시간을 사상(捨象)하여 버린, 다시 말하면 시간을 넘어서 존재하는 어떤 것도 아니고, 혹은 시간이 지난 뒤에 오는 어떤 것도 아니다. 왜냐하면 그러할 경우 영원은 시간의 한 계기에 불과한 미래에 종속되기 때문이다. 과거, 현재, 미래의 시간차원 역시 외면성의 생성 그 자체이고, 이 생성이 유에서 무로, 그리고 무에서 유로 이행함으로 지금으로서의 현재가 생성하여 연속적으로 되어 다른 계기, 즉 과거 속으로 들어간다. 따라서 지금은 지금의 유가 무로 소멸하고, 무가 지금의 유로 생성한다.

---

78) Hegel: 『철학강요』. 서동익 역. 상게서. 226면: 이것은 시간이 추상적으로 자기와 관계하는 부정성이라 할 수 있음.

이들과는 달리 맑스는 공간과 함께 시간을 인간의 의식으로부터 독립하여 객관적으로 실재하는 것이라고 주장한다. 그는 시간과 공간이 선천적 순수직관의 형식이라든가 혹은 감성적이면서도 비감성적이라는 주장은 관념적이라 하여 반대한다. 그런가 하면 그는 인간의 존재여하를 막론하고 이 세계란 시간과 공간 속에 이미 존재하고 있다는 것이다. 이에 그는 시간과 공간을 절대적인 것과 상대적인 것의 통일이라고 하여, 한편으로는 절대적이라 하고, 다른 한편으로는 상대적이라고 한다. 즉 시간이 절대적으로 또한 객관적으로 실재하는 물질의 존재형식인 한에서는 절대적인가 하면, 시간이라는 속성이 물질의 상태에 의존하고 있는 한에서는 상대적이라는 것이다. 그러므로 시간은 공간과 물질, 그리고 그 운동의 관계에서 비로소 현실적으로 존재하게 된다. 단적으로 공간이 3차원으로 이루어진다면, 시간은 과거, 현재, 그리고 미래라는 평행선의 일차원이라고 할 수 있다.

이로써 맑스에게 시간은 물질의 한 근본적 존재형식으로서 언제나 물질과 결부되어 있다. 다시 말하면 물질로부터 독립하여 자립적으로 존재하는 시간은 없다는 말이다.

2) 생물학적 시간해석

철학적 시간해석이 시간에 대한 근본적인 본질성까지를 고찰함으로써 추상성에 빠져버리고 말았다면, 현실적인 시간이란 보다 구체적이어야 한다. 이때 시간은 흐름 자체만으로서의 시간이 아니라, 자연적 생명체나 인간의 생명과 함께하는 시간이어야 한다. 그렇다면 시간은 '경과'의 시간(chronos)과 '의미'의 시간(kairos)으로 나눌 수 있다. 이 때 경과의 시간은 객관적 '사건사'(Historie)로 표현되고, 의미의 시간은 주관적인 '인간사'(Geschichte)로 표현된다. 그러므로 한 생명체가 태어나고 성장해서 사멸하고 만다는 체계적 기록을 사건사로서의 '역사학'이라고 한다면, 인간 삶 속에 점철된 깊은 의미의 진폭을 반추하여 내는 자기반성의 역사를 인간사로서의 역사성 내지 '역사철학'이라고 할 수 있다.

생명은 시간에 관계하고, 윤리는 역사에 관계한다면, 후자의 역사와 관계해서 생명은 윤리문제와도 연관이 되고, 생명 자체의 존엄성문제와도 연관되며, 더 나아가 생명에 대한 철학적 존재론의 문제와도 연관된다. 먼저 살아 있는 생명체의 본질은 자기 성장과 자기 보존을 주목적으로 하므로 그 두 측면이 생명체의 두 원리가 된다. 그러나 생명의 본질이란 유전자 자체이고, 그 유전자는 DNA의 내부구조에 존재하는 순수 디지털 정보의 긴 사슬이라 한다. 즉 생명 자체란 아미노산의 염기서열로서 4개의 기호를 사용하는 4원 부호의 암호체계에 지나지 않는다고도 한다. 그러나 이와는 달리 인간의 생명과 생명의 의미 그리고 인간의 역사성과 그 초월적 세계를 우리가 짚어내야 한다면, 생명공학의 인간복제나 유전자조작문제 등[79]은 일단 여기서 제쳐두고 생명의 윤리성문제나 그 존엄성문제를 먼저 다루어야 할 것이다.

이를 위해서는 생명의 긴 역사를 인간존재의 역사성에 대한 자기반성으로 되짚어야 한다. 왜냐하면 그러한 자기반성은 보다 근원적이고 본래적인 인간의식으로서 자기 자신에 관계하기 때문이다. 이러한 역사성에 대한 자기반성은 우리 모두에게 관계하는 실존적 상호소통의 역사의식이므로 무엇으로도 대신할 수 없는 자신의 인격에 해당한다. 그러하기

79) 임종식. 구인회: 『삶과 죽음의 철학』. 서울: 아카넷, 2003. 41면-90면: 「유전자조작기술」.

때문에 그러한 역사성은 인간 실존 이외의 어떠한 객관적 존재와도 무관하게 된다. 그러므로 우리는 생물학적 시간을 철학적 역사성의 내용으로 담아내려고 한다. 왜냐하면 호스피스의 시간성 개념은 단순한 생물학적 시간개념을 넘어서 있기 때문이다.

3) 인간학적 시간해석

일반적으로 우리는 연월일시 등으로 측정할 수 있는 시간을 객관적 시간이라 하고, 인간의 삶 속에서 경험되는 시간을 주관적 시간이라 한다. 인간은 시간에 예속되어 있으므로 시간의 객관적 흐름 속에서만이 자기 자신의 삶과 죽음을 인식한다. 그러나 인간 자신만이 그러한 객관적 흐름의 시간을 처음으로 되돌려 놓을 수 있다. 먼저 인간은 시간으로서의 죽음을 피할 수 없는 존재이다. 그 내용으로서의 제1명제가 인간이란 유한성의 존재라는 사실이다. 모든 생명체는 생명을 가지고 있으므로 신진대사를 통하여 성장하고 번식하며, 자신의 생명현상을 이어가다가 죽음을 맞이한다.

이러한 생명현상을 연구하는 생명과학도 생명이란 구조와 정보라는 사실이 밝혀졌다고 하더라도 생명 자체와 그 연관성의 구조관계가 무엇인지는 아직 밝혀내지 못하고 있다. 설령 밝혀내었다 하더라도 그 생명이라는 사실 자체에 대한 분석만으로는 아직 역부족일 뿐이다. 그러므로 때로는 창조론의 주장도 진화론의 주장도 공히 그때마다 자기 생색을 내기에 바빴다. 이는 결과적으로 철학적, 종교적 혹은 문화적 해석결과로 이어지게 된다. 인간은 그 유전자에 의해 다음 세대로 그 속성이 그대로 이어진다고는 하나, 한 인간으로서의 생명체는 그 한 세대에서 끝나고 만다. 이로써 한 인간의 자기 독자적인 삶의 한계가 숙명적으로 나타나기 마련이고, 이 때문에 인간의 유한성이란 바로 거기에 기인하게 된다.

사실 인간은 한 생명체로서 이 세상에 태어나 자신의 삶을 살다가 간다고 하더라도, 과거를 가지는 존재일 뿐만 아니라 미래로 향하는 존재이기도 한다. 미래로 향하는 인간은 과거에 대한 반성을 통하여 비로소 그 자신의 역사성을 가지게 되고, 그러한 역사성을 가지고 인간 자신들의 미래를 열어간다. 그러므로 인간은 현재의 순간 속에서 이미 언제나 현재의 순간을 초월하여 미래를 바라보면서 살아간다. 그러나 미래는 아직 오지도 않았고 결정되지도 않아 설레기도 하고 두렵기도 하다. 이러한 미래의 시간이란 인간 스스로가 자신의 의지로, 혹은 자신의 행동으로 이루어야 할 과제로서 일종의 실존적 희망[80]으로도 표현된다.

그러나 궁극적으로 인간존재란 그 자체의 한계로서, 즉 선도 악도 아닌 한 생명체의 유한성으로서 죽음에 임하게 되나, 이것은 어린 아이가 한낮의 모든 근심 걱정을 다 털어 버린 채 세상 몰래 잠들어 엄마의 위로를 받는 것처럼, 임종환자도 이 세상의 모든 풍파를 잠재운 채 하늘의 위로를 받으면서 그 자신이 고요히 잠드는 것과 같다. 여기에 호스피스의 시간성이 하늘의 손으로서 그 역할을 담당하여 가야 할 이유가 있다 할 것이다.

2. 시간성의 인간학적 근본요소

시간성에 대한 인간학적 의미[81]란 가장 일반적으로는 인간의 유한성

80) O. F. Bollnow: *Das Verhältnis zur Zeit*. Heidelberg 1972.

81) O. F. Bollnow: A.a.a.O., S.97ff: 「Die Offenheit der Zukunft」.

일 것이고, 가장 현실적으로는 그러한 유한성에 근거하는 인간의 죽음일 것이다. 시간의 지평 속에서 인간은 필연적으로 언젠가는 죽음을 맞이하게 된다. 그러한 죽음의 그늘이 질병의 이름으로 사람을 병들게 하고, 병상에 눕도록 하여 마침내 서서히 그로 하여금 생명의 한계에서 임종에 이르게 한다.

그러한 임종환자가 스스로 깨어있지 아니하면 그는 이미 그 질병의 마력에 속박되어 자기 스스로를 추슬러내지 못하게 된다. 결국 그는 살아 있어도 살아 있지 못하는 자기 없는 질병의 질곡 속으로 떨어지고 만다. 그러므로 설령 임종환자라고 하더라도 그 자신의 의식이 있는 한, 그 자신이 자기를 스스로 다스리도록 하기 위해 내밀한 기도나 우리 전통의 참선과 같은 어떤 수행방식이라도 할 수 있도록 돌보아줌 역시 호스피스에서 해야 할 중요한 일이다.

이러한 시간성으로부터 오는 인간학적 몇 가지의 요소들을 든다면, 참고 견디면서 스스로 침착성을 지켜 지난 일과 앞으로의 일에 감사하고, 그 감사함을 통해 스스로의 위로를 찾아 나서는 용기를 되가질 수 있도록 하는 마음의 자세들일 것이다. 예를 든다면 인내함과 침착함, 감사함과 위로함, 더 나아가 가장 본래적이고 인간적인 용기 등이다. 사실 "새벽이 오기 전이 가장 어둡다. 그러나 아침이 오지 않는 날은 없다. 조금만 더 참고 인내하면서 기다리면, 인생은 반드시 좋아질 것이다. 그러기 위해서는 인내가 필요하다"[82]고 이이지마 나츠키는 자신의 죽음을 앞두고 애절하게 말한다.

이러한 몇 가지의 내용들은 환자들에게만 주어지는 것도 아니고, 그렇

82) 이이지마 나츠키: 『오늘도 살아 있습니다』. 김활란 옮김. 서울: 이너북, 2005. 185면.

다고 호스피스 참여자들에게만 해당되는 것도 아니다. 이는 모두가 참여할 때 비로소 늘 새롭게 한 상황에서만 특수하게 이루어질 수 있는 실존석 시간성의 내용들이다.

1) 인내는 유한성의 존재가 시간성과 하나 되어 살아가는 능력을 말한다. 이는 무관심과도 다르고 무심함과도 다르다. 오히려 사태 자체로서 환자 자신이나 참여자 자신들이 그 고유한 자연성에 따라서 진행되는 시간의 흐름과 조화를 이루면서 살아가는 연착륙의 안내자로서 '헤르메스'(Hermes: 神의 사자로서 로마의 Mercury 신임)라고 할 수 있다. 그러므로 인내하는 사람은 자신들과 관계하는 모든 일에나 사안들에 대해서도 성급하게 서두르지 않고 적절한 시간을 허용해야 한다. 또한 자기 자신들의 고유한 행동과 마음가짐을 하면서도 자신에게나 다른 사람에게 인색하지도 않고, 그렇다고 낭비하지도 않는 적절한 시간을 허용해야 한다.

2) 침착성은 자기 자신에게나 다른 사람들에게 꼭 필요한 시간을 용납하는 사람의 능력이다. 이러한 능력의 침착성이란 환자나 간호사 자신들의 고집이나 아집을 버리고 올바른 방식으로 시간에 관계하는 인간 본래의 덕목이다. 침착성은 "시간이 그 자체로 있도록 허용하는 것"이고, 모든 하나하나의 개별적인 사안에 "적절한 겨를을 허용하도록" 시간이 "머물도록 놓아두는 것"83)을 의미한다.

3) 감사함은 일반적으로 사회적 공동생활의 한 덕목이다. 그러나 감사

---

83) Th. Ballauff: *Systematische Paedagogik*, Heidelberg, 1926, S.150, S.160, S.156.

함이란 선행을 베푼 사람에 감사하는 내적 정감의 표현이다. 이러한 내적 정감으로서의 감사함은 먼저 모든 사람이 말로 표현하고 실제로 감사를 드러내는 뿌리를 이루는 것이다. 특히 감사함을 우리는 인간의 유한한 삶과 그러한 삶에 봉사함 그리고 그러한 환경 전체에 대한 관계로서 수용한다. 이때의 감사함은 단순한 사회적 공동생활의 한 덕목과는 달리 인간실존의 내면적 질에서 솟구쳐 오르는 표현이다. 그러므로 감사함은 사람에 대한 실존적 신뢰나 신의와도 깊은 연관성을 가지나, 궁극적으로는 인간세계를 넘어서 있는 하나님의 나라에 대한 유한한 인간존재의 내면적 표현이다.

4) 위로와 용기

인내성과 침착성 혹은 감사함 등은 유한성의 존재 모두에게 미래에 대한 용기를 가능토록 하는 시간성의 계기들이다. 이러한 시간성의 계기들은 인간으로 하여금 그 자신의 내적인 심신 상태를 하늘의 위로로서 고요히 잠들게 하고, 그러한 위로에서 사람은 자신도 모르는 하늘로의 용기를 가지게 된다. 일상적으로 위로는 자기 자신에게로 향하고, 용기는 자기 밖으로 향하는 것이라고 할 것이다. 그러나 진정한 의미의 위로는 그 역방향인 자기 밖으로 향하고, 용기는 자기 안으로 향한다. 그래서 위로는 먼저 내적 능력으로서 자기 안에 자리 잡고 있어야 했고, 용기는 먼저 외적 능력으로서 자기 밖에 자리 잡고 있어야 했다. 이때 마치 어린 아이가 한낮의 근심 걱정을 다 버린 채 고요히 잠들어 위로 받는다고 한 것처럼 임종환자에게 있어서도 그런 위로를 받는 것이 진정한 자신의 용기라 할 수 있다.

3. 인간의 생명과 생명의 시간성

1) 생명의 본질

생명은 소박한 의미로도 그리고 복잡한 의미로도 해석될 수 있다. 소박한 의미로는 살아 있는 목숨이라 할 수 있다. 여기서는 모든 생명체 일반의 살아 있는 목숨을 지칭하지 아니하고, 생물학적 인간의 목숨에 한정하여 지칭한다. 그리고 복잡한 의미로는 원초적이고 직접적인 생물학적 생명은 물론이고, 사회적 생명, 문화적 생명, 심지어는 종교적 생명까지를 확대하여 지칭한다. 그럼에도 불구하고 결국에는 생명의 소박한 의미든, 복잡한 의미든 생명 자체의 한 연관성에서 해석된다는 사실이다.

생명에 대한 본질개념을 생물학에서는 모든 생명체란 살아 있는 총체적 조직체로서 시간과 공간을 매개하는 연관성을 통해 존재하며, 그 각각의 생명체의 지체는 독자적인 개체로서 존재하면서도 상호연관성 속에서 활동하는 미세한 세포단위라고 할 수 있다. 이와 함께 생물화학에서는 생명을 물질과 에너지대사를 통하여 복제 가능한 능력을 가진 조직체라고 정의한다. 물론 오늘날의 생명공학에서는 생명 자체를 어떤 물리적인 것으로 해석하지 아니하고, 구조나 정보로서만 해석하고 있다. 그렇다고 하더라도 여기에서 중요한 것은 생명 그 자체보다는 생명을 가진 생명체에 대한 총체적 인식이다. 생명체란 생명이 생존하기 위해 내적인 대사능력과 함께 외부로부터 공급되는 영양은 물론이고, 물이나 햇빛, 공기 등을 수용하여 자생하는 능력을 필요로 한다. 이때 생명은 열린 공간 속에서 여과를 통해 스스로를 지탱하여 나간다.

그럼에도 이러한 생명을 어떤 공간과 시간의 차원에서 보느냐에 따라 그 생명의 내용이 달라진다.[84)] 공간적 차원에서 현대과학은 생명을 극소화하여 생명세포는 물론이고 양성자와 중성자의 기본단위입자인 '쿼크'(quark)라는 것을 알게 되었고, 극대화하여서는 현재 이 순간에도 팽창하고 있는 직경이 약 150억 광년이 된다는 우주를 밝히게 되었다. 한편 시간적 차원에서는 초 이하의 시간측정은 말할 것도 없고, 현실적으로 나노기술 등을 개발하였는가 하면, 다른 한편으로는 우주의 나이가 200~500억년 이상이고, 지구의 나이도 45억년 이상이라는 사실을 밝히고 있다. 이처럼 공간과 시간에 대한 과학적 탐구가 달라지고 확장됨으로써 생명에 대한 이해도 달라지게 된다.

이러한 관점에서 우주가 하나의 살아 있는 커다란 유기체라면, 이 지구 자체도 하나의 살아 있는 유기체일 것이며, 따라서 우주는 말할 것도 없고, 이 지구 속의 모든 것, 그것이 살아 있건 혹은 죽어 있건 관계없이 그 모든 것은 살아 생동하는 생명체가 된다. 아니 지구 자체가 하나의 생명체라 해도 무리는 아니다.

한 공간과 일정한 시간 내에서는 죽어 있다 혹은 살아 있다고 할 수 있어도 그러한 공간과 시간을 무한히 확대하여 보면 살아 있는 것 혹은 죽어 있는 것이란 하나의 변용 과정일 뿐, 소멸하여 없어지는 것은 아니다. 지금의 생명공학이 이를 입증하여 주고 있다. 인간 유전자지도와 그에 따른 생명복제, 이종배합, 유전자변형 등을 들 수 있다. 그러므로 엄밀한 의미에서 생물학적 죽음이란 사라져 없어지는 소멸이라고 단정하기보다는 변용의 한 과정으로 보는 것이 더욱 바람직하다.

심지어 현대의학에서 인간의 뇌 활동여하를 생명의 기준으로 삼아 뇌사한 사람의 장기이식 등을 결정하고 있다 하더라도, 아니 실증법의

84) J. Harris: The Value of Life. An Introduction to Medical Ethics. London 1985.

의미로는 심장사이건 뇌사이건 그 자체로는 죽음임이 틀림없다. 그러나 넓은 의미로는 무한성의 시간 공간개념에서 그리고 좁은 의미에서는 위의 생명공학에서 인간의 죽음은 더 이상 죽음이 아니다. 이의 역으로 그러한 죽음을 영원으로 이어가는 한 삶이라 해도 전혀 무리가 아니다.

그러나 현실적으로 우리에게 죽음이란 한 인간의 생명이 태어나서 일정한 기간을 살다가 사망하는 것을 말한다. 그러므로 여기서는 생명을 극소화시켜서도, 극대화시켜서도 생명의 본질을 밝힐 수가 없기 때문에, 현실로서의 생명을 받아들이기 위해 우리는 생명 그 자체보다는 생명의 현상을 살펴보려고 한다. 왜냐하면 이러한 고찰이 생명과 호스피스의 관계를 밝히는 데 최선이라고 판단되기 때문이다.

2) 생명의 현상과 인간존재의 한계

모든 생명체는 생명을 가지고 있으므로 물질대사를 하여 성장하고 번식하며, 생명의 현상을 이어가다가 죽음을 맞이한다. 이러한 생명현상을 연구하는 생명과학도 생명 그 자체가 무엇인지는 밝히지 못하고 있다. 왜냐하면 생명 자체란 그 일회성으로 인해 연구대상이 될 수 없기 때문이다. 그러므로 생명에 대한 창조론의 주장도, 진화론의 주장도 가능하여 결과적으로 철학적 혹은 종교적, 심지어는 형이상학적 해석결과에 따르기도 하였다. 그러나 다윈(Darwin) 이래 생물학이 발전하여 인간이란 궁극적으로 진화의 산물이고, 생명은 오랜 진화의 역사를 거쳐 형성되었다고 하기에 이르렀다. 이러한 진화론의 주장은 자연선택, 진화와 종의 병합 내지 멸종, 더 나아가 돌연변이와 적응이라는 이론체계를 낳게 되었다.

이에 근거하여 1953년 크릭과 왓슨이 DNA의 이중나선구조를 밝힘으로써 생명에 대한 새로운 인식을 마련하였다. 이로써 생명의 본질은 유전자 자체라 하게 되었고, 그 유전자는 순수한 디지털 정보의 긴 사슬이라고 하게 되었다. 그러한 생명의 유전자에 의해 다음 세대로 그 속성이 이어진다고는 하나, 한 인간으로서의 생명체는 그 한 세대에서 끝나게 된다. 여기에 한 개별자로서의 인간은 자기 한 세대로서의 한계를 가지게 되므로, 여기서 우리는 생명공학 자체의 학문적 성과나 업적보다는 생명현상에서 일어나는 일련의 과정, 다시 말하면 죽음에 이르는 생명현상에 대해서 주 관심을 가진다.

3) 생명의 유한성과 인간의 질병

모든 생명체는 그 생명 때문에 성장하여 가나, 그러한 성장과 함께 결국에는 한 개체의 완성으로서 병들거나 노쇠하여 죽음을 맞는다. 일반적으로 동물은 인간과는 달리 병이 거의 없는 데 비해 인간은 많은 병을 앓고 있다. 인간 이외에 모든 동물 일반은 그 성장기간의 5배 정도가 그 동물들의 전체 수명이라 하기 때문에, 그러한 논리로 보면 인간의 수명 역시 그 성장기간을 25년으로 볼 때, 인간의 수명이 5x25=125년 정도이다. 그러나 많은 인위적인 질병으로 인하여 7,80세 정도로, 아니 국가에 따라서는 그보다 약간은 상위하고 있다고 하더라도 결국에는 사망하고 만다.

이는 반자연적인 인간생활에 기인한다. 즉 극도의 두뇌사용과 직립보행으로 척추 내지 등뼈의 부담 그리고 신경과 혈관을 압박하여 미열을 지속적으로 발산하여 내므로 심장, 신장, 혈관장애를 일으켜 일종의 질병이 되고 결국 죽음에 이른다고 한다. 이로써 반자연적인 인간 생활에서 사람이 해방하는 길만이 건강비결의 근본이 될 수 있을 것이라 본다. 사실 인간이 문화생활을 하기 이전에는 인간에게 질병이 적었다고 한다. 이러한 질병에 대한 치료는 좀 더 엄밀한 의미에서 '돌봄'(care)이라 하기보다는 '치유' 내지 '치료'(cure)라고 함이[85] 더욱 적절하다.

그러므로 치유(治癒) 내지 치료란 의학적으로 어떤 환자의 질병이 불치병으로 진단이 내려지면, 그 환자의 의사와는 관계없이 그 생명을 포기하거나 단념될 수 있는 행위를 말한다. 이에 반하여 돌봄이란 오히려 그러한 진단의 결과와는 관계없이, 그 환자의 생명이 지속되는 한, 끝까지 간호하여 줌을 전제로 한다. 극단적으로 의학적 '치유'의 한계에서 비로소 진정한 '돌봄'이 시작되며, 이에 한 걸음 더 나아가 그 환자의 죽음 내지 죽음 이후의 문제와, 심지어 그 유가족들에게까지 돌봄의 마음을 이어간다고 할 때, 비로소 호스피스의 활동이 시작하게 된다. 그러므로 치유나 치료에서는 '과학기술'이 앞서나, 돌봄에는 '사람마음'이 앞서므로, 전자에서는 임종간호라는 것이 불가능하나, 후자에서는 임종간호가 가능할 뿐만 아니라 필수불가결하다.

그러나 본질적으로 인간이야말로 질병으로 인해 결국 죽음에 이르고 마는 존재라면, 시간과 연관된 인간의 유한성이란 일종의 철학적 한계상황이기도 한다. 대통령 주치의였던 전 연세대 허갑범 교수에 따르면 "의사는 질병만 치료하는 소의(小醫)보다는 사람을 치료하는 주의(中醫)의 길을, 나아가 국가를 위해 큰일을 하는 대의(大醫)의 길을 걸어야 한다"고 한 것도 우연은 아니다. 이미 옛말에도 명의로는 심의(心醫)가 제일이고, 그 다음이 식의(食醫)이며 그리고 세 번째가 약의(藥醫)라고 하였다. 그러

85) 본서의 6장 유한성의 인간존재해석 중 그리스의 쿠라신화를 참조하기 바람.

나 현세에는 약의만이 판을 치고 있다는 것이다.

이를 호스피스 활동이라는 차원에서 보면 마음의 돌봄이 약으로 다스리는 것은 말할 필요도 없고, 음식으로 다스리는 것보다도 훨씬 낫다는 것으로 임종환자의 심리적, 영적 안정을 목표로 한다고 할 수 있다. 그렇다면 심의란 무엇이고, 이는 실존 내지 실존적 소통과는 무슨 관계를 가질 수 있는가!

4) 죽음에 이르는 생명존재로서의 인간

인간은 예외 없이 질병으로 인해 동통을 가지면서 죽음에 이른다. 그러므로 인간을 유한존재라고도 하고, 죽음의 존재라고도 한다. 인간은 어떠한 경우에도 자신의 죽음을 피해갈 수 없으므로 인간을 죽음에 이르는 존재라 하여 왔음도 우연이 아니다. 그러나 이의 역설적 의미로 키에르케고르는 『죽음에 이르는 병』[86]에서 이 병은 꼭 죽을병이므로 그래서 죽지 않는 병이라 하여, 그 자신이 "이 병은 죽을병이 아니다"[87]라고 잘라 말한다. 그러나 진짜 죽을병은 절망이고, 그 스스로 자포자기하는 것이 죽을병이다. 오히려 철저하게 절망하여 하나님 안에서 자기 자신의 실존을 자기 심연으로부터 자각할 때 그 절망은 이미 절망이 아닌 그 이상의 본연이 된다.

심지어 그는 절망하여 자기 자신을 상실하여 버리고 마는 절망을 '여성적 절망'이라 하여 경멸하고, 오히려 절망하여 자기 자신을 되찾는 절망을 '남성적 절망'이라 하여 드높이고 있다. "나야말로 어떠한 인간의

86) S. Kierkegaard, *Die Krankheit zum Tode. Eine christlich-psychologische Entwicklung zur Erbauung und Erweckung*. 1966.

87) 신약성서; 요한복음, 11장 4절.

자기됨을 의심하지 않는다. 내가 두려워하였던 유일무이한 것은 나 자신이다"라고 하기까지에 이른다.

이때 가장 적나라한 나 자신이란 인간이성에 의한 추상적인 자아 등을 의미하지 아니하고, 생사의 기로에서 죽음을 바로 직시하는 가장 구체적이고 주체적이며, 그리고 깨어 있는 각성적 자기로서의 실존을 의미한다. 이러한 실존이란 본래적인 자기 자신의 정점이고 한계점으로서 객관적 시간이나 물리적 시간과는 무관하다. 오히려 시간 속에서만이, 아니 순간 속에서만이 영원성이 자기 본래 모습을 그대로 드러나게 하는 것이 실존이고, 그러한 실존으로 각성되는 것이 바로 나 자신인 것이다.

이러한 실존적 나 자신은 사유함을 통해 얻어질 수 있는 것도 아니고, 인식함을 통해 얻어질 수 있는 것도 아니므로 비합리적인 것이고 모순적인 것이며, 심지어는 역설적이기도 하다. 그러하기 때문에 실존적 진리조차도 주어와 술어의 일치가 아니라, 그때그때마다 매번 새로 실현되어야 하는 것, 그것은 일종의 고백이라도 좋고, 결단이라도 좋은가 하면, 아니 일종의 모험이라도 좋다는 것이다. 왜냐하면 주체성이 곧 진리이고, 그러한 주체성이 바로 지금의 현실이기 때문이다.

진리란 이미 완성되어 존재하는 것이 아니라, 나 자신이 진리를 주체적으로 실존케 할 때, 비로소 진리는 생성되는 것이다.[88] 그렇다면 진리는 어떤 사물에 있는 것이 아니고, 바로 인간 실존에 있는 것이며, 더 나아가 그러한 인간 실존 자신이 곧 진리이지, 객관적으로 인식되는 진리는 진리가 아니라는 말이다.

그러나 하이데거는 이러한 연관성 가운데 인간 현존재의 분석을 진리

88) F.C. Fischer: *Existenz und Innerlichkeit. Eine Einführung in die Gedankenwelt S. Kierkegaard*. München 1969. S.17.

를 찾아내는 해석학으로 간주하여 세계내 존재와 공동존재라고 하는 존재의 양식과 어떤 기분을 가지고 있는 심정성, 그러면서도 스스로를 이해하면서 말을 함으로써 존재의 개시가 드러난다고 말한다. 그런가 하면 그러한 현존재를 존재의 근거로 해석하면서 공포와 불안을 거론하고, 양심을 존재론으로 짚으며, 그리고 궁극적으로 인간 현존재를 "죽음에 이르는 존재"[89]로 규정한다.

그러나 이때 인간은 자기 자신의 실존론적 죽음을 직시하는 존재로서 남게 된다. 이러한 존재근거는 죽음을 통해서 가장 적나라하게 탈은폐되어 나타난다. 죽음이란 현존재의 모든 가능성 중에서 가장 본래적인 가능성이므로 죽음은 누가 대신할 수가 없다. 다시 말하면 죽음은 각자 그 자신에 의해서 이루어지게 된다는 말이다.

이처럼 하이데거가 궁극적으로 인간 현존재를 "죽음에 이르는 존재"라고 했을 때 죽음을 우리들 모두에게 언젠가는 한번 닥쳐오게 될 하나의 객관적 사건으로서 이해해서는 안 된다. 그 뿐만 아니라 그러한 죽음을 우리들 자신은 물론이고 모든 사람들이 생각하는 그러한 고통으로 수용해서도 안 된다. 오직 그가 말하는 죽음이란 삶 가운데 있는 죽음을 말하나, 현존재가 존재하는 한, 그러한 현존재가 수용하는 하나의 철학적 양식으로서의 죽음이지, 생물학적 죽음은 아니다. 즉 그러한 죽음은 현존재의 죽음으로서 일종의 존재론적-실존론적 죽음이지, 인간의 생존에서 가능한 죽음 내지 인간의 육체적 사망에 해당하는 의학적-해부학적 죽음이 아니라는 말이다.

이러한 하이데거가 죽음에 이르는 인간의 생명존재를 철학적 존재론

89) M. Heidegger: 『존재와 시간』. 이기상 옮김. 서울: 까치글방, 1999. 317면.

으로 극단화함으로써 그는 결국 현실적 생명을 떠난 인간현존재의 죽음만을 해석하는 데 목적을 두게 되었다. 그러나 그의 '기초존재론'이라는 철학적 내용구성이 처음부터 '인간학'과 '존재론'에서 이루어졌음을 감안한다면, 이 양자 중의 인간학적 내용이 생물학적 요소를 구성하고, 형이상학적 내용이 존재론적 요소를 구성하고 있다 할 것이다.

이러한 인간생명에 대한 존재론적-실존론적 해석은 호스피스 활동을 한편으로는 형이상학적 존재론에서 찾음으로써 그 철학적 근거를 마련할 수 있고, 다른 한편으로는 현실적으로 생물학적 인간에 대한 객관적 해석을 수행함으로써 호스피스 활동의 직접적 내용을 짚어 낼 수 있도록 한다. 그 객관성으로서 우리는 인간 죽음에 대한 미야지마의 표현예술을 잠시 보도록 한다.

5) 시간의 흐름과 소진되는 삶으로서의 죽음
– 작가 미야지마의 'Count of Life'의 경우[90] –

시간은 그 흐름으로 인해 인식하기가 쉽지 않다. 그러한 시간의 흐름 속에서 인간의 삶은 소진되고, 그 마지막에는 죽음이 기다리고 있다. 그런데 사실 시간이란 사람에 따라 다르게 수용된다. 어떤 사람에게는 빠르게 느껴지고, 어떤 사람에게는 느리게 느껴진다. 극단적으로 죽음이란 끝이 아니고, 다시 시작하는 삶의 순간이라고 해도 어떤 사람에게는 큰 무리 없이 받아들여질 수도 있다. 그러나 그러한 주관적 시간해석이 아니라, 우리가 일상적으로 시간을 1. 2. 3. ··· 7. 8. 9라는 숫자로 객관화함으로써 사물이나 인간을 구체적으로 이해할 수 있다면, 인간 삶에 대한 절규

90) Tatsuo Miyajima: *Count of Life*. 서울: 아트선재센터, 2002. 9. 7.-11. 10.

의 카운트다운은 9. 8. 7 … 3. 2. 1이되, 0은 존재하지 않는다. 미야지마에 있어서 0은 아무것도 없는 무(無)가 아니고 공(空)이라는 것이다.

이러한 공은 공허하거나 헛것을 말하나, 존재 역시 실체로서가 아니라 연기(緣起)에 따라 생기하며, 더 나아가 그러한 공 가운데서 유(有)가 생성하기도 하고, 그 유가 무로도 된다. 공은 유와 무를 담기도 하고, 비우기도 하는 그릇이다. 다시 말하면 0은 무, 공허, 부재, 실체를 갖지 않는 모든 것이며, 그리고 끝없는 시간의 흐름 속에서 죽음 이후 재탄생을 기다리는 순간이기도 하다.

그의 작품 'Mega Death'. LED(전자발광계기판)는 숫자 2,320개가 제각각의 속도로 깜박이며 카운트다운 하는 중이다. 특정 지점에 서면 불이 꺼지고 절대 어두움, 곧 죽음이 나타난다. 비극성을 연출하기 위해 푸른색 조명으로 밝히는가 하면, 2분20초 후 숫자가 재생하고, 이어 새 생명이 다시 탄생한다. 이에 대한 그의 집념은 인간은 물론이고 만물도 언제나 변화하고, 언제나 연기되어 있으며 그리고 영원히 지속된다는 데 있다. 이러한 기본정신과 연관된 매체가 그는 바로 LED(Light Emitting Diode)라는 것이다.

4. 임종환자의 실존적 시간성구조

1) 시간에 대한 인간존재의 의식

모든 사람이 일상적으로 가지고 있는 시간적 구조는 과거와 현재, 그리고 미래라고 할 수 있다. 미래는 희망과 근심걱정 속에서 계획하고 구상하는 가운데 앞으로 언젠가 한번 다가올 시간이고, 현재는 지금 이 순간의 시간이되, 우리 자신이 어떤 태도를 결단하고 행동해야 할 한 방향의 시간적 계기들이다. 그러나 현재 그 자체는 어떠한 폭도 가지지 않는 한 순간의 과도점이 아니라, 바로 그 현재라는 순간에 모든 것을 통합하는 시간성 자체이다. 그러므로 이러한 현재와 분리할 수 없는 한 결정적인 요인으로서 미래는 생성하는 순간이 된다.

그러나 과거는 지나간 어떤 시점에 있었던 것이나, 현재의 이 순간에도 인간과 무관한 어떤 무엇이 아니고, 과거의 그 시점에서부터 현재에까지 영향을 미치고 있는 힘의 장이다. 이러한 과거는 무거운 짐으로서 현재를 억누르고, 여러 가지 종류의 부담으로서 현재를 절박하게 압박하고 있다. 이러한 미래, 과거 그리고 현재는 동일한 시간적 연속성의 부분들이 아니라, 인간존재의 시간적 태도가 향해 나가는 3가지 방향이다.

그렇다면 시간 자체란 무엇인가?[91] 현실적으로 시간은 과거도 아니고 미래도 아니다. 왜냐하면 과거는 이미 존재하지 않기 때문이고, 미래 역시 아직 존재하지 않기 때문이다. 그렇다면 시간이란 과거과 미래 사이에 있는 비연장적 순간이라 할 수도 있다. 만일 우리가 시간을 연장하면 시간은 곧 바로 과거로 되어 버리거나, 혹은 아직 그냥 미래로 있을 것이다. 이러한 시간이야말로 일종의 역설이라 할 수 있다. 역설이란 자연존재에는 통하지 않으나, 인간존재에게는 그대로 통하는 역행의 논리로서 가능하다.

그러므로 시간이란 자연의 범주가 아니라, 인간의 범주이고, 실존의 범주이다. 그럼에도 실존적 범주로서의 현존재는 어떤 철학적인 범주도 아니고 논리적인 실체도 아니다. 특히 하이데거에 있어서 현존재는 무로

---

91) M. Gelven: 『존재와 시간 입문서』. 김성룡 옮김. 서울: 시간과 공간사, 1991. 231면 이하.

부터 피투되어 있기 때문에 과거도 아니고, 또한 현존재는 무 속으로 들어가 있기 때문에 미래도 아니다. 그렇다고 그러한 현존재가 행동하는 존재이기 때문에 현재인가 하면 그렇지도 않다. 그러므로 현존재는 실존론적 시간성의 지평에 따라 무에서 나와서 무 속으로 들어가는 하나의 비약적 존재일 뿐이다.

이러한 현존재가 '존재'에 관계하느냐 혹은 '인간'에 관계하느냐에 따라 그 결과는 양극화된다. 물론 하이데거는 이 양자를 통합하여 다 가지되, 존재에다 그 우위를 둠으로, 특히 후기 사상으로 넘어가면서 철저하게 존재론에다 우위를 둠으로써 실존철학과 완전히 결별하게 된다. 그럼에도 불구하고 그의 「기초존재론」에는 인간에 대한 색깔을 그대로 띠게 된다. 우리는 그의 기초존재론을 호스피스 활동의 철학적 토대로 삼으나, '존재'보다는 '인간'에다 우위를 두어 호스피스활동의 생명현상을 드러내어 보이고자 한다.

2) 본래적 시간성과 실존적 인간존재

하이데거는 여기서 (인간)존재가 시간의 지평에서 어떻게 그 본래성을 드러내는가를 보여주기 위하여 두 가지의 시간화 양식을 제시한다. 그 하나가 본래성의 시간화이고, 그 다른 하나가 비본래성의 시간화이다.

먼저 본래성의 시간화는 실존범주로 측정할 수 있는 존재의 세 영역에서 이루어진다. 그 첫째의 시간화는 (인간)존재야말로 언제나 이미 자기에 앞서 '미래'로 존재하는 데서 이루어진다. 왜냐하면 시간화한다는 것은 본래적인 자기로서 개방되어 있고, 기투되어 있는 의도나 계획에 이미 내재하고 있기 때문이다. 둘째의 시간화는 그러나 그 시간화라는 것이 이미 존재하여 있음, 다시 말하면 철학적 전문개념으로서 '기재성'(旣在性: Gewesenheit)이 가지고 있는 짐과 죄책을 자기 스스로 짊어지고 있는 한, 이미 '과거'에 내재하는 존재에서 이루어진다. 그리고 마지막 그 셋째의 시간화는 인간존재라는 것이 사람 전체를 지칭하듯이 전체적 현존재를 다 수용하는 현존재의 순간 속에 존재하는 데서 이루어진다. 이러한 실존적 순간 속에서 마침내 시간은 멈추게 됨으로써 시간과 영원이 하나로 될 수가 있다.

이러한 본래성의 시간화를 우리가 칸트나 헤겔 혹은 맑스와도 다른 철학적 시간이해라고 할 수 있다면, 이것은 한편으로는 (인간)존재의 근원을 시간이라는 지평에서 새로운 「기초존재론적」으로 밝히려 하였고, 다른 한편으로는 우리가 일상생활 속에서 인간이나 사건의 경과를 비본래성의 시간화라고 하는 객관적 시간의 범주로서 밝히려는 데에 있다. 물론 하이데거는 비본래성을 버리고 본래성의 시간성을 통해서 존재의 세 지평을 미래, 과거 그리고 현재로 짚어내는 데 혼신을 다한다. 설령 비본래성의 시간화가 객관적 시간의 범주로 측정 가능한 시, 분, 초를 말하고, 그로써 인간이 비본래성의 시간에 매인 한 생명체로서 평생을 살아간다 하더라도, 그 자신이 실존적 범주로서 본래성의 시간화와 양극을 이루고 있는 한, 인간존재가 일방적으로만 비본래적으로 머물지는 않는다.

오히려 인간은 본래성과 비본래성의 양극에 다 관계하는 것이고, 그 결과로 존재와 무, 즉 삶과 죽음을 동시에 가질 수 있는 것이다. 삶은 실존적 순간 속에서 자신의 모든 힘을 가다듬어 그 힘을 결연히 미래로 돌릴 수 있고, 그와 반대로 실존적 모험을 피하여 수동적으로 자기 자신에게 다가오는 사실에 자신을 떠맡길 수도 있는 것이다. 전자에서는 미래와 과거의 근원적 연결이 긴밀하여져 실존적 시간성을 구성하나, 후자에서는 실존적 행위의 미래적 시간이란 찾아볼 수 없게 된다. 전자에서 오히려 우리는 호스피스의 기반을 마련하고, 후자에서는 그러한 기반을 통해 호스피스 활동의 생명현상을 짚어볼 수 있게 된다.

이를 우리가 시간과 역사의 연관성에서 고찰한다면, 인간은 분명히 객관적 시간 속에 내재하여 있고, 그러한 시간과 함께 하고 있다. 그렇기 때문에 인간은 한편으로는 시간적이 아니라고 할 수 있고, 다른 한편으로는 시간적이라고도 할 수 있다.

'시간적이 아니라' 함은 시간이란 인간 자신이 이미 가장 내적인 현존재 내에서 시간 자체임을 통해서 비로소 가능하기 때문이고, '시간적이다' 함은 현실적으로 인간이 객관적 시간의 실현 속에서 자신의 삶을 단계적으로 살아가고 있기 때문이다. 이를 역사이해의 문제로 확대하면 인간 자신이 하나의 개체로서 이 세계사의 사건, 즉 생기(生起) 속에 들어있기 때문에 역사적이 아니라는 것이고, 오히려 인간이 자신의 가장 내적인 근거에서 이미 역사적임[92]을 통해서 비로소 세계사가 가능하다는 것이다.

이는 호스피스 내지 호스피스 활동이 말기환자를 객관적으로 간호하거나 돌봄을 수행한다는 사실만을 의미하지 아니하고, 인간존재, 더욱 구체적으로는 유한존재로서의 말기환자 자신이 죽음에 이르는 존재이기 때문에 바로 그러한 인간존재 자체가 이미 존재론적으로 간호존재이고 돌봄의 존재임을 의미한다. 그러므로 이처럼 객관적인 것이 주체적인 것으로 전회할 때 객관적인 자연범주는 주체적인 인간범주로 이행하고,

92) M. Heidegger: 『존재와 시간』. 이기상 옮김. 서울: 까치글방, 1999. 488면 이하: 「역사문제의 실존론적-존재론적 개진」.

논리적인 철학범주는 결단하는 실존범주로 이행하게 된다. 실존은 결단이고, 모험이며, 그리고 자기 스스로를 짊어지는 일종의 '책임'이다. 여기에 호스피스 활동의 성립근거가 있고, 이러한 근거에서 호스피스 철학이 가능하게 된다.

3) 실존적 시간성과 절대자와의 관계

자기 스스로를 짊어지는 인간실존은 객관적 시간에 따르는 것이 아니라, 주체적 시간에 따르므로 삶과 죽음, 젊음과 늙음, 오늘과 내일 등[93]이 모든 것을 그 역방향으로 되가질 수도 있고 조정할 수도 있다. 즉 삶 속에서도 죽음을 가질 수 있고, 죽음 속에서도 삶을 가질 수 있으며, 심지어 그 양자를 동시에 다 가질 수도 있다. 이때 긴장으로서 실존적 결단의 시간이 다가선다.

그러나 이러한 실존적 시간성은 사람이 죽음에 직면할 때 가장 적나라하게 그 성격을 드러낸다. 죽음 앞에 섬으로써 실존은 객관적 사실을 주체적 실존의식으로 수용함으로써 인간본래의 역사성을 향해 있는 자기 자신에게로 도달할 수 있고, 미래로 향해 있는 초월자에게도 도달할 수 있다. 그렇기 때문에 실존하는 사람은 순간적으로 가장 적나라하게 자기 자신과 절대자인 하나님을 일회적으로 한 순간에서 접할 수 있다. 이때의 한 순간을 시간과 영원의 통일점이라 해도 무리는 아니다. 이러한 실존적 순간은 과거, 현재, 미래라는 통일적 시간개념으로는 파악될 수 없고, 오직 본래적 시간성으로서만 접근 가능하다.

---

93) K. Jaspers: Schicksal und Wille. München 1967. S.131ff: 「Die Einbeziehung der Krankheit in das Leben」.

순간이란 현재의 인간 삶의 한 요소로서 흐르는 시간 속에 내재하고 있으나, 결코 그 자체로는 존재하지 아니하며, 그 자체로서 생성할 뿐이다. 생성 그 자체는 존재하지도 아니하고, 그렇다고 부재하지도 않는다. 다만 생성으로서만 존재한다고 할 수 있다. 이러한 순간은 그래서 시간 속의 영원이고, 영원 속의 시간이라고도 할 수 있다. 그러므로 순간은 처음부터 시간과 관계하고, 영원과 관계하나, 존재하지는 않는다는 말이 맞다. "순간 속에서 소멸하면서도 영원한 것이 실존이다"[94)]라고 함도 우연은 아니다. 사람이 일상생활의 삶만을 향락하면서 살아간다고 해서 죽음이 극복되는 것은 결코 아니다.

이로써 사람이, 특히 임종하는 말기환자가 실존적 시간성을 갖는다고 하는 것도 그 자신의 본래성으로 되돌아오게 하는 한 여정(과정)이지 시간성 자체도, 영원성 자체도 아니다. 그것은 깨어있는 자기 실존이 초월자인 하나님에 대해 갖는 한 관계성이다. 이는 실존에게는 초월성 내지 하나님으로 나타나나, 우리 일상인에게는 무로서도 나타날 수 있을 것이므 특히 호스피스 활동에 있어서는 핵심이라 해야 할 것이다.

4) 말기환자와의 실존적 상호소통

상호소통이란 살아 있는 모든 생명체에 필수적으로 해당하는 자기 존재에 대한 근원적 표현방식이다. 식물은 식물대로, 동물은 동물대로 상호소통을 하는가 하면, 더 말할 것 없이 인간의 상호소통 역시 공동체의 사회에서 타인과 함께 이루어진다. 이처럼 인간은 일차적으로 생존하

94) K. Jaspers: *Philosophie II. Existenzerhellung*. 3.Aufl. Berlin, Göttingen, Heidelberg 1956, S. 126ff.

기 위하여 상호소통을 한다. 이러한 상호소통이 인간의 자기 삶을 살기 위하여 나날이 일상적으로 이루어진다면, 그것은 아직 실존적 상호소통이라 할 수 없다. 그러므로 그러한 일상적 상호소통은 한정적으로 생존적 의사소통이라 하나, 이와 함께 본래적인 자기 자신과 상호소통하면 그것은 실존적 상호소통이라 한다.

여기서 실존적으로 된다는 것은 자기 자신으로 되는 것이고, 본래적인 인간으로 되는 것을 말한다. 그러나 객관적 인식이나 논리적 체계를 통해서 실존적으로 되는 것이 아니고, 근원적 자기 행위를 통해서 실존적으로 된다. 이 때 자신의 고독성과 모험성, 그리고 자신의 진실성을 통하여 실존에 이르는 가장 훌륭한 길이 실존적 의사소통이다. 말기환자와의 이러한 실존적 의사소통이 상호 가능할 때, 모든 호스피스 활동이 비로소 생동적으로 되는 것이다.

특히 임종하는 말기환자는 타인과의 관계보다는 본래의 자기 자신과의 깊은 관계를 함으로써 이미 그는 실존적 자기 자신으로 되돌아오게 된다. 이러한 말기환자를 위한 간호 역시 실존적 간호가 되기 위해서는 간호사 내지 봉사자 자신들이 실존적 자기 자신으로 되돌아와 있지 않으면 안 된다. 사실 그들 자신이 예수처럼 죽음 앞에 선 대가 없는 겸손한 자가 먼저 되지 않으면 실존적 간호란 사실상 허울뿐이다. 왜냐하면 거기에서는 실존적 공감대가 형성되지 않기 때문이다. 그래서 "하나님은 겸손한 자를 구원하시느니라"[95] 한다. 아니 가슴을 파고드는 실존적 감동도 없고 깊은 인연의 유대감도 없이 임종하는 환자와 함께 한다는 것은 사실상 불가능한 일이다.

---

95) 구약성서; 욥기, 22장 29절.

참으로 산 자와 죽는 자가 매순간마다 하나 되기 위해 먼저 본래적 자기 존재의 자기 자신으로 되돌아가 경건하게 기도할 때, 그 양자는 자유하는 인간존재[96]에서 실존적으로 하나가 될 것이다. 그러므로 가족과의 따뜻한 실존적 의사소통 역시 간호, 즉 가족간호의 본령으로 될 것이다. 인생 전체에 대한 회고와 현재의 상태(임종증상) 그리고 사후 유족에 대한 심려와 그의 죽음 후에 대한 단상을 가족 간의 실존적 사랑에서 의사소통이 이루어질 때, 임종환자는 물론 그 가족들도 함께 존재의 천상에 임하게 될 것이다.

5) 말기환자를 위한 간호방식

말기환자를 위해서는 부분적 간호보다는 총체적 인간간호가 중요하다. 왜냐하면 인간을 위한 간호란 처음부터 인간존재의 총체성에서 비로소 가능하기 때문이다. 총체성이란 전체성과 함께 완전성이라는 말과도 통한다. 개체나 부분은 그 전체성에서 이해될 수 있으나, 그 전체는 부분으로 이루어진 총체 그 이상이라면, 전체란 부분에서만 이루어진 것이 아니다. 그렇다면 총체성 자체에 대한 이성은 이성의 논리에서 이미 떠나 있는 무이성[97]일 것이기 때문에, 부정적인 것의 총체성이라고 할 수밖에 없다.

이를 풀어 본질과 현상 내지 역사이해, 더 나아가 말기환자와 그 상대자의 관계에서 보면 본질이란 현상적 존재의 배후나 내부에 잠재하는 본래적 존재이고, 현상이란 배후의 본체나 본질을 떠나 현실적으로 나타

96) cf. Rudolph Berlinger, *Das Nichts und der Tod*, Frankfurt(M) o.J. “Zur Metaphysik des Seins und der Freiheit.”

97) K. Jaspers: *Vernunft und Widerversunft in unserer Zeit*. München 1952.

나 있는 사물의 형상을 말한다.

그렇다면 여기에서 호스피스의 본질적인 것은 호스피스 활동의 현상에서 나타난다고 할 수 있다. 이때 호스피스의 원칙이나 철학이 호스피스 활동 가운데서, 특히 그러한 활동의 설명을 통해서 다 밝혀지지 않는다면, 호스피스의 원칙이나 철학에 대해 논급한다는 것이 무용한 일일 것이다. 그렇다면 호스피스의 본질이란 무엇일까? 이의 답은 결코 하나의 답으로 해결되지 않는다. 왜냐하면 본질과 현상이 그러하였듯이 호스피스의 철학과 활동이 결코 일치되어 나타나지 않을 것이기 때문이다. 분명히 그 어느 일자에서 해결되지 아니하고, 그 양자의 상호작용에서 적어도 일종의 실존변증법적으로 그 해답을 찾을 수가 있을 것이다. 그러나 더욱 적극적으로는 존재론적으로 해석해 내고자 하는 것이 우리의 근본적 의도이다.

말기환자에 대한 병력이라는 역사이해에서도 마찬가지이다. 총체성이라는 의미에서 역사란 단순한 어떤 사건의 경과나 결과로서의 역사가 아니고, 개념의 생성사라는 의미에서 역사를 말한다. 물론 여기에는 개념의 역사적 내용도 내포하고, 사건 자체의 발전에 관한 역사철학적 내용도 포함된다면, 환자 자신이 한평생을 어떻게 살아왔으며, 더구나 환자로서의 병력은 어떠하였고 혹은 더 나아가 어떻게 할 수 없는 한, 인간존재의 한계로서 질병의 고통을 현대의 의학적 처치와 간호를 어떤 방법으로 수행한다는 것까지도 그 모두를 짚어내는 것을 말한다.

다시 말해서 환자의 현상적 모습 속에 저장되어 있는 파란만장한 삶의 흔적이라고 할 수 있다. 그렇다면 역사적 흔적으로 인식된 그 인격성의 본질을 본래적으로 객관적인 현장의 생명성에다 일치시켜 봄으로써 그 본질로서 참 모습의 진리가 나타나게 된다. 이는 현존하는 주관과 객관의 자기반성에서 비로소 가능하다 할 것이다.

이러한 자기반성의 관계는 인간과 존재의 관계가 먼저 그 기반이 되고, 이를 바탕으로 하여 인간과 인간의 관계가 성립하나, 당장의 신체적 통증을 줄이기 위해서 환자와 의사의 관계가 가장 우선적 관계라 할 수 있다. 이의 관계는 인간과 인간의 인격적 관계로서 마음과 마음이 통하는 역동적 관계이어야 한다. 이로써 상호의 대등한 인간적 신뢰관계가 형성되므로 '치유'(cure)의 효과가 상승될 것이다.

이에 비해 환자와 간호사의 관계는 치유를 주고받는 관계가 아니라, 실존과 실존이 상호소통하는 관계로서 치유 그 이상의 '돌봄'(care) 효과를 나타낼 수 있다. 이때의 돌봄은 치유나 치료의 한계에서 시작하여 끝내는 인간의 총체적 관계라 할 수 있다. 이에 한 걸음 더 나아가 환자와 사목자의 관계는 원천적으로 인간적 관계이나, 절대자인 하나님을 매개로 하여 임종환자의 삶의 질을 성스럽게 하고, 자신과 이웃, 그리고 하나님과의 관계를 '영성'으로 바꾸어 엄숙한 죽음을 맞도록 한다.

유한존재로서의 인간은 누구를 막론하고 그 자신이 유한하기 때문에 처음부터 무한하고 영원하기를 궁극적으로 바라고 있다. 그러하기에 사람은 어떤 방식으로든 그러한 영원함과 상호소통을 하고자 하고, 그러한 상호소통은 유한한 신체의 언어나 정신이 아니라, 비물질적인 영혼으로 이어진다. 그러므로 신체 존재와는 달리 영혼은 신체 없이도 존재하며, 그것도 영원히 존재한다고 믿는다.98)

특히 죽음에 이르는 신심(信心)이 돈독한 말기환자에게는 동통의 간호도 중요하지만, 영성간호가 절대적이다. 이러한 영성간호는 인간의 종교

---

98) 오진탁:『마지막 선물. 죽음이 가르쳐주는 삶의 지혜들』. 서울: 세종서적, 2007. 113면-167면:「죽음, 끝이 아니다」.

적 내적 수양으로 이루어진 결정체로서 임종환자로 하여금 미지의 세계에 대한 새로운 삶의 희망을 가지고 죽음을 맞도록 돌봐주는 간호이다. 이 밖의 여러 가지 간호방식이 가능하나, 이중의 어떠한 간호이든, 그 기본은 간호사와의 관계라 할 수 있고, 그러한 관계의 간호는 전인적 간호이어야 한다.

제 6 장 유한성의 인간존재해석

1. 신화적 인간해석

1) 잉카문명의 인간신화

유한성의 인간존재라고 할 때, 이 유한성이라는 말은 인간존재 전체에 관계하는 개념이 아니라, 다만 인간에게만 관계하는 개념이다. 인간이란 일반적으로 한 생명체를 말하고, 존재란 무생명적인 것 전체를 말한다. 그러므로 인간의 유한성 내지 인간생명의 유한성이라는 말은 통하나, 존재의 유한성이라는 말은 통하지 않는다.

보다 엄밀한 의미에서 인간존재란 적어도 여기서는 '존재'라는 의미보다는 '인간'이라는 의미가 앞선다. 그렇다면 이는 인간 전체를 종적으로나 혹은 횡적으로 통관하는 포괄적 개념이라고도 할 수 있다. 그럼에도 불구하고 인간은 그 생명 때문에 유한하나, 존재는 그러한 생명과는 무관하기 때문에 무한하고 영원하다고 함이 옳다.

이로써 인간존재라는 말을 풀어서 보면 유한성과 무한성의 모순적 통합개념이라 할 수 있다. 이러한 사실내용으로서 보면 인간존재란 생명체로서의 유한성과 영성체로서의 무한성을 공히 동시에 다 가지고 있다.

그러므로 인간존재란 한편으로는 죽음에 이르는 생명체이고, 다른 한편으로는 영원에 이르는 영성체이다. 이러한 양자의 요소를 다 함께 가진 존재는 오직 인간존재뿐이다.

이를 하이데거는 철저하게 실존론적 그리고 존재론적 '현존재'(現存在: Dasein)라는 이름으로 해석하여 내었다. 이때 현(現)이란 내용적으로 시간과 공간 내의 '인간'을 의미하나, 그는 궁극적으로 그러한 인간까지도 존재자가 아닌 '존재'로서만 해석하고자 고집한다. 그래서 우리는 여기서 그의 지론을 따를 것이나, 인간을 유한성으로 부각시키되, 무한성의 존재의미를 그 기틀로서 가지려 한다. 이를 우리는 먼저 철학 이전의 신화로부터 짚어나가고자 한다.

신화(神話: myth)란 현실적 인간의 삶과는 거리가 먼 이야기이지만, 그러한 인간 삶의 상징성을 가장 직접적으로 생생하게 함축하여 말해주는 특성을 가지고 있다. 고대로부터 내려오는 신이나 신을 중심[99]으로 한, 혹은 동물이나 돌, 그 밖의 초목 등 여러 가지의 전래적인 설화의 형식으로서 세계의 발생가능성이나, 인간의 탄생가능성을 원형으로서 처음으로 설명하고 있는 것도 이러한 신화의 종류이다.

인간은 어떻게 해서 생겼고, 생명은 어디에서 와서 어디로 가며, 그리고 풀과 나무는 왜 가을에 말라죽었다가 봄에는 다시 싹을 트게 되는가 등을 말해주고 있다. 특히 인간에 대한 이러한 상징성은 그 종족의 풍속이나 예술 혹은 종교를 통틀어 문화의 양상에 따라 그들 나름대로의 특성을 띠게 한다. 이로써 신화는 전 인류의 지식과 진리의 보고(寶庫)로서 간주되어 현대의 인간 자신에 대한 성찰도 가능토록 한다. 이러한

99) K. Jaspers: 『비극론』. 신일철 역, 서울: 신조문화사, 1962: 110면-118면. "비극적인 것의 원리적 해석. 1) 신화적 해석, 2) 철학적 해석."

신화는 인간이 이 세상에 존재한 이래 처음부터 있어왔으나, 이에 대한 관심은 19세기에 들어서면서 낭만주의운동과 함께 커지게 되었다.

사실 이러한 신화에 대한 사유란 순수한 논리적인 사유에서 가능한 것이 아니라, 특정한 인간 삶의 생활양식에 대한 직관형식에서 가능한 것이다. 이때 신화는 단순한 가상세계에 대한 인간의 허구일 수가 없다. 오히려 인간존재의 독자적인 가능성을 고유한 진리로서 드러나게 해준다. 이로써 신화에 대한 경험적 해석이나, 심리적 해석만으로는 어떠한 철학적 근거도 확보할 수가 없다. 왜냐하면 신화에 대한 사유란 현실의 세계를 소위 인과율의 관계로서는 다 설명할 수 없기 때문이다.

그러므로 신화의 사실적인 객관성은 신화에 대한 인간의식의 현상을 초월론적으로 논증할 때, 그 사실의 내용이 드러나게 된다. 자연의 통일성은 물론이고, 문화 일반의 통일성도 정신의 법칙성으로서 이해할 때 가능하게 된다. 객관적인 역사사실을 역사의식으로 이해할 때, 그러한 객관적 사실은 역사성으로서 수용된다. 이처럼 신화의 객관성 역시 그러한 신화를 가능케 한 정신을 올바르게 이해할 때, 신화의 주체성이 비로소 가능하게 된다. 즉 그러한 주체성이 신화세계의 여러 형태를 독자적인 정신세계로 창조하는 원리가 된다.

이러한 신화들 가운데서도 그리스-로마 신화가 아주 많이 알려져 있으나, 각 민족들에게마다, 특히 우리에게도 「천지창조신화」, 「인간탄생신화」, 「사후세계 신화」 등 많은 신화들이 있다. 여기서 우리는 먼저 남미의 잉카(Inca)신화부터 살피려 한다.

잉카문명[100]은 페루를 중심으로 한 안데스산지 일대에서 번창했던

100) M. Landmann: 『철학적 인간학』. 진교훈 역. 서울: 경문사, 1977. 17면 이하.

인디언문명이다. 이들은 태양신을 섬기면서 도시를 세웠다. 이들의 인간에 대한 신화는 적나라하면서도 간단하지 않은 여러 가지의 많은 생각을 낳게 한다. 그 신들은 이 세상의 다른 만물과는 달리 인간을 단숨에 만들어 내지 않고 세 번씩이나 만들고 또 새로 만들어 내었다. 처음에는 인간을 진흙으로 만든다. 그러나 이 진흙인간은 처음 신들이 생각한 그런 준수한 인간이기는커녕 텁텁하고 둔하여 아주 미련하게 보였다. 그래서 신들은 실망하고, 만들어진 그 진흙인간을 뭉개 버리고 짓밟아 버린다.

그리고 다시 인간을 보다 날씬하게 그리고 멋있게 만들기 위하여 정성을 다하여 나무로 깎기 시작한다. 그러나 그 나무인간이 늘씬하고 매끈하기는 하였으나, 뜻밖에도 거칠고 딱딱하여, 심지어 심술궂게까지 보이기도 하였다. 그래서 신들은 그 심술궂게 보이는 나무인간을 그냥 내버려 둘 수가 없어 때려 부셔버리기 시작한다. 그러나 그중 그렇게 만들어진 몇몇 나무인간들은 그 사실을 미리 알고 숲 속으로 도망쳐 다행히 자신들의 생명을 건진다. 그 살아남은 나무인간들은 숲 속에서 한 부족을 이루게 되고, 결국 원숭이가족을 이루어 살게 되었다는 것이다.

그 후 세 번째로 신들은 인간을 진흙도, 나무도 아닌 반죽으로 만든다. 이 반죽인간은 진흙인간처럼 둔하지도 않았고, 나무인간처럼 거칠지도 않아 부드럽고 영리하였다. 그러나 이 반죽인간은 도가 지나쳐 교활하고 간사하기까지 하였다. 이처럼 신들은 혼신을 다하여 세 번씩이나 인간을 만들었으나, 여전히 완전한 인간은 아니었다. 완전한 인간이 아님을 알고 있었지만, 신들 스스로가 이제 너무 피곤하여 인간들이 제멋대로 살도록 그냥 내버려두기로 한다. 그러나 그들을 그냥 그대로 두었다가는 큰일을 저지를 것 같아 그 반죽인간들의 뇌 활동을 안개 속에 있는 것처럼 불투명하게 만들어 놓는다.

그러므로 인간이 아무리 영리하고 명석하다고 하더라도 그 자체로 불완전하여 오류에 빠지게 되고 자기당착에 빠지고 말도록 만들었을 뿐만 아니라, 인간 내지 세계의 궁극적 비밀을 알 수 없도록 만들었다[101]는 것이다.

이러한 잉카문명의 신화를 통하여서도 인간이 아주 영리하여 모든 것을 관리할 수 있고 창조하여 낼 수 있다고 하더라도, 그 자신이 처음부터 오류를 범할 수밖에 없는 불완전한 존재이고, 신들에 의해 죽을 수밖에 없는 존재임을, 다시 말하면 그 자신이 죽음에 이르는 존재임을 이미 확인할 수 있었다. 한 걸음 더 나가 인간 스스로가 죽음의 한계로서 유한성의 존재임을 이미 의식하고 있음을 우리는 알 수 있다. 이와 한 연관성에서 쿠라(Cura)의 신화 역시 인간의 유한성에서 오는 한계로서의 '근심' 내지 '염려' 문제를 부각시켜 주고 있다.

2) 쿠라의 인간신화

어느 날 '근심' 혹은 '염려'의 여신인 쿠라(Cura)[102]가 근심에 잠긴 채 졸졸 흐르는 조용한 시냇물 가에 맥 놓고 앉아 있었다. 그는 자신의 손끝으로 진흙을 만지작거리다가 자기도 모르는 사이 하나의 이상한 형상을 만들어 낸다. 만들어진 그 형상을 그는 물끄러미 바라보면서 이런 저런 생각을 곰곰이 하다가 이놈이 살아 움직이면 오죽이나 좋을까 하고 있었다. 그때 모든 신들의 왕인 쥬피터(Jupiter)가 다가와 "근심의 여신! 당신은 여기서 무엇을 그렇게 골똘히 생각하고 있소?" 하고 묻는다.

---

101) M. Landmann: 『철학적 인간학』. 진교훈 역. 서울: 경문사, 1977.
102) 조가경: 『실존철학』. 서울: 박영사, 1961. 201면 이하.

쿠라는 자기 손에 가지고 있던 그 형상을 그에게 내보이면서 "제왕이여! 진흙으로 만든 하나의 형상이오니, 이놈이 살아 움직이도록 생명을 불어넣어 주소서!"라고 간청한다. 그의 간청대로 그 놈에게 생명을 불어넣고서 쥬피터는 "이제 이놈의 생명체는 나의 것이로다" 하고 느긋이 우겨댄다. 이에 맞서 쿠라는 "무슨 말씀이요. 제 손으로 공들여 만든 이놈인데요" 하고 다투기 시작한다. 이런 두 신들의 다툼을 곁에서 지켜보던 대지의 신 텔루스(Tellus)가 끼어들어 "무슨 말씀들이요? 그 갓난아이는 바로 내 품에서 태어났소이다. 그러니 그 놈은 당신네들 것이 아니고, 바로 나의 것이오"라고 주장하고 나선다.

그때 마침 저편에서 심판관인 시간의 신 세튼(Saturn)이 다가오는 것을 보고 쥬피터는 그의 심판을 기다리도록 한다. 시간의 신인 세튼이 그 모든 자초지종의 사정을 다 들은 후, 판결을 내려 가로되, "모두가 다 공평하게 자신의 몫을 찾을지어다. 운명의 높은 뜻이 바라는 대로 이 갓난아이에게 생명을 선사한 쥬피터 신, 당신은 그 갓난아이가 자기의 삶을 다 살고 죽으면 그의 영혼을 다시 찾아 갈 것이요. 그리고 대지의 텔루스 신, 당신은 그 아이가 죽고 나면 그의 시체(해골)를 다시 찾아 갈 것이되, 그 밖에 당신에게 속할 수 있는 몫은 없소이다. 그리고 끝으로 그 아이의 어미인 쿠라 여신, 당신은 그 아이가 살아 목숨이 붙어있는 동안 그를 당신이 맡아야 할 것이요. 그러나 그 아이가 죽어 무덤에 들어가는 그 날까지 하루도 빠짐없이 매일을 바로 당신 닮은 채 그대로 '근심' 걱정 속에서 지낼 지어다"라고 하였다.

이로써 '흙'(humus)으로 만들어진 그 갓난아이는 그 이후 호모(homo)라고 불리어졌고, 호모로서의 인간운명 역시 한편으로는 생명을 가지고 있는 한 '근심 걱정' 속에서 살아야 하는 존재로 그리고 다른 한편으로는 생명을 다하고 나면 '흙'과 상제(上帝)에게로 되돌아가야 하는 존재[103]로 끝나고 말았다.

그러나 여기서 우리는 남미잉카문명권의 신화에서와는 달리 이 그리스의 쿠라신화에서 나타나는 인간존재로서의 '현존재'에 주목할 필요가 있다. 왜냐하면 그의 현존재가 인간의 구체적 현실을 모두 추상하여 버리고, 초시간적인 존재만을 부각시키고 있기 때문이다. 그럼에도 불구하고 인간의 근원적 존재의미를 '근심걱정'에다 두고 있으므로, 다시 말하면 인간을 참으로 인간되게 하는 것은 '근심걱정'이라 하므로 그에게 있어서 인간존재란 근원적으로 시간의 신, 세튼(Saturn)의 판결에서 벗어나지 못한다. 살아 있을 동안은 근심걱정으로 나날을 보내다가, 죽으면 영혼은 상제에게로, 시체는 흙[地神]으로 되돌아가고 말게 된다.

그러나 우리는 인간존재에 있어서 그 존재를 인간의 근원적 근거로서 수용함으로써 인간을 단순한 생물학적 존재로만 간주하지 아니한다. 인간은 생명체이지만 그 이상의 영역, 즉 영혼이나 영성으로도 존재 가능한 초월성까지로 간주된다. 그러나 여기서는 그와 동시에 그러한 존재의 양상으로서 인간의 한계성을 부각시키고자 한다. 왜냐하면 위의 신화들을 통하여 일차적으로 인간존재를 죽음에 이르는 존재 내지 유한성의 존재로 인식하고자 하기 때문이다. 그러므로 '쿠라'로서의 인간은 자기

---

103) 「구약성서」의 전도서 3장 이하에는 다음과 같이 쓰고 있음: "천하에 범사(凡事)가 기한이 있고, 모든 목적이 이룰 때가 있나니, 날 때가 있고 죽을 때가 있으며, 심을 때가 있고 심은 것을 뽑을 때가 있으며, 죽일 때가 있고 치료시킬 때가 있으며, 헐 때가 있고 세울 때가 있으며, (…) 사랑할 때가 있고 미워할 때가 있으며, 전쟁할 때가 있고 평화할 때가 있느니라. (…) 다 흙으로 말미암았으므로 다 흙으로 돌아가나니 다 한 곳으로 가거니와 인생의 혼은 위로 올라가고 짐승의 혼은 아래 곧 땅으로 내려가는 줄을 누가 알랴."

의 생명을 가지고 있는 한, 근심걱정으로부터 벗어날 수 없는 운명적인 삶을 살아야 하는 유한성의 존재일 수밖에 없다. 이러한 인간존재의 기본적 양상들은 우리들의 구체적인 경험을 통해서도 알 수 있을 것이나, 이를 밝히기 이전에 먼저 우리의 단군신화의 일면부터 보도록 한다.

3) 단군신화(檀君神話; 弘益人間 = 敬天愛人)

이처럼 신화란 신을 중심으로 하여 구성된 상징성의 설화이기 때문에 대체로 신화의 주인공은 신으로 되어 있다. 그러나 그 주인공으로서의 신은 신 자체가 아니라 인간의 이상향을 신화화한 것이다. 그러므로 신화는 신에 관한 설화이나, 그 본질에 있어서는 신을 중심으로 하지 아니하고 인간을 중심으로 하고 있다.

이때의 인간이란 인간 본래의 원초적인 욕구나, 이상 혹은 원형을 구가하는 인간이기에, 현실적으로는 그러한 인간의 유형이란 존재하지 않는다. 서양에서는 유태인들의 우주창조신화와 희랍인들의 천지개벽신화가 주축을 이루고 있으나, 한국의 신화에는 그들의 신화와는 달리 소박한 몇 가지의 민간신화와 건국신화로서 단군신화, 고구려의 주몽신화, 신라의 혁거세신화, 가락국의 김수로신화, 고려의 왕건신화 등 7종이 전승되고 있다. 이러한 건국신화 중에서도 단군신화가 으뜸이라면 그 내용을 여기서 다시 짚어 보지 않을 수 없다.

> 천제 환인(桓因)의 서자인 환웅(桓雄)이 천하를 다스릴 뜻이 있음을 안 환인은 하계를 내려다보니 삼위태백이 가히 홍익인간 할 만한 땅이므로 천부인 3개를 주어 내려가 다스리게 하였다. 환웅은 무리 삼천

을 거느리고 태백산정 신단수(神檀樹) 아래 내려와 나라를 열고 신시(神市)라 하였다. 바람, 비, 구름을 부려서 곡식과 목숨과 병과 형벌과 선악 등 인간의 삼백육십여사를 주관하여 세상을 다스렸다. 이때에 곰과 호랑이가 한 굴 속에 살았었는데 항상 환웅에게 빌기를 사람이 되게 하여 줍소서 하였다. 환웅이 그들에게 쑥 한 줌과 마늘 스무 알을 주면서 너희들이 이것을 먹고 백일동안 일광을 보지 않으면 사람이 되리라 하였다. 곰과 호랑이는 이를 받아먹었는데 곰은 37일을 기(忌)하여 여자가 되었으나, 호랑이는 기하지 못하여 사람이 되지 못하였다. 여자가 된 곰은 혼인할 짝이 없으므로 매양 신단수 아래에서 잉태하기를 빌므로 환웅이 거짓 화해서 이와 교혼하여 아들을 낳으니 이름하여 단군왕검(檀君王儉)이라 하였다. 당고(唐高) 즉위 오십년 병인년에 평양성에 도읍하고, 비로소 조선이라 일컬었다. (…) 일천오백 년 동안 다스리다가 (…) 단군은 뒤에 아사달산(阿斯達山)에 들어가 산신이 되었다.[104]

이 단군신화의 단군이 한 설화의 인물로 간주되든 혹은 역사적 실존인물로 간주되든 여기서 우리는 개의치 않는다. 왜냐하면 우리에게는 어떠한 원형에 대한 인간의 동경으로서 신화의 주인공들이 그들의 한계성과 유한성을 그들 자신들이 가지고 있음을 지적해내는 것이 더 중요하기 때문이다. 이러한 그들의 유한성이란 그들 자신들이 영생하는 것이 아니라, 한 한계로서의 죽음을 가진다는 사실을 의미한다. 그렇다면 바로 여기에서 넓은 의미의 호스피스 활동가능성이 이미 내재하여 있음을 우리는 알 수 있게 된다.

---

104) 조지훈: 『한국문화사서설』. 서울: 탐구당, 1964. 53면-54면.

아무리 환인(桓因)과 환웅(桓雄) 그리고 단군(檀君)이라는 이 삼대가 신성으로 맺어져 있다고 하더라도, 한편으로 단군은 천신(天神)인 환웅이 강림함으로써, 그리고 다른 한편으로는 지신(地神)인 웅녀와 결혼을 함으로써 이 세상에 태어나 홍익인간의 이념을 가지고 경천애인하면서 하늘과 땅, 그리고 인간과 만물을 다스리게 되었으니, 이 단군이야말로 삶다운 삶과 사람다운 사람의 결합이라 할 수 있다. 이것은 하늘과 땅이 하나 됨으로써 사람이 태어나고, 이 사람은 천상의 신성과 지상의 인성을 다 함께 가지고 있음을 말한다.

달리 표현하면 사람이란 이 지상에 살면서 천상을 그리워하고, 동물적인 야성을 가지고 있으면서도 신적인 신성을 향해 자신의 삶을 살아가는 존재라는 것을 의미한다. 나아가 이것은 사람다운 사람의 실현이야말로 삶다운 삶에서 비롯된다는 것으로 한국인의 정기, 즉 '얼'(정신)[105]이 단군으로부터 유래함을 말한다.

특히 단군신화의 마지막 내용은 단군이 아사달로 돌아와 숨어서 산신이 되었다는 이야기다. "단군은 요임금이 즉위한 지 50년인 경술년에 평양에 도읍하고, 이를 조선이라 불렀으며 또 도읍은 백악산 아사달에 옮기었는데, 그곳은 궁홀산 또는 금미달(今彌達)이라고도 하니, 그가 나라를 다스린 지 1,500년이었다. 주나라 무왕이 즉위하고 기묘년에 기자를 조선에 봉하니, 단군은 장당경(藏唐京)으로 옮기었다가 후에 아사달에 돌아와 숨어서 산신이 되었다. 나이 1,908세이었다"[106]고 한다.

이 인용문의 끝 부분에서 우리는 한국인의 생사관을 엿볼 수 있다.

---

105) 조지훈: 상게서. 232면-244면: 「민족신화의 문제. 단군신화의 학적 의의와 이념적 처리에 대하여」.

106) 이계학, 「단군신화의 교육학적 고찰」, In: 정신문화연구, 1986, 봄, 63면.

사람다운 사람과 삶다운 삶을 1,908년 동안이나 산 단군은 그 후에도 죽어서 하늘로 올라가 천신(天神)이 된 것이 아니라, 산으로 들어가 산신(山神)이 되어 지금도 살아 있다 함으로써 영원히 죽지 않고, 아니 죽어서도 자연과 더불어 살아가는 한국인의 성육신하는 모습을 보여준다. 성육신하는 방식은 '산의 사람'(人+山=仙)으로서 '신선'(神仙)이 되어 죽지 않고 산에서 영원히 살아간다는 것이다.

그러므로 우리가 천손(天孫)이기는 하지만, 웅녀(熊女)로 태어난 인간이기 때문에 유한하여 고통 속에서 살다가 결국에는 죽음에 임하게 된다. 그러나 죽음이란 그냥 헛된 것이 아니고, 살아 있는 것이므로 죽음 역시 또한 삶처럼 귀하고 존엄하게 된다. 바로 여기에 죽음 앞에 홀로 서 있는 임종환자가 자신의 새로운 모습을 되찾아 갈 수 있도록 한국적 호스피스의 적극적 활동이 그 당위성을 가지게 된다.

2. 철학적 인간해석

1) '부정할 수 있는 능력'으로서의 인간

인간이란 무엇일까 하는 일상적인 물음이 아니라, 여기서는 철학적 의미에서 인간이란 무엇인가를 묻고자 한다. 철학적으로 도대체 인간이 무엇이길래 이 세상에 태어나 살다가 병들어 고통하면서 죽어가야 하는가 하는 물음은 이에 따른 이론도 있어야 하고, 근거도 있어야 한다. 이러한 인간에 대한 물음을 지금까지 서양철학에서는 대체적으로 형이상학적으로 혹은 사변적으로만 다루어 온 것이 사실이다.

소크라테스 이후 플라톤, 데카르트, 스피노자는 물론이고 칸트나 헤겔마저 인간을 형이상학의 대상으로 삼아 정신이나 이념화의 원리로 해석하고자 하였다. 그 이후 19세기 말부터 20세기 초까지 포이에르바흐, 키에르케고르, 쇼펜하우어, 심지어 니체까지도 인간을 형이상학의 대상으로 삼았던 것이 사실이다. 그러나 이들은 전자들과는 달리 정신 대신에 육체에다 비중을 둔 원리를 가지고 인간의 본질을 해석하는 데 주력을 다하였다.107)

이에 반해 현대철학에서는 보다 적극적으로 인간을 비사변적으로, 즉 생물학적으로 해석하고자 하는 일군의 철학자들이 등장하였다. 이들의 철학적 주관심이 '인간'에 있었고, 그러한 인간을 모든 생명체의 한 부류로서 동식물과 함께 비교하는 데 있었다. 이에 더 나아가 여타의 다른 동물과는 달리 인간만은 자기 스스로에 대한 물음과, 그 자신을 다시 역으로 부정할 수 있는 존재임을 철학적으로 밝혀나갔다. 이로써 인간에 대한 이들의 철학적 해석은 우리가 시도하는 호스피스 철학의 내용을 구성하는 데 중요한 역할을 한다. 예를 들면 동물이나 인간 그 모두는 생물학적으로 동일한 유기체에 속하므로 개별적인 그 자신들의 삶을 살고 또한 죽음을 맞는다. 그러나 그러한 삶과 죽음이라는 것이 동물과 인간에게서 동일한 것은 아니다.

동물과 인간의 삶이 다르듯이 죽음에 대한 질 역시 엄격히 구별된다. 동물의 삶과 죽음은 한 생명체의 단순한 시작과 끝이나, 인간의 '삶과 죽음'은 동물에게서와는 달리 생물학적 의미 그 이상으로 문화적이고 철학적이다. 사실 철학적 인간학자들은 인간의 생물학적 생명을 극대화하고, 그 생명의 근원을 유기체적 부정성에서 찾아 인간에 대한 해석을

---

107) W. Schulz: 『달라진 세계와 철학. III: 정신화와 육체화의 동향』. 송기득 옮김. 서울: 현대사상사, 1984.

생물학적 철학으로 이론화하고 체계화한다.[108)] 이들이 결국 인간의 생명을 긍정적인 면에서 철학적으로 해석해 냈다면, 우리는 이들의 철학적 이론을 가지고 생명의 부정적인 면인 죽음을 짚어보려는 데 그 의미를 둔다. 왜냐하면 이것은 호스피스 철학의 내용을 구성하는 인간존재의 죽음에 대한 해석을 가능토록 하는 중요한 근거가 되기 때문이다.

이들 중 제일의 주자로서 쉘러(M. Scheler)[109)]는 우주론적 입장에서 인간의 본질을 먼저 생물학적으로 묻기 시작한다. 인간은 무엇이고, 우주에 있어서 인간의 위상은 어떠한가? 이러한 인간의 위상은 모든 생명체 가운데서도 인간과 동물, 그리고 식물과의 비교를 통해서 생물심리학적 세계를 구축함으로써 그는 그 실마리를 풀어갈 수가 있었다. 이러한 생물학적 바탕에 근거하는 철학적 인간학은 인간에 관한 경험적 데이터를 전체적으로 종합만 하자는 것이 아니었다. 그렇다고 생물학적 결과를 철학적으로 해석해내고자 하는 것도 아니었다.

오히려 철학적 인간학은 동물과 인간의 차별적 현상을 포괄하여 인간의 본성을 개방적 존재로서 밝히려 한다. 인간은 동물처럼 종의 성질을 그대로 가지고 있으면서도 고정 불변하는 본능의 존재가 아니라, 한편으로는 자기 스스로를 형성해가면서도, 다른 한편으로는 그러한 자기형성으로 점점 더 확대되어 가는 세계와 관계하면서 존재하는 개방적 존재라는 것이다.

---

108) cf. K. Lorenz: 『현대의 철학적 인간학』. 강학순 옮김: 서울: 서광사, 1997. C.A. van Peursen: 『몸. 영혼. 정신: 철학적 인간학 입문』. 손봉호, 강영안 옮김. 서울: 서광사, 1985.

109) 이양호: 『막스 쉘러의 철학: 인간에 있어서 영원한 것의 의미』. 대구: 이문출판사, 1996. 이을상: 『막스 쉘러 윤리학에 있어서 가치와 인격』. 동아대학교대학원, 1992.

구체적으로 쉘러는 모든 생명체에는 일정한 단계의 본질적 형식이 있고, 그러한 본질적 형식은 식물에서 볼 수 있는 무의식적 감각충동이라고 한다. 이러한 충동은 최하등의 유기적 생명체로부터 최고의 생명체인 인간까지를 관통하고 있으나, 인간만은 다양한 충동과 정념들까지를 통일하는 힘을 가지기도 하고, 또한 사실체험까지를 할 수 있다는 것이다. 이어 생명의 본질형상은 본능으로서 생득적이고 유전적인 행동의 능력이기는 하나, 그러한 본능적 능력은 처음부터 식물에게는 없고, 동물에게만 있다는 것이다.

더 나아가 습관적 행동에서 나오는 연상적 기억으로서 식물에는 없으나, 고등동물에게는 그들 생존에 필수적인 길잡이로서 절대적인 역할을 한다는 것이고, 그 마지막 단계는 실천적 지능으로서 반복이 아닌 특수상황에도 유효적절하게 대응하는 능력을 가진 존재로서 인간이 존재한다는 것이다. 이러한 능력이 인간으로 하여금 다른 동물과는 구별되는 독특한 위상을 갖도록 한다.

이처럼 인간을 인간 되도록 하는 새 원리는 모든 생명 일반에 대립하는 원리이므로 인간 내면에 있는 생명에도 대립하는 원리이다. 이런 원리를 철학에서는 전통적으로 '이성'이라 하여 왔지만, 여기에서는 이성 대신에 '정신'[110]이라는 포괄적 개념으로 대신한다. 이때의 정신은 전통적 이성개념은 물론이고 이념적 사고와 함께 직관의 개념내용도 함께 포함된다. 예를 들면 호의, 애호, 후회, 경외, 경탄, 절망, 자유결단 등과 같은 정서적인 작용 모두를 말하며, 그러한 작용의 중심에는 '인격'이 있다. 그러므로 이러한 정신은 단순한 유기체적인 것으로부터 실존에로 해방

110) M. Scheler: 『인간의 지위』. 최재희 역. 서울: 박영사, 1976. 56면-78면: 「새 원리로서의 정신」.

시키는 능력이고 인간 본래의 자유를 가능케 하는 능력이다. 이를 철학적으로는 세계개방성과 자기의식, 그리고 정신의 순수 활동이라고 한다.

'세계개방성'이란 정신존재야말로 감각충동이나 환경에 구속되지 아니하고, 그런 구속성에서 자유하는 것이고 열려있음을 말하며, '자기의식'은 정신적 작용의 자발적 자각을 말한다. 동물에게는 자기의식이라는 것이 없기 때문에 자기를 가질 수도 없고, 그래서 자기를 관리하지도 못한다. 자기라는 의식이 없는 동물에 반해 인간에게는 그 이상으로서 인격이라는 것이 존재하고, 그러한 인격이 모든 유기체와 환경의 대립을 넘어서는 정신으로서 존재한다. '정신'의 이러한 순수 활동은 인간으로 하여금 생명체로서의 자기 자신과 세계를 넘어서 있는 존재로 가능토록 한다. 이러한 것이 인간을 동물로부터 구별하는 준칙으로 된다.

예를 들면 인간만이 자기 생존을 부정할 수 있음으로써 자기 정신을 인격으로 되가질 수 있고, 그러한 인격은 대상적으로도, 물질적으로도 존재하지 않지만 존재한다. 더욱이 인격이란 부단히 스스로를 실현하는 활동성 가운데만 새 생명으로서 존재한다. 다시 말하면 인격은 정신의 순수 활동으로서만 존재하고, 그러한 활동은 부정할 수 있는 능력을 통해서 다시 새로 존재한다는 말이다.

이로써 정신으로서의 인간존재는 자기 현실을 부정할 때, 그 대상세계로부터 탈현실화할 수 있고, 그러한 세계를 이념화도 할 수 있다. 동물은 언제나 현실 존재만을 긍정하나, 인간은 "아니라고 말할 수 있는 자"[111)]

---

111) M. Scheler: 『인간의 지위』. 최재희 역. 서울: 박영사, 1976. 84면. "Die Mensch ist der Neinsagenkönner". 또한 하영석, 허재윤의 공역으로 대구: 형설출판사의 판도 있음. cf. M. Scheler, "Tod und Fortleben". in: *Schriften aus dem Nachlass. Hrsg*. von Maria Scheler. 2.Aufl. Bern 1957. S.20

이고, 생이나 삶의 금욕자이며, 그리고 모든 현실에 역행하는 역설가이다. 바로 여기에 인간의 영원한 자기부정으로서 순화가 새로이 살아 움직이게 된다.

이러한 순화가 동물에게는 불가능하나, 인간에게는 정신으로 하여금 언제나 새로운 힘을 얻을 수 있도록 하고, 새로운 활동을 재개할 수 있도록 한다. 이는 인간을 내적으로 자유하게 하고 자립하게 함으로써 결국 정신을 살아 활동할 수 있도록, 즉 정신을 '생명화'하도록 한다. 소위 불타나 예수와 같은 성인들이 그러하였다. 그들은 죽어서도 영원히 살아 있는 사람들이다.

이러한 연관성에서 한편으로 우리는 위의 철학적 인간학이 아무리 순수 형이상학적 측면을 버리고 비사변적으로, 더욱 적극적으로는 생물학적으로 인간을 해석하고자 한다고 하더라도, 철학적 사변 내지 그 결과를 요구하고 있는 한, 육체적이고 신체적인 죽음 자체의 문제보다는 보편적인 인간의 정신문제를 부각시키고 마는 결과를 낳는다. 그러므로 다른 한편으로는 새로운 원리로서의 '정신'에서 호스피스 활동에 대한 지침이 될 수 있는 자기 부정성을 짚어 낼 수가 있다. 정신이야말로 순수이념으로서의 가치를 표상할 수는 있으나, 그 자체로서는 아무런 힘도, 에너지도 없다. 일반적으로 기초하고 있는 것은 강력하나, 현상하는 것은 무력하다면, 생명은 강력하나, 정신은 무력하다고 할 것이다.

그럼에도 불구하고 사라져 갈 생명 자체가 아무리 강력하다고 해도, 그 자체의 한계로서 죽음을 모면할 수 없다면, 그러한 죽음을 승화시킬 수 있는 정신의 생명화야말로 호스피스 활동이 앞으로 찾아야 할 새로운 계기점이 될 수 있을 것이다. 그러나 이는 임종환자의 자기 승화의식 없이는 쉬운 일이 아니다. 그래서 철학함이란 만인에게, 그들이 설령 죽음의 골짜기로 들어서야 할지라도 필수적이다. 왜냐하면 죽음에도 언제나 영원한 삶의 생기가 함께 하고 있기 때문이다.

2) '탈중심성'으로서의 인간

우리는 여기서 인간을 생물학적 대상으로 보고 있는 철학적 인간학의 제2유형이라 할 수 있는 플레스너의 '탈중심성'(脫中心性)[112)]으로서 인간의 위상을 살펴보고자 한다. 왜냐하면 궁극적으로 인간존재의 근본형태인 탈중심성이라는 내용을 통하여 우리가 목표로 하고 있는 호스피스 활동의 가능성에 대한 계기를 또한 다른 측면에서 철학적으로 찾아 볼 수 있기 때문이다. 인간 역시 동물과 마찬가지로 유기체로서 생물학적 대상으로서 존재한다. 그러나 그러한 생물학적 대상으로서의 인간을 철학적으로 고찰하고자 함은 인간을 모든 유기체의 구체적이고 현실적인 현상에서 통일적으로, 즉 전체적으로 인식하기 위해서이다.

이로써 생물학적으로 인간과 비교하여 자기중심으로만 살아가는 동물과는 달리 자기중심을 떠나 자기로서 살아가는 존재로서의 인간을 '탈중심성'의 존재라 하게 된다. 이는 철학적 인간학 자체를 철학 전체의 "기초학문"으로 자리 잡게 함으로써 호스피스 철학의 근거를 그러한 철학적 인간학에서 찾으려고 함이다. 그러하기 위하여 인간은 어떤 의미에서 동물과 유사하고 또한 구별되는가를, 특히 삶과 죽음의 문제에 있어서 인간과 동물이 동일하지 않음을 우리가 짚어 냄으로써 인간존재의 탈중심성으로 인한 생명의 존엄성은 물론이고, 죽음의 위엄성을 또한 부각시

112) Helmut Plessner: *Die Stufen des Organischen und der Mensch; Einleitung in die philosophische* Anthropologie. 2.Aufl. Berlin 1965. S.288ff., 309ff. "Exzentrizität."

키고자 한다.

사실 동물 역시 인간과 함께 모든 유기체 중의 한 서열을 점하고 있다. 이러한 동물에게는 '지금-여기'가 절대적이어서 '지금-여기'에서만 그들은 자신들의 존재를 위상설정의 중심축으로 삼는다. 그러므로 동물은 자기 개체 내에로만 스스로를 은폐한다. 다시 말하면 동물은 오직 '지금-여기'에서만 자신들의 위상적 중심축을 가지기 때문에, 그리고 여러 가지의 가능한 관계들을 설정하기 위한 대립적 계기점들을 자기 밖에서는 찾지 못하기 때문에, 자기 스스로에게만 매몰될 수밖에 없다는 말이다.

먹이를 앞에 둔 배고픈 사자들의 치열한 싸움은, 같은 어미의 새끼들이기 때문에 함께 나누어 먹어야 한다고 하는 생각은 아예 처음부터 불가능하다. 뿐만 아니라 어미조차도 염두에 두지 않고 자기네들의 배만 먼저 채우려 하는 데서 서로간의 다툼은 언제나 치열하다. 이는 자신만이 먼저 배불러 보자는 자기중심적 발상이지, 타에 대한 배려는 아예 처음부터 용납하지 않음을 말한다. 특히 가장 본능적인, 굶주림이나 배고픔[113] 앞에서는 어느 누구에게도 양보할 수 없는 현장이 바로 동물들의 세계이다.

이처럼 동물은 자기중심으로부터만 살아가고, 자기 자신만을 중심으

---

113) 유기체로서 인간의 충동문제를 다룬 현대의 전형적인 심리학자는 Jung과 Freud임. Jung은 개체적-집단적 무의식과 의식설정의 형태문제 등을 다루어 인간으로 하여금 무의식 속에 매몰되도록 하였고, Freud는 무의식을 인간으로 하여금 자각케 하여 무의식에서 벗어나도록 함으로써 시민적 계급성을 인정하는 libido의 정신분석학자(꿈에 대한 해석)가 되었음. 이들 중 Bloch는 Freud를 택했으나, 유물론적 입장에서 그의 한밤의 꿈 대신에 한낮의 꿈을 주장하여 성적 libido야말로 '배고픔'이나 '굶주림에 비하면 너무나 사치스럽기까지 하다는 것임. Ernst Bloch: *Das Prinzip Hoffnung*. Frankfurt(M) 1967. S.356: "Mit Nicht wird also das Treiben in den Lebewesen abgebildet: als Trieb, Bedurfnis, Streben und primar als Hunger." E. Bloch: 『희망의 원리 I-V』. 박설호 옮김. 서울: 열린 책들, 2006.

로 하여 살아갈 뿐, 다시 말해서 세계의 '중심'으로서는 살아가지 못한다. 전문적으로 표현하면 자신의 위상적 중심성을 가지고는 살아가지 못한다는 말이다. 그러므로 동물은 언제나 한 유기체로서만 그 종에 종속될 수밖에 없다. 그렇다면 그러한 위상적 중심성이란 돌이나 풀 한 포기 혹은 나무 한 그루처럼 어디에서나 늘 그대로 그냥 존재하는 것이 아니라, 오직 생명 자체를 의식적으로 수행케 하는 가운데서만 비로소 생성하게 되는 축이다. 마치 한 생명이 어떤 것으로만 늘 그대로 존재하는 것이 아니라, 그때그때 그 순간마다 생성하는 것과 같다.

이처럼 살아 생동하는 생명을 전제로 할 때, 위상적 중심성이 가능하다면, 인간이 탈중심성으로서 산다는 것은 인간 삶의 중심축을 주체적으로 가진다는 것이고, 자기 자신을 중심성으로 지각한다는 말이며, 그리고 자기 자신을 주체적으로 의식한다는 말이다. 이와 같이 자기 생존의 중심에 서 있는 인간이 자기로서 자기중심을 지각하고 체험함으로써 인간 자신은 자기중심을 초월하면서도 중심으로서 살아가게 된다.

그러므로 동물의 삶이 자신만을 위한 자기 '중심적'이라고 한다면, 인간의 삶은 그러한 자기중심에서 자기를 극복하고 초월하는 '탈중심적'이라고 할 수 있다. 정신적이고 종교적인 의미에서는 '해탈'(解脫)이라고 해도 좋을 것이다. 이처럼 사람은 해탈할 수 있어도 동물은 결코 해탈할 수가 없다.

이러한 탈중심성이란 엄밀한 의미에서 보면 동물과는 달리 인간의 본래성을 해명하기 위한 일종의 철학적 인간학의 범주라고 할 수 있다. 이러한 탈중심성의 개념이 간단하지 않은 것은 그 개념이 이중적 관계개념이기 때문이다. 관계개념이란 인간과 그 인간에게 속해 있는 어떤 것과 연관되어 있는 개념을 말한다. 즉 그 자체로부터 이미 동일하면서도, 동시에 동일하지 않는 다름인 것이다. 이러한 탈중심성을 포괄적으로 보면 인간존재의 근본형태라고 할 수 있다. 이를 두 가지 관계형태로 나누어 보면, 그 하나는 인간이 자기 자신과 관계하는 근본형태로서의 탈중심성이고, 다른 하나는 인간이 그 자신의 세계와 관계하는 근본형태로서의 탈중심성이다.114)

먼저 전자인 자기 자신과의 관계는 다시 한편으로는 인간 자신이 자신의 신체와 관계하는 것이고, 다른 한편으로는 인간 자신이 자신의 영과 관계하는 것이다. 여기에서 우리가 이미 호스피스의 철학적 계기를 짚어 낼 수 있는 것은 인간과 동물의 차이가 단순한 신체의 우열이 아니라, 동물에게서는 불가능한 인간의 내적 삶으로서 영성의 숭고함이 인간에게 있음을 직시할 수 있기 때문이다. 이러한 영성의 숭고함이 인간의 죽음을 단순한 생물학적인 죽음으로 내버려두지 않고, 죽음의 위엄성을 지켜나가도록 하는 것은 당연한 일이다.

이와 함께 후자인 자기 세계와의 관계도 자기 자신과의 관계에서와 마찬가지로 인간의 탈중심적 위상을 가능하게 한다. 그러나 여기에서는 이러한 철학적 인간학의 3가지 법칙적인 범주가 또한 다른 면에서 언제나 새로운 역동적인 양면성의 역할을 담당한다. 그 첫째가 '자연적이면서도 인위성'이라는 내용이고, 둘째가 '중재적이면서도 직접적'이라는 것이며, 그리고 마지막 셋째가 현장에는 존재하지 않으나, 존재하는 그런 '유토피아적인 입지'가 있다는 것이다.

먼저 자연적 인위성이란 인간은 어떠한 경우에도 동물처럼 자연에서 벗어날 수 없는 존재이나, 그런 자연존재임을 그 자신이 바로 직시함으로

114) 백승균: 『헬무트 플레스너의 철학적 인간학』. 대구: 계명대학교출판부, 2005. 157면 이하.

써 오히려 그러한 자연에 역행하는 인위적인 문화생산자로서 등장하는 이중성의 존재임을 말한다. 이러한 논리적 관계성에 따라 인간의 탈중심성의 범주를 더 나아가 중재적 직접성과 유토피아적 입지라 하여 자연과 문화의 관계, 자연과 역사의 관계, 그리고 자연과 정신의 관계를 드러내어 보여준다. 다시 말하면 이중적 관계존재로서의 인간이야말로 문화와 역사, 그리고 정신을 자기 자신으로서 수용함으로써 자연을 통해 문화를 보고, 역사를 보며, 그리고 인간 자신을, 아니 인간의 영성까지를 보게 된다는 말이다.

이 모두를 하나로 묶어보면 인간이야말로 자연환경에 구속되어 있으면서도 그러한 자연환경에서 벗어나 자유하는 존재이고, 자신에 대해서 '나'라고 말할 수 있는 존재이다. 그래서 오히려 그 이상의 존재이기 때문에 존재하면서도 존재하지 않는 자라고 할 수 있다. 참으로 인간이란 언제나 세계 속에 살면서도 세계를 떠나 있어 내재성과 초월성을 다함께 가지는 존재인 것이다. 이는 세계에 대한 개방성을 말하고, 자기 자신에 대한 개방성을 말한다. 달리 표현하면 인간존재에 대한 전면적인 틀의 형태, 즉 인간존재의 근본형태[115]라고 말할 수 있다. 이것은 다시 인간이야말로 동물과는 달리 어떠한 경우에도 환경세계에 속수무책으로 매몰되어 있는 존재가 아니라, 언제나 개방되어 있는 자기 스스로를 초월하는 존재임을 말해준다.

이처럼 살아 있는 생명체로서의 인간은 '지금-여기'에만 존재하는 자

115) 이러한 탈중심적 위상성의 형태를 띠고 있는 인간은 세계의 근원에 대한 이념으로서의 초월자와 무관할 수가 없음. cf.: F. Hammer: *Die exzentrische Position des Menschen. H. Plessners philosohische Anthropologie*. Bonn 1967. S.185-S188: 「Exzentrisität und die Frage nach der Transzendenz」.

가 아니고, 자기 자신의 이면에도 존재하며, 무(無) 속에도 존재하는가 하면, 시간과 장소가 없이도 자신의 체험을 가능케 하는 동시에, 무시간과 무장소에 대한 체험을 가능케 하는 존재이다. 나아가 인간은 자신의 한계를 가지고 있으면서도 그러한 자신의 한계를 극복하는가 하면, 스스로 살아가면서 체험을 할 뿐만 아니라, 그러한 자신의 체험을 추체험하는 존재이다. 이러한 결과로 인간은 그 이상을 체험할 수 있는 어떤 존재로서, 다시 말하면 순수 자아로서 자신을 다시 체험하게 된다.

이러한 인간존재의 죽음이란 동물이 한 생명체로서 살다가 죽음을 맞이하여 그 생명을 다하고 마는 것과는 전적으로 다르다. 물론 한 생명체가, 그것이 동물이든 인간이든 생물학적 의미에서 죽음을 맞이한다는 그 사실은 동일한 것이라고 하더라도, 그 질적 차이는 하늘과 땅의 차이이고, 그 근거는 철학적 인간학에 있어서 인간존재의 '탈중심성'에 있다. 이런 의미에서 호스피스 철학은 다 같은 생명체라고 하더라도 인간에게서 가능한 철학이지, 동물에게도 가능한 철학은 아니다. 물론 인간 역시 현실의 생명체로서 지금과 여기에 한정되어 있고, 주위환경과 자기 신체의 총체적 통일성에 구속되어 있는 것은 사실이다.

그러나 바로 그러한 한계성과 구속성이 오히려 인간존재를 해방토록 하기 때문에 인간이란 단순한 생존자가 아니다. 아니, 인간으로 하여금 스스로 해방을 가능토록 하는 것은 인간존재가 일차원적 존재가 아니라, 삼차원적 존재, 즉 3중적 존재라는 데 있다. 모든 생명체와 같이 인간 역시 물질적 요소로서의 '육체'(Korper; 물체)를 가지고 있는 동시에 육체 속에 있는 자기로서의 '신체'(Leib; 몸)를 가지고 있으며, 그리고 이 양자의 기점이라고 할 수 있는 '자아'(Ich; 나[116])를 가지고 있다. 이러한 자아란 자기가 자신을 향해 '나'라고 할 수 있는 생명으로부터의 인격 내지 인품인 것이다.

더욱 극단적으로 동물도 인간과 마찬가지로 육체와 신체를 동시에 다 가지고 있으나, 어떤 구조관계에서 가지고 있느냐에 따라 달라진다면, 이미 언급한대로 동물은 시종일관 자기중심성에 매몰되어 육체적 영역에서 벗어날 수가 없다. 이에 반해 인간은 탈중심성의 자기 위상성117)을 그때마다 언제나 새로 가지게 된다. 다시 말하면 동물은 육체로서만 존재하고, 그러한 육체를 자기 신체로서 소유하는 반면에, 인간은 언제나 신체(몸)로서 존재하는 동시에, 그러한 신체(몸)를 육체로서 소유하는 구조관계 속에서 관계에 대한 관계를 새로 설정함으로써 그 양자를 하나로 가지고 동일한 것으로 가지나, 공속시키지는 않는다는 말이다.

이는 인간의 외부세계가 육체와 신체(몸)라는 이중성으로 표현되었음을 의미한다면, 그 내부세계는 영(靈)과 체험이라는 이중성으로 표현될 수 있음을 의미한다. 영이 일정한 법칙에 따라 전개되는 사전 본래적 성향의 현실이라면, 체험은 '지금-여기'에서 자기 자신을 관철시켜 나가는 현실로서, 인간으로 하여금 새로운 인상이나 미래 체험에 대한 새로운 가능성을 열어주는 능력이라 할 수 있다. 이처럼 인간이란 동물과 마찬가지로 생물학적 유기체의 한 존재임에는 틀림없으나, 인간의 탈중심성으로 인해 분명히 동물과는 이미 구별되었다. 이와 함께 인간의 삶에서도 자신을 반성하여 탈중심화한다는 의미에서 동물과는 또한 구별되었던 것이다.

---

116) 백승균: 『헬무트 플레스너의 철학적 인간학』. 상게서. 129면 이하.

117) 위상성(Positionalität: 位相性)의 개념은 인간존재를 철학적 생물학으로 해명하고자 하는 개념이다. 이는 모든 생면체가 예외 없이 공통적으로 자리 잡고 있는 시간공간의 구조연관성에 대한 총체성을 의미함.

인간 자신마저 인간 전체나 세계 전체를 어떠한 초능력의 이성을 가지고도 인식할 수 없기 때문에 궁극적으로 어떤 신앙에 의존할 수밖에 없다. 그러나 특정한 종파와는 무관하다. 이처럼 자신의 본래성에서 신앙하는 사람만이 언제나 자신의 본향으로 되돌아갈 수 있고, 이러한 사람은 죽음에서도 자신의 본향으로서 신앙을 갖는다. 그러나 죽음 앞에서는 이성이나 정신마저 인간과 자연을 자신으로부터 떠나게 하여 자신을 넘어서 가고 자신을 초월하여 간다. 이처럼 정신은 탈중심성의 관계를 파괴하거나, 적어도 인간의 한 면만을, 즉 타향(他鄕)만을 열어 놓고 있으므로 경직되어 있기 마련이다. 그러나 신앙은 인간의 본래적인 자기를 근원적으로 보여 주는 본향(本鄕)에 있으므로, 거기에서는 죽음도 생명의 존엄성처럼 위엄성을 가지게 된다.

3) '결함존재'로서의 인간

철학적 인간학자로서 쉘러는 인간을 '아니라고 말할 수 있는' 정신적 존재로 규정하였고, 플레스너는 '탈중심적 존재'로 정의하였으며, 그리고 겔렌은 '행동하는 존재'[118]로 단정한다. 그러나 이들은 한결같이 인간을 전통적 의미에서의 사변적-형이상학적 반성을 통하여 추상적으로 규정하지 아니하고, 철학적-생물학적 관점에서 인간과 동물을 비교하여 냄으로써 더욱 구체적이고 현실적으로 규정하고 있다. 그러므로 이들 대표적인 철학적 인간학자들의 공통된 관심은, 설령 이들의 철학적 이론은 크게 관념적이고 정신과학적인 틀에서 벗어나 있지 않다고 하더라도,

118) A. Gehlen: *Der Mensch. Seine Natur und seine Stellung in der Welt.* Wiesbaden 1986. S.53.

우주론적 관점에서 이루어진 경험적이고 사실적인 생물학에다 근거를 두고 있다.

이처럼 순수철학에서 심신(心身)의 '생물학'으로 자리를 바꾸어 놓았다 함은 형이상학적 천상의 철학에서 생물학적 현실의 철학으로 옮겨졌다는 사실을 의미한다. 현실의 인간철학[119]은 분명히 어떤 한 의미에서 인간 삶의 철학을 의미하나, 그러한 인간의 삶에는 또한 인간의 죽음도 함께 하고 있음이 사실이다. 이러한 인간 삶의 이면을 이제 겔렌은 어떤 방식으로 이끌어내고 있는지를 그의 주장을 통해 한번 살펴보고자 한다. 이를 통해 우리는 그러한 주장의 내용이 또한 다른 측면에서 호스피스 철학을 가능토록 하는 철학적 기틀이 됨을 확인할 수 있을 것이다.

겔렌에게 인간이란 처음부터 행동하고 활동하는 존재로서 부각된다. 왜냐하면 인간의 삶이란 자신을 보존하기 위한 행동에서 비롯되기 때문이다. 어떠한 인간의 행동은 그 행동의 흔적을 남기기 마련이고, 그러한 인간의 행동흔적을 생물학적으로, 더욱 엄밀하게는 전체적으로 통관하여 해석하여 내는 학문이 넓은 의미에서 그의 '철학적 인간학'이라 할 수 있고, 또한 그 과제라고도 할 수 있다. 그렇다면 인간의 본질마저도 순수 사변적으로만 해석하여 낼 때, 그 결과는 자연을 떠나 있는 추상적 결과일 뿐이지, 현실적인 인간생존의 보장이라고는 할 수 없다. 이러한 인간생존의 보장이란 또한 그 이면에는 인간의 본래적 죽음을 이미 되돌아 볼 수 있는 근거가 되기도 한다.

먼저 보다 구체적으로 자연이라는 현실은 동물과는 달리 인간으로

119) 철학적 인간학의 성립가능성을 "인간철학 없이는 삶의 경험이론이 불가능하고, 자연철학 없이는 인간철학이 불가능하다"는 Plessner를 연상할 필요가 있음: 백승균: 상게서. 112면 참조 바람.

하여금 자기 스스로 자신의 생명을 보존하도록 하고, 생명을 보존하기 위하여 인간 스스로가 적절한 행동을 해야 하고, 활동하지 않을 수가 없다.[120] 이처럼 자신의 태도를 적절하게 결정하고 행동한다는 것은 인간 그 자신이 아직 그 무엇으로도 결정되어 있거나 확정되어 있지 않음을 의미한다. 이는 인간이 아직 미완성의 존재이고, 결함존재이며, 그리고 그 무엇으로도 될 수 있는 무한성의 개방적 존재임을 말해준다.

그러나 동물은 이와 반대로 처음부터 철저하게 환경에만 적응하여 살아간다. 다시 말하면 특수한 환경 속에서는 그 특수한 동물밖에 살아가지 못한다는 말이다. 그러므로 동물과 환경과의 관계는 생명보존을 위한 절대적 관계라 할 수 있다. 자신의 생명을 보존하기 위하여 동물은 일정한 환경에서 태어나고 성장하여 살다가 자연으로서 죽음을 맞이한다. 그러면서도 동물은 그 자신이 어디서, 어떻게 해서 태어났고, 무엇을 먹고 자라났으며, 또한 왜 자신이 죽는지, 죽게 되는 자기 자신은 누구인지를 스스로 묻거나 되묻지 않는다.

동물은 그저 그런 환경 속에서 태어나 살다가 죽음으로 끝난다. 그러한 사실만 존재하지, 사실에 대한 의미는 존재하지 않는다. 의미가 존재하지 않으므로 삶에 대한 반성은 물론이고, 죽음에 대한 성찰도 없다. 더욱이 자신들의 죽음에 대한 위엄성이라는 것은 결코 용납될 수 없는 차원이다. 이는 동물의 기관구조가 그 환경에 적절하게 적합하도록 진화되어 있다는 말이고, 감각충동이나 본능이 그렇게 되어 있다는 말이다. 이처럼 동물은 본능적으로 자신에게 필수불가결한 것 이외는 무관심하거나 무시할 뿐, 그러한 환경을 정면 돌파하는 의지를 가지지 않는다.

---

120) A. Gehlen: *Urmensch und Spätkultur*. Wiesbaden 1986. S.29: 「Handeln als Zweck」.

사실 동물은 어김없이 특정한 환경에서 자기들의 본능에 따라 적응하여 살아갈 수 있도록 상호 종별화되어 있다면, 어렵게 표현하면 '목적론적 합목합성'만을 가지고 태어나 살아간다고 하면, 인간은 처음부터, 아니 형태학적으로도 그러한 환경에 부적합하게 태어나고, 종별화도 되어 있지 않으므로 인간 자신이 자기 환경(세계)을 스스로 만들어 나가지 않으면 안 된다.

인간이 자신의 세계를 만들어 나가기 위해서는 자기 행동에 대한 태도를 그때마다 스스로 부단히 결정해야 하고 실천에 옮겨야 한다. 이는 이미 위에서 언급한 대로 동물에서와는 달리 인간에게는 아직 어떤 것 하나도 결정된 것도 없고, 확정된 것도 없어 개방되어서만 있다는 사실을 의미한다. 다시 말하면 인간은 미결정적 존재이고, 미완성의 존재이며, 즉 동물에 비해 비전문화되어 있는 모자라는 존재, 아니 더욱 적극적으로는 '결함존재'121)임을 말한다.

그러나 그러한 결함을 결함으로 직시할 수 있는 인간에게는 그 이상 결함이 아니라, 결함 그 이상을 보강케 하는 새로운 능력, 새로운 세계, 즉 문화세계를 열어주는 생산적 계기가 된다. 이러한 계기의 원칙이 '해방의 법칙'으로 철학적 인간학을 가능케 하고 있음을 우리는 특기하지 않을 수 없다. 더구나 이러한 계기들이 호스피스 철학을 형성하는 기본적인 동인이 되기 때문에, 인간의 죽음을 죽음 그 자체로 끝나는 것으로서 보지 아니하고, 오히려 죽음으로 인한 인간 삶의 의미와 생명에 대한 존엄성, 그리고 죽음의 위엄성까지도 새로이 짚도록 하는 계기가 된다. 바로 이러한 죽음 때문에 바로 영생은 아니라고 하더라도 죽음 그 자체는

121) Arnold Gehlen: *Der Mensch; Seine Natur und seine Stellung in der Welt.* 9.Aufl. Frankurt(M) 1971. S.20, S.33, S.83, S.354.

아직 삶이고, 삶과 연관되어 있기 때문에, 생명의 존엄성과 함께 죽음의 위엄성도 경건히 지켜져야 한다고 할 수 있다.

이처럼 겔렌이 인간을 결함존재로서 정의하는 데는 한편으로 인간에게는 동물적 생존조건으로서의 자연적 환경이란 절대적이 아니다 라는 사실을 주장하기 위함이고, 그와 동시에 다른 한편으로는 인간적 생존수단으로서의 문화창조가 필수적이라는 사실을 주장하기 위함이다. 이러한 의미에서 문화란 일반적으로도 자연적 환경을 이용하여 인간의 이상을 실현시켜 나가는 정신활동이라 할 수 있는 것처럼 인간학에서도 인간이 자연환경에 역행해서 살아갈 수 있는 생태학적인 인간활동의 소산이라 할 수 있다. 인간이야말로 북극에서도 살 수 있고, 남극에서도 살 수 있으며, 물론 온대에서도 살 수 있음을 말한다.

그러므로 동물은 자연적 환경에 따라 살아가나, 인간은 자연을 가로질러가는 문화적 세계에 따라 살아간다고 할 수 있다. 이로써 인간을 '문화적 존재'[122]라 하고, 이의 내면적 동인은 인간이 '행동하는 존재'[123]로서 결함존재임에 기인한다. 동물 역시 행동(사냥)하지 않고는 살아갈 수 없으나, 동물은 원칙적으로 본능에 따라만 행동하는 존재일 뿐이다. 그러나 인간은 자신의 본능에서도 시공을 넘어 역행할 수 있는 개방적 존재로서 구상하며 계획할 뿐만 아니라, 예견하고 예측하여 자기 세계를 바꾸어 가는 행동하는 존재이다.

이러한 내용을 바꾸어 보면 한편으로 인간이란 동물과 같이 생물학적 존재이나, 다른 한편으로는 그러한 생물학적 자연성을 가로지르는 문화적 존재이기도 하다. 그래서 인간의 제1 본성은 자연이고, 인간의 제2

---

122) A. Gehlen: *Der Mensch.* A.a.O. S.80.

123) A. Gehlen: *Der Mensch.* A.a.O. S 23, S.38.

본성은 문화라고도 한다. 왜냐하면 인간이 만들어낸 문화가 종에 따라 전문화된 동물의 환경을 대신하고 있기 때문이다. 이러한 환경, 즉 자연과 문화는 분명히 이원적이다. 자연과 문화가 인간에게서는 쌍방이 서로 역행하는 관계이나, 동물에게는 일방통행의 한 방향일 뿐이다.

동물에게는 이 양자인 자연과 문화가 하나로 존재하나, 인간에게는 그 양자가 공속하여 하나이면서도 둘로 존재한다. 하나로서 존재하나, 그 양면성을 서로 다르게 가진다는 말이다. 하늘도 가지고 땅도 가지는가 하면, 삶도 가지고 죽음도 가진다. 더욱 적극적으로 삶 속에서 죽음을 가지고, 죽음 속에서도 삶을 가진다고 할 수 있다. 이는 인간이 자연적 요소를 가지면서도, 동시에 문화적 요소도 함께 가지기 때문에 가능하였다.

이러한 인간에 대한 이중성의 가능성을 겔렌은 '행동'124)이라는 개념에서 제시한다. 자연과 문화란 엄격하게 보면 상호 다른 독립적 개념이다. 그러나 이 양자의 개념이 인간의 행동이라는 실천적 현실에서는 독립된 양자로 존재하지 아니하고, 일자의 양면성으로서 존재한다. 즉 인간의 행동이라고 할 때, 그 첫째는 전체의 유기체 가운데서 인간이라고 하는 특수한 자연적 생명체의 생존방식으로서 행동이라는 말이다. 그리고 그 둘째는 그와 동시에 자연을 기획하고 설계하여 변혁시켜 나가는 문화적 인간의 생존방식으로서 행동이라는 말이다. 전자를 생물학적이라 한다면, 후자는 문화적이라고 할 수 있되, 이 양자는 공히 인간의 행동에 공속하여 있음을 우리는 이미 짚었다. 그러므로 이 행동이라는 개념은 생물학과 사회학을 중재하는 개념인, 동시에 자연과학과 문화과학을 매개하는 개념이라 할 수 있다.

---

124) A. Gehlen: *Urmensch und Spätkultur*. Wiesbaden 1986. S.25ff. 「Handlungen」.

이러한 연관성에서 겔렌은 윤리나 도덕, 특히 종교[125] 등도 형이상학적인 관점이 아니라, 사회학적 관점에서 사회 전체 내지 사회 구성원 전체에게 필수불가결한 지도적 이념으로서만 수용한다. 왜냐하면 그는 시종일관 종교라고 하더라도 그 근원성은 철학적 표상에 근거하지 아니하고, 일종의 환상에 근거하고 있기 때문이라는 것이다. 실제 그는 여러 종교를 접하면서도 그러한 종교의 진리내용에 관해서는 언급을 회피한다.

기껏해야 그에게 종교란 오직 사회적 제도에서 오는 어떤 기능일 뿐이고, 심지어 죽음의 문제마저도 사회학적 관점에서만 보고 있다면 시종일관 그의 관심은 냉랭할 뿐이다. 이처럼 그는 그 이상 더 물을 수 없는 인간의 궁극적 목적에 주목하지 아니하고, 삶에 있는 그 이상의 어떤 것에나, 인간 자신을 삶에다 유지 보존하는 것에만 주목하고 만다.

설령 그가 죽음의 문제를 제쳐두고 전체적으로 인간의 삶에만 주목하였다고 하더라도, 그의 철학 전체는 인간 자체를 지금까지 누구도 짚어내지 못하였던 인간 자신의 허점을, 오히려 강점으로 역 부각시키는 데 성공하였다. 그렇다고 그가 형이상학적 원리를 요청하여 문제를 풀지도 않았다. 오히려 그는 인간의 생물학적 특성을 '결함존재' 내지 '비전문화(非專門化)의 존재'라 함으로써 우리는 새로운 가능성으로서 인간 삶의 다른 측면, 즉 죽음의 측면을 되돌아 볼 수 있게 된다.

인간이란 처음부터 모자라는 존재 혹은 부족한 존재로서 근원적인 결함을 가지고 있는 존재이므로 그 자신은 모든 다른 생명체와 마찬가지로 자신의 죽음을 하나의 한계상황으로서 가지지 않을 수 없다. 이러한 자신의 죽음으로 인해 인간은 자신의 삶은 물론이고, 죽음도 죽음 그

---

125) A. Gehlen: *Moral und Hypermoral*. Wiesbaden 1986. S.121-S.139: 「Religion und Ethik, neuer Stil」.

자체로서 그냥 내버려두지 않는다. 오히려 죽음을 넘어서 깨어 자기 자신에게 뿌듯하게 귀의할 수도 있고, 자기 밖의 초월자에게 귀의할 수도 있을 것이다. 전자에는 그 전형으로서 불타를 비롯한 소크라테스나 칸트와 같은 철인을 들 수 있을 것이고, 후자에는 예수를 비롯한 많은 성인들을 들 수 있을 것이다. 이렇게 본연(本然)으로 귀의할 수 있도록 우리로 하여금 그가 또한 새 길을 마련하였다고 할 수 있다.

3. 경험적 인간해석

인간이란 무엇인가를 알기 위하여 우리는 지금까지 신화적 인간해석으로부터 철학적 인간해석까지를 짚어 오면서 호스피스 활동을 위한 철학적 가능성 여하를 살피는 데 힘써 왔다. 그러나 이제 여기에서 우리는 다시 한 번 보다 더 현실적이고 경험적인 인간해석으로서 '나 자신은 누구인가' 하는 나의 정체성을 장구한 역사를 통해서 입증하고 있는 사실 내용을 구체적으로 살펴보려 한다. 이러한 경험적이고 역사적인 인간해석은 이슬람의 신비주의 전통을 이어온 수피즘(Sufism)의 수도자들이 제시하고 있는 내용들이다. 이들이 시도한 인간해석에 대한 유형들은 아주 섬세하지는 않지만 오늘날의 인간이해를 위한 심리적 원형들과도 많은 유사점을 가지고 있다는 사실은 분명하다.

이러한 내용을 1920년대 러시아의 신비주의자였던 구루지에프(G. I. Gurdjieff)가 9가지 유형의 '에니어그램'(Enneagram)으로 처음 유럽에 소개하였고, 그 후 1960년대는 미국을 통해 전 세계적으로 전파되었다. 에니어(Ennea)란 그리스어로 '숫자 9'를 말하고, 그램(gram)은 '그림'을 말하므로 에니어그램이란 '9개의 점이 있는 그림'[126]을 의미한다. 이 에니어그램은 인간이 타고난 소질과 능력을 9개의 유형으로 나누어 그 사람들의 장단점을 먼저 열거해 놓는다.

참으로 사람들마다 사람이나 사물에 대한 각자의 기호가 있고, 그런 기호에 따라 같은 사람들이 같은 관심을 가지고 서로 만나고 모이게 된다. 그러므로 이러한 사실내용이야말로 인간간의 유대관계를 경험적인 인간관계이해로서 확실히 해줄 수 있는 좋은 계기가 된다. 이러한 경험적인 인간간의 유대관계를 통해 우리는 호스피스 활동가능성을 위한 또한 다른 중요한 가능성을 볼 수 있다.

사실 호스피스 활동은 처음부터 임종환자와 다른 사람과의 관계에서 비롯되었다. 그 다른 사람이 의사라도 좋고, 간호사라도 좋다. 물론 가족 친지 혹은 사목자나 봉사자라도 좋다. 아니 실존적 자기 자신이고, 초월자인 하나님이라면 더욱 좋다. 이러한 인간관계의 모든 문제를 단순한 이론적 구상이 아니라, 장구한 세월을 통한 경험적 이론으로 제시하고 있음은 우리로 하여금 인간을 새롭게 해석하게 하는 데 구체적인 근거가 될 수 있다.

특히 에니어그램이 '아홉 개의 점이 있는 그림'이라는 뜻이지만, 그 내용적으로는 한 삼각형의 모서리에 있는 3개의 점과 원형에 있는 6개의 점을 잇는 도형으로 수많은 사람들의 성격을 그 9개의 유형으로 나누고 있는 그림이다. 그러나 우리는 그러한 그림들이 하나의 원형 위에 그려져 있다는 사실을 먼저 눈여겨볼 필요가 있다. 물론 한 그림이 다른 그림을 대칭적으로 가리키고 있으나, 그러한 그림들의 관계를 올바로 지목하게 됨으로써 사람을 더 깊이 알게 되고 이해하게 된다. 동일한 유형의 사람

126) Baron, B. & Wagele, E.: *The Enneagram made easy: Discover the 9 Types of People.* 1994: 『사람을 알 수 있는 9가지 방법』. 최연실 옮김. 청림출판사, 1997. 12면.

들은 대체적으로 동일한 동기를 가지게 되고, 동일한 행동을 하게 되며, 더 나아가 같은 눈높이를 가지게 된다. 물론 동일한 유형일지라도 언제나 모든 면에서 동일하다고는 말할 수가 없다. 왜냐하면 각 사람들의 외적 환경에 따라, 그것이 가정환경이나 사회환경, 더구나 문화환경이 어떠하냐에 따라 그 사람들의 특성이 달라지기 때문이다.

하나의 원형 위에 있는 9개의 점들은 그 한 점이 다른 점과 연결된다. 이처럼 연결되는 두 점들의 방향을 통상 '화살표' 방향이라 하고, 그러한 점들은 사람들의 유형을 의미한다. 한 유형의 사람이 다른 유형의 사람과 마음 편히 관계하는 화살표 방향은 1번의 경우 6개의 점을 잇는 도형으로서 1-7-5-8-2-4-1이고, 3번의 경우 3개의 점을 잇는 삼각형으로서 3-6-9-3이다. 다시 말하면 1번은 7번으로 가고, 7번은 5번으로 가는 방식이고, 3번은 6번으로 가고, 6번은 9번으로 가는 방식이라는 말이다. 그러나 이 '화살표' 방향이 그 반대로 향하게 되면 그 사람들은 스트레스를 받아 충돌이 생기게 된다. 1번이 4번으로 향하고, 4번이 2번으로 향하는 경우가 그렇고, 3번이 9번으로 향하고, 9번이 6번으로 향하는 경우가 그렇다. 이는 우리의 오행을 연상케 한다.

이에 에니어그램이 특기하고 있는 것은 같은 유형의 사람들이라도 서로가 중첩될 수 있는 경우를 '날개'[127]라는 포괄적 개념으로 풀어주고 있다. 한 사람의 성격은 그 자신의 유형 양쪽 옆에 있는 유형들의 특성을 즉, 혼합되어 있거나, 혹은 서로 영향을 받을 수 있다는 것이다. 삼각도형의 9번은 8번과 1번의 특성을 어느 정도 다 가지고 있다는 것이고, 6번은 7번과 5번의 특성을 가지고 있으며, 그리고 3번은 2번과 4번의 특성을

127) Baron, R. & Wagele, E.: 상게서, 15면.

또한 어느 정도 다 가지고 있는 것이다.

특히 여기에서는 이를 인간 신체의 세 가지 중심축으로, 즉 심장과 두뇌, 그리고 내장으로 나누어 그 관계성을 밝혀주고 있다. 심장은 인간의 감정이라는 이미지를 말해주고, 두뇌는 사고라는 정중하고 무거운 분위기나, 심지어 두려움마저 느끼도록 하는 것을 말해주며, 그리고 장은 인간의 본능에 해당하는 것으로서 분노까지도 말해준다.

구체적으로 예시하면 성취욕이 강한 사람들인 3번 유형은 사회적으로 자신이 유리하게 보이는 것을 좋아하는 사람들로서 한편으로는 사랑의 이미지를 가지고 남을 돕고 싶어 하는 2번 유형의 성격을 가지는가 하면, 다른 한편으로는 자신을 독창적으로 보이려는 강한 욕구를 가진 4번 유형의 성격도 가진다는 것이다. 의심이 많고 사려함이 강한 사람들인 6번 유형은 권위 있는 사람들로부터 인정을 받거나 혹은 그런 사람들로부터 벗어나 안도감을 가지려 하는 사람들로서 한편으로는 멀리 떨어져서 관찰하기를 좋아하는 5번 유형의 성격을 지니고, 다른 한편으로는 능동적이고 낙천적이며 불쾌한 감정까지도 억누르는 모험심이 많은 7번 유형의 성격도 지닌다.

그리고 삼각도형의 꼭지점에 있는 고분고분하고 상냥하며 대립하지 않으려는 9번 유형의 평화주의자들도 한편으로는 분노를 두려워하지 않고 자기 이미지를 강하게 보여주고 싶어 하는 자기주장이 강한 8번 유형의 성격을 가지는가 하면, 다른 한편으로는 자신의 분노를 의식적으로도 억누르면서 자신의 행동원칙을 철저히 실천하여 나가, 보다 나은 세계를 구현하려는 1번 유형인 완벽주의자의 성격도 지닌다는 것이다.

여기서 우리는 먼저 '사람을 알 수 있는 9가지 방법'[128]의 도형을 소개하고, 그 인간유형의 성격을 표기하고자 한다.

1) 9개의 점이 있는 그림

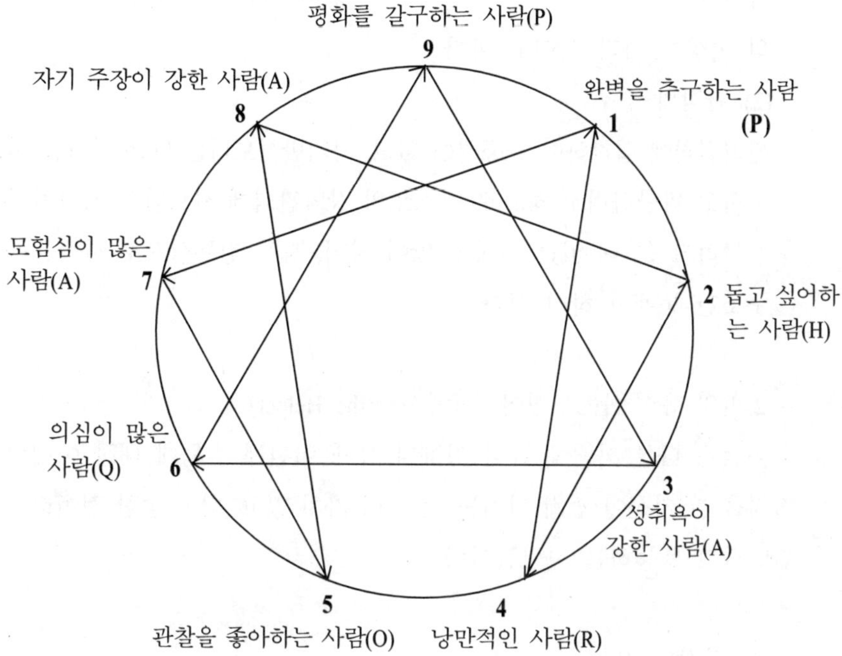

2) 9가지의 인간유형(바로 과부; PharoQaap)

- 1 번의 유형: 완벽을 추구하는 사람(the Perfectionist)

이들은 자신의 삶을 보다 더 올바르게 하려 하며, 자신이 살고 있는 사회와 세계를 보다 더 완벽하게 하려는 의지를 가지고 행동하는 사람들이다.

128) R. Baron and E. Wagele: 『사람을 알 수 있는 9가지 방법』. 최연실 옮김. 서울: 청림출판사, 1997.

(1) 장점의 경우

현실적이고 생산적이며, 공정하고 믿을 만하며, 윤리 도덕적일 뿐만 아니라 양심적인가 하면, 현명하고 정직하며 원칙을 고수하면서 자신의 이상에 따라 살려고 한다.

(2) 단점의 경우

원리원칙에 집착하여 융통성이 없고, 자기반성보다는 다른 사람을 비판하고 판단하려고 하므로 스스로의 강박관념에 사로잡혀 지나치게 심각하고 쓸 데 없는 걱정을 많이 하며, 강한 질투심으로 사람들을 무조건 통제만 하려 한다.

▪ 2 번의 유형: 돕고 싶어 하는 사람(the Helper)

이들은 다른 사람에 대한 강제나 통제 이전에 그들에 대한 이해의 감정을 그 자신이 먼저 가지는 것이 더 가치 있고, 더 소중한 것이라고 판단하고 행동하는 사람들이다.

(1) 장점의 경우

마음이 따뜻하고 인정이 많으며, 다른 사람을 배려하고 관대하여 사랑을 한없이 베풀면서도 통찰력이 있고 열정적이어서 여러 가지 일에 적응을 잘 하는가 하면, 사람들이 자기를 어떻게 느끼고 있는가에 대해서는 민감한 반응을 보인다.

(2) 단점의 경우

자기 생각을 직언하지 못하고 간접적으로 돌려서 말하며, 상대방의 비위에 맞추려 하는가 하면, 심지어 순교자처럼 처신하면서도 자신을 과시하려 하고 신경질적이며, 더 나아가서는 소유욕이 강하다.

▪ 3 번의 유형: 성취욕이 강한 사람(the Achiever)

이들은 정력적이고 낙천적이며 자신에 대한 신념이 강하여 일을 처리하는 데는 생산적이며, 자신이 시도한 일을 성취해서 직성을 풀려고 함으로 자신의 실패를 인정하려 들지 않는 사람들이다.

(1) 장점의 경우

언제나 낙관적이고 정력적이며, 그 자신이 늘 자신감에 차있어 스스로 일을 찾아 부지런히 효과적으로 처리하여 냄으로써 현실적으로 그 나름대로의 업적을 이루어내는 실질적인 능력을 발휘한다.

(2) 단점의 경우

일이 언제나 자기 뜻대로 이루어지는 것이 아닌데도 불구하고 자기도취에 빠져 늘 잘난 체함으로 그 스스로가 기만적으로 되고, 심지어 허영심에 사로잡혀 일의 본질을 보지 못한 채 껍데기에만 집착하면서 쓸 데 없는 경쟁심에 사생결단을 하는가 하면, 그러한 결단이 그의 복수심을 낳게 한다.

▪ 4 번의 유형: 낭만적인 사람(the Romantic)

이들은 감정이 풍부하고 환상적이며, 주변의 환경에 민감하여 일이나 사람에 대한 이해를 추구하고 의미를 극구 부여하면서 자신의 내면성을 시적으로 표현하며 자신의 독자성을 음으로 양으로 나타내려 하는 사람들이다.

(1) 장점의 경우

자신의 내면을 폭넓게 살펴 직관적으로 표현하여 냄으로써 다른 사람들에게는 세련되게 보이며, 상대방의 감정에 적극적으로 동조하여 미사여구로 절묘하게 독창적으로 기술하고 서술함으로써 따뜻하고 인정이 많게 보이며 연민도 많아 보인다.

(2) 단점의 경우

그때그때마다 자신의 기분에 따라 좌우되므로 기존의 윤리도덕에는 순응하지 못하고 스스로에 움츠려 들게 되며, 자기 자신에게만 몰두함으로써 항상 자신의 죄책감에 싸여 있으면서도 자의식만은 굽히지 않는다.

▪ 5 번의 유형: 관찰을 좋아하는 사람(the Observer)

이들은 일을 똑바로 직관함으로써 그 일의 본질을 직시할 수 있기 때문에 자기 스스로 해결할 수 있는 능력이 생기고, 그러한 능력은 분석적이어서 호기심을 자극하게 되고 강성하게 함으로써 사람의 욕구를 왕성하게 하며, 자기 스스로를 강하게 보이려고 하는 사람들이다.

(1) 장점의 경우

객관적으로 지각할 수 있고 지속적으로 분석할 수 있는 능력을 가지면서도 감수성이 뛰어나고 현명하여 남의 도움이나 협력 없이 스스로의 일을 자신의 관찰력과 분석력으로 해결하여 나간다.

(2) 단점의 경우

객관적인 확실성을 가지고 있으므로 지적으로 오만하고 자만하여 고집을 부리게 되고, 마침내 다른 사람과는 거리를 두면서 비판적으로 되나, 그렇다고 자기주장을 기꺼이 하지 않으면서도 매사에는 부정적이고 구두쇠 노릇을 한다.

▪ 6번의 유형: 의심이 많은 사람(the Questioner)

이들은 철저하게 안정감을 최우선으로 하여 모든 행동을 결정하고자 하므로 책임성을 강조하게 되고, 그로써 주변으로부터 그들은 신뢰감을 얻게 되나 그 자신은 대단히 소심하다. 그럼에도 불구하고 그들은 명분심이 강하므로 다른 사람을 돌보아 주려고 애를 쓰는 사람들이다.

(1) 장점의 경우

다른 사람을 도와주려는 따뜻한 마음을 가지고 있어 동정심이 많고, 이에 여러 사람들에게 호감을 주며 또한 실질적으로 재치도 있어 언제나 주어진 자기 일에 충실하고 그에 따른 책임감도 강하다.

(2) 단점의 경우

지나친 의심 때문에 쓸 데 없는 경계심이 많아 편협하고, 언제나 방어 태세로 사람을 대하며, 그 결과로 스스로 엄격하여 자기 패배적으로 되고, 심지어는 다른 사람을 통제하려 하고 시험까지 하려 하므로 그는 예측할 수 없는 사람으로 된다.

▪ 7번의 유형: 모험심이 많은 사람(the Adventurer)

이들은 인생이 두 번 다시 되풀이되는 것이 아니므로 적극적으로 자신의 삶을 살아보려 하고 행복해지려 한다. 그러하기 위하여 자신에게 즐거운 일을 계획하고 설정하여 그 사회에다 자기 독창적인 방식으로 기여하고자 하는 사람들이다.

(1) 장점의 경우

자신에게 재미있는 일을 계획함으로써 자발적이고 정열적이며 매력적이고 적극적인가 하면, 정력적이고 낙천적이며 생동감으로 일에 참여하게 된다. 이로써 새로운 것에 대한 호기심을 가지게 되고 자신감을 가지게 된다.

(2) 단점의 경우

자신의 모험심에만 집착하므로 광적이고 반항적이며, 충동적이고 자기 파괴적이어서 안정감이 없고 자기 절제를 하지 못하는가 하면, 한 가지 일에 집중하지 못하고 여러 가지의 소유의욕만을 노출시킨다.

▪ 8 번의 유형: 자기주장이 강한 사람(the Asserter)

이들은 양보를 용납하지 않고 끝까지 버티어 나가 이기려고 하며, 스스로 강하여지고 싶어 한다. 그러므로 자기 스스로의 능력을 절대적으로 신뢰할 뿐 자기 자신에 대한 반성은 아예 배제하고, 동시에 남에게 의존하려는 의지 역시 배제하여 버리는 사람들이다.

(1) 장점의 경우

솔직하고 직선적이며 정력적이고 현실적이어서 자기 의존적이므로 권위가 돋보이게 되며, 그 스스로의 자신감이 강해 다른 사람을 보호하려 한다.

(2) 단점의 경우

자기중심적이고 투쟁적이며 공격적이고 반항적이어서 상대방을 통제하려 들고 지배하려 드는가 하면, 때로는 둔감하고 회의적이다.

▪ 9 번의 유형: 평화를 갈구하는 사람(the Peacemaker)

이들은 어려운 일들이 잘 풀리게 하기 위하여 다른 사람과 화합하여 평화를 지켜나가도록 하고 또한 서로의 갈등을 해소하여 나가며 현재보다는 미래에다 초점을 맞추어 완화된 해결책을 마련하려는 사람들이다.

(1) 장점의 경우

수용적이고 양보적이며 관대하고 개방적이어서 모든 사람에게 공감을 나타내어 주는 이타심으로 상대방을 먼저 이해하고 지지하므로 주변의 환경을 부드럽게 하고 유쾌하게 한다.

(2) 단점의 경우

자신의 강박관념에 사로잡혀 다른 사람을 판단하려 하고 어느 정도의 거리를 두고 생고집을 부리는가 하면, 때로는 냉담하고 때로는 망각한 채 자기 주장을 기꺼이 하지 않고, 꾸물대거나 주춤하여 좋은 기회를 놓치기도 한다.

3) 각 중심은 이웃하는 세 유형을 이룸

① 감정(심장)의 중심: 3번을 중심으로 하여 2번과 3번

② 사고(머리)의 중심: 6번을 중심으로 하여 5번과 7번

③ 본능(내장)의 중심: 9번을 중심으로 하여 1번과 8번

4. '새로운 인간'(homo novus)

1) 새로운 인간의 등장

이제 인간은 신의 피조물이 아니라, 인간 자신의 입맛대로 자기 스스로

를 조작하고 생산하는 창조자로 곧 군림하게 된다. 특히 20~30년 후에는 50% 이상의 아이들이 생식클리닉의 시험관에서 자라고 태어난다고 해도 크게 놀라는 사람이 거의 없을 것이라는 장담이 난무하고 있다. 하기야 인간의 유전자형질연구를 2005년까지 완료하리라던 것이 이미 2001년에 인간의 유전자형질지도가 완성되었고, 이에 따른 생식의학의 발전은 이루 말할 수 없을 정도로 급부상하고 있다.

이로 인해 자연과학의 영역에 있어서도 전통적인 수학이나 물리학보다는 생물학이, 그것도 분자생물학이 각광을 받아 인간을 죽음으로부터 해방시키고 있다. 이는 분명히 현대과학이 유전자공학과 생식의학이라는 신무기를 가지고 자기 밖에 있는 Hi-tech의 외벽을 무너뜨리고, 자기 안에 있는 Bio-tech의 내벽으로 돌진하고 있음을 의미한다.

지금까지 인간의 생명은 체내수정을 통해 모태의 자궁에서 자라고 성장하여 생산되었다. 그러나 이제 자연적 순리에 따른 인간의 생명은 체내생산이 아니라 체외생산으로, 즉 인간 본래의 자궁이 아니라, 인간이 만든 인공자궁을 통해 생산되고, 이러한 체외생산의 방식은 현대의 생식의학이 달성하고자 하는 마지막 단계로서 궁극적 목표라고도 한다.

독일의 과학 저널리스트인 뵘(Boehm)[129]은 인간의 한계를 극복하려는 과학자로서 일본 동경대학교의 요시노리 쿠와바라 교수를 들어 그의 최초 인공자궁을 소개하고 있다: 그는 유리관으로 된 인공자궁실에다 9리터의 양수(포도당, 단백질 알부민, 나트륨과 칼륨, 염화물 등의 혼합물)를 만들어 섭씨 39.5도로 유지시킨다. 이 양수 안에 있는 염소의 태아는 흐릿한 액체로 되어 있으나, 생명을 가지고 있어 주사용 영양용액으로

129) Boehm, Gero von: 『오디세이 3000. 미래로의 여행』. 장혜경 옮김. 서울: 끌리오, 1999.

태아의 혈액을 채워준다. 그 영양액의 성분은 포도당 30%, 아미노산 3%가 약간 넘고 간장이 1%이라는 것이다. 또한 이 태아에게 일종의 수면제를 주사하고 있는 것은 태아가 버둥거리면 혈액순환에 무리가 오기 때문이라고 한다.

생명은 이제 체외의 유리관 인공자궁에서 세계 어디에서나 태어날 수가 있다. 일본에서는 말할 것도 없고 러시아에서도, 오스트레일리아에서, 심지어 우리나라에서도 태어날 수가 있다. 그러나 유리관 인공실험실에서 그 생명 자체들이 당해야 하는 고통과 비극에 대해서는 어느 누구도 되돌아보지 않으려 한다면, 인간이 인간다워야 한다는 말은 무슨 말이고, 인간의 죽음 혹은 생명의 죽음을 애도한다는 말은 무슨 말인가? 이러한 마당에 인간을 위한 윤리란 무엇이고, 도덕이란 무엇인가?

동서양을 막론하고 인간이 존재하는 그곳에는 그에 따른 윤리도덕도 있어 왔다. 인간이 인간다워야 한다는 윤리도덕은 생명의 존엄성과 죽음의 위엄성을 지키고 가꾸어 온 데서 비롯되었다. 거룩하고 참된 인간이 아니라도 좋다. 그저 인간이면 인간으로서 그 생명 때문에 존엄성을 지켜야 했고, 이에 인간의 죽음 역시 그 생명으로 인해 위엄성을 지켜왔었다.

그러나 이제 유리관 인공자궁에서 새로 태어나는 생명들은 수천 수만 개의 생식세포들로서 초시간적으로 냉동 보관될 수 있기 때문에, 사람이 원하는 대로 언제, 어느 곳에서나 이렇게 혹은 저렇게 조작될 수 있다. 입양을 원하는 사람들에게는 그들의 입맛에 딱 맞는 아이를 얼마든지 만들어 공급하여 줄 수도 있다.[130] 질병을 앓는 사람에게는 그러한 질병을 유발하는 형질의 유전자를 파악하여 개량하거나 대체하여 주면 치료

130) Boehm, Gero von: *Odysee 3000. Reisen in die Zukunft.* 『오디세이 3000』. 오혜경 옮김. 서울: 끌리오 1999. 59면 이하.

가 언제나 가능하다.

인간게놈 프로젝트(Humangenom Project)는 2000년의 초안 이후 인간생명의 유전적 청사진인 인간게놈지도를 이미 100% 완성하였기에 그들은 "30억 년의 진화 끝에 1개의 세포에서 성년기를 거쳐 무덤까지 가는 과정의 명령집합을 갖게 됐다"고 하였다. 특히 미국 국립 인간게놈연구소(NHGRI)의 소장인 콜린스(F. Colins) 박사는 그 결과를 "모든 인류에게 중대한 선물"이라 하여 염기서열의 해독작업을 높이 평가하였다.

2) 나는 누구이고, 새로운 인간은 누구인가

이처럼 30억 개의 유전자형질을 분석하여 10만 개의 인간 유전자지도를 완성함으로써 인간생명의 암호를 이미 해독하여 내었다면, 아니 앞으로 10년 혹은 20년 이내 각개인의 유전자형질도 완벽하게 해석되어 나온다면, 도대체 그러한 인간이란 누구이고, 나는 누구인가?

인간이란 유전자형질로 보면 유전자의 총합 그 이외는 아무 것도 아니다. 나 역시 나 자신의 염기서열 해독작업결과 그 외는 아무 것도 아니라는 것이다. 그러한 염기서열의 해독작업결과를 CD에 복사하여 집에서나 밖에서 컴퓨터에 넣은 후 분석하면, '나'라고 하는 존재가 뜨고, '나'라고 하는 한 인간의 체계, 즉 '나의 몸'이라는 것이 뜨게 된다. 지금까지의 철학적 인간개념이나 '나', 즉 자아라는 형이상학적 개념은 한갓 공염불에 불과한 공허한 말이 되고, 더욱이 순수 자아라고 하던 철학적 개념 역시 사실 한 맹목적인 개념에 불과하게 된다.

이에 그치지 않고 현대의 생명과학기술은 그러한 실재의 정보를 신용카드의 크기로 압축저장도 할 수 있어 그 사회적 유용성은 확대일로에 있다는 것이다. 이뿐만 아니라 질병 없는 건강한 우량 사회를 만들기 위해 시디롬(CD Rom)으로 유전자 결함검사를 완벽하게 처리함으로써 질 좋은 인간을 마련하여 나가는 데도 유전자공학과 생식의학의 기여는 현실적으로 지대하다.

이미 잘 알려진 대로 정자와 난자를 시험관 안에서 수정하여 형성된 배아를 자궁에 이식하는 시험관 아기는 전 세계적으로 일반화되어 있다. 그러나 그 태아가 사용되기 전에 유전자형질이 어떠한가를 먼저 검사받게 된다. 만일 그 태아에게 어떤 질병의 가능성이 나타나면 사전에 조치를 취해 버릴 수도 있으나, 그와는 반대로 착상 전 진단법을 통하여 어떤 예능적 능력이나 과학적 소질을 극대화하기 위하여 어떤 규격품의 태아를 임의로 조작하거나 선별할 수도 있다.

뿐만 아니라 그 즉시 배아를 자궁 속으로 이식할 상황이 아니면, 냉동상태로 보관도 할 수 있음으로써 태아의 생사는 전적으로 의사나 혹은 제3자의 손에 달려 있게 된다. 어찌 이 태아의 생사뿐이라고만 하겠는가! 우리의 생사 전체가 남의 손에 달려 있게 되지 않는가! 그러나 이러한 사안에 대해서는 아랑곳하지 않는 것이 오늘날의 첨단생명과학의 세계이다. 한발 앞서 이미 현재 약 30여 종의 인간질병을 치유하기 위하여 체세포 유전자 치료법을 개발 중이라고 한다. 이것은 좋은 현상이다. 그러나 순수 질병치료가 아니라 규격품의 인간을 만들어 내겠다고, 아니 우수한 아이를 만들어 내겠다고 유전자를 인간의 임의대로 조작하여 나간다는 사실에 아연 실색하지 않을 수 없다. 그렇다면 인간의 미래가 어떻게 될 것인지는 어느 누구도 보장할 수 없게 된다는 것은 눈에 불보듯 빤한 일이다.

참으로 오늘날의 유전자공학이 생식의학과 야합할 때, 정자와 난자를 시험관에서 수정시켜 생겨난 배아의 유전자형질을 쉽게 교체할 수 있을 것이고, 그로써 규격품의 인간은 말할 것도 없고, 입맛대로의 인간을 만들어낼 수 있게 된다. 이에 따른 인간의 윤리문제는 인류역사가 늘 그러하였듯이 과학적 진보에 순응할 수밖에 없다는 것이 유전자공학자들의 소신이다.

이러한 맹목적 소신이 우리로 하여금 한편 우울하게 한다. 지금 당장 그들은 지금까지의 인간의 한계를 무너뜨리고 규격에 딱 맞는 유전자형질을 만들어 새로운 이상형의 인간을 생산하여 내겠다는 것이다. 이미 최고급의 정자만 제공하는 정자은행이 세계 각 곳에 있는가 하면, 배아선별 연구소도 있어 '새로운 인간'(homo novus)의 생산은 눈앞에 있다. "대학강사, 금발머리, 푸른 눈, 큰 키, 건장한 체격, IQ 152"[131]. 이것이 새로운 인간의 이상형이다. 그러나 이것 역시 모든 인류에게 보편타당한 인간의 이상형은 아닐 것이다.

3) 복제동물과 복제인간

유전자공학과 생식의학의 궁극적 목적은 아니라고 하더라도, 최소한 인간을 치료하거나 혹은 체외에서 인간을 생산 내지 복제하여 내겠다는 것이 그 마지막 단계라 할 수 있다. 그러나 이제 현실적으로 인간복제란 천년의 꿈이 아니고, 엄연한 현실로서 우리에게 다가와 있다.[132] 실험의

---

131) Boehm, Gero von: *Odysee 3000. Reisen in die Zukunft.* 『오디세이 3000』. 오혜경 옮김. 상게서. 38면.

132) 이에 대한 논쟁은 이진우. 이유택. 권의섭. 박미애: 『인간복제에 관한 철학적 성찰』. 서울: 문예출판사, 2004를 참조 바람. 특히 「인간복제, 어디까지 와있는가」에서 인간복제, 인간복제 옹호론, 인간복제에 대한 비판적 담론 등을 짚어보기 바람.

단계가 아니라 실현의 단계이고, 사업의 단계라는 것이다.

이미 세계 최초로 밸리언트 벤처(Valiant Venture Ltd.)라는 복제 기업체가 운영되면서 지난 2000년에만 120명이 그들 자신은 물론이고, 배우자의 복제를 원했는가 하면, 죽은 아이를 복제하여 '저승'에서 다시 '이승'으로 데려오기를 원하였다고 한다. 이 기업체는 일확천금을 노리는 최첨단의 사업체로 자처하고 나섰다. 좋게 표현해서 불임의 경우 오랫동안 아이를 갖지 못해 고민하는 부부들에게 그들 자신들의 유전자를 가진 아이를 선사하는 것이 어찌 인간의 존엄성에 반하는가 하는 반문으로 자신들을 정당화하면서 사업을 하고자 한다.

물론 이 배후에는 자신이야말로 외계인의 자손으로서 인간을 인공적으로 생산하여 그들에게 영생을 부여하는 것이 자기 임무라고 주장하는 유사종교집단 라엘리언(Raelian)의 지도자인 라엘이 있다고 한다. 심지어 그들은, 특히 첫 복제인간을 구가하고 나온 부아셀리에(Boi- sselier)와 라엘(Rael)은 복제인간의 출현이야말로 복제를 통해 영생에 이르게 되는 '첫 걸음'으로 보여줄 뿐이고, "궁극적인 목표는 뇌 이식을 통해 성인복제인간을 개발하는 것"이라고 한다.

더 나아가 이들은 한 인터뷰에서 "인간의 인성을 내려 받아 새 몸에 옮긴다 하면 공상과학처럼 들리겠지만, 현재 그러한 것은 현실이고, 우리의 과학이 그러하며, 미래의 사회는 지금과는 완전히 다르다"고 역설한다. 클로네이드(Clonaid)사의 배후 인물인 클로드 보리옹(Voilhon) 역시 최초의 복제인간을 탄생시켰는데 그는 '이브'(Eve)라는 체중 3.17kg의 여아라고 하였는가 하면, 그 밖에도 여러 명의 복제아이가 탄생하게 된다고 주장한다. 실제 미국에서는 어머니와 아버지라는 양성이 아니라, 산모 자신의 체세포와 난자만을 이용한 복제인간이 태어나 한동안 큰 충격을 주기도 하였다.

한국에서도 영국, 미국, 일본, 그리고 뉴질랜드에 이어 인간복제기술은 이미 가능하다고 한다. 1999년에 서울대 황우석 교수는 체세포 복제기술로 복제소를 탄생시킨 바 있고, 1997년부터는 인간체세포 복제연구를 진행해 왔으며, 이미 3년 전에 핵이 교체된 복제배아를 자궁에 착상하기 전 단계인 배반포기 단계까지 키우는 데 성공하였다. 그에 따르면 "인간복제와 소복제는 기술적으로 동일한데다 인간의 생리적 특성이 소보다 훨씬 많이 밝혀져 있으므로 복제인간 만들기가 복제소 만들기보다 더 쉽다"는 것이다. 2002년에는 복제소뿐만 아니라, 복제돼지 출산에도 성공하였으므로 이제 동물 체세포 복제기술은 언제든지 인간복제에도 그대로 응용할 수 있는 기틀을 확보하였다는 것이다.

그럼에도 불구하고 처음 시도에서는 복제양 돌리나 복제소 역시 정상이 아니었다. 황우석 교수 자신이 "복제기술은 간단한 게 아니다. 동물복제 실험과정에서 뇌의 절반이 없거나, 심장에 구멍이 뚫려 있거나, 간이 정상보다 5배나 크거나, 척추신경이 아예 없는 동물들이 태어나고 있다. 이렇게 불완전한 지식을 어떻게 인간에게 적용할 수 있겠는가?

이런 점에서는 대부분의 과학자들이 인간복제를 반대하고 있다. 또 설혹 복제기술이 완전해지더라도 한 명의 복제인간을 탄생시키기 위해서는 무수히 많은 난자가 필요하고, 대리모가 필요하므로 복제인간의 '양산'은 정말 만화 같은 소리다"라고 고백하고 있다면, 동물복제는 말할 것도 없고, 인간복제야말로 윤리적인 문제 이전에 과학적인 한계문제로 되돌려야 했다.[133] 그러나 2004년 2월에는 그가 현실적으로 완벽한 '최초

---

133) 이진우. 이유택. 권의섭. 박미애: 『인간복제에 관한 철학적 성찰』. 서울: 문예출판사, 2004. 95면-118면: 「인간복제－담론의 과잉, 철학의 부재」.

의 복제된 인간배아 줄기세포 수립'을 발표함으로써 전 세계의 과학자들은 기적 같은 일이라고 놀라워하게 되었다.

그러나 2005년 11월, 지금까지 황우석 교수와 공동연구를 해오던 미국 피츠버그대학의 제럴드 섀튼 교수가 황교수의 배아줄기세포 연구 성과란 사실상 아무런 실체가 없는 내용임을 선언함으로써 그 당사자들은 물론이고, 한국의 생명공학연구는 끝없이 추락하고 말았다. 전 세계에서도 실망감을 감추지 못한 채 줄기세포연구에 대한 새로운 각오들로 이어졌다.

물론 세계 최초로 복제개(수캐: 스너피)를 탄생시킨 한국의 동물복제 연구팀(서울대수의대)은 복제늑대(암컷 두 마리)에도 성공하여 여전히 전 세계에서도 최고의 정점을 달리고 있다. 그러나 줄기세포연구에 있어서 윤리문제는 우리나라 자체에서도 더욱 큰 쟁점으로 부각되었다. 2007년 초에는 국가생명윤리심의위원회(생명윤리위)가 배아줄기세포연구를 제한적으로 허용하였으나, 종교계와 여성계에서는 생명윤리를 강조하면서 연구 자체를 반대하고 나섰다.

이미 미국 코네티컷대학 양(Jerry Yang)박사 역시 동물복제방법도 현재로서는 위험천만하다 하여 복제암소 열 마리에 대한 현황을 상세히 보고한 바 있다. 다섯 마리는 사산하였고, 한 마리는 유산하였으며, 그리고 네 마리는 생존하고 있으나, 현재의 복제방법이 DNA를 재조정하는 과정에서 유전자에 치명적 결함을 발생케 함으로써 사산된 다섯 마리와 유산된 한 마리에게는 재조정이 불완전하게 진행되어 유전자 10개 중 9개가 결함이었다는 것이다. 그러므로 그는 복제인간이 사산 혹은 기형아 내지 기능장애아로 출산될 수 있음을 적극적으로 시사하였다.

더욱이 인간이 인간을 만들려고 할 때 그 한계문제로서 미국 홉킨스

(Johns Hopkins)대학 후쿠야마(Francis Fukuyama) 교수는 마침내 『인간 이후의 미래』(*Our Posthuman Future,* 2001)에서 "생명공학이 인간을 개량하고, 새로운 인간을 창조하려고 하나, 인간본성을 상실케 함으로써 무서운 재앙을 부를 것"이라고 경고하는가 하면, "유전자 조작이야말로 결국 도덕과 정의를 판단하는 인간본성을 바꾸어 놓고 인간본질을 바꾸어 놓을 것"이라고 경고하고 있다.

일반적으로 우주의 전체역사가 약 150억 년이고, 이 지구의 역사가 약 40억 년이며, 그리고 생명일반의 등장이 약 38억 년이었지만, 포유류의 등장은 약 2억 년이고, 그 가운데서도 인간생명의 역사는 약 400만 년인데, 오늘날과 같은 인간종(人間種)의 출현은 약 100만 년 정도이라[134]고 한다. 이를 더욱 간략한 도식으로 다시 표현하면, 지구의 역사를 약 4억 년이라고 할 때, 그 중 어류가 1억 년, 양서류(兩棲類)가 1억 년, 그리고 이어 파충류(爬蟲類)가 1억 년, 그 다음이 포유류(哺乳類)가 등장하여 1억 년을 이어 오고 있는 가운데 오늘날의 인류가 발생되면서 이루어진 인간의 본성은 지극히 자연적으로 형성되어온 인간 삶의 방식결과라고 할 수 있다.

그런데 이러한 장구한 세월의 결과를 현대의 생명공학이라는 정보체계를 가지고 하루아침에 바꾸어 놓겠다는 생각은 너무나 위험할 수도 있다. 그 한 가지 예로서 영국의 복제양 돌리(2003. 2. 14. 안락사)가 아무리 완벽하게 복제되었다고 하더라도, 뜻하지 못한 발병과 함께 빠른 노화현상은 여전한 숙제로 남겨져 있는 것이 사실이 아닌가!

이로써 후쿠야마 교수가 "인간의 지능과 육체적 능력 등을 끌어올리기

---

134) 김건열: 『존엄사. 회복가능성이 없는 환자에 대한 연명치료중단』. 서울: 최신의학사, 2005. 35면.

위해 인간의 염색체를 조작하는 생명공학은 인간의 정체성과 방향성을 제시하는 기본적인 인간본성을 상실하게 할 수 있다"고 경고하고 있음을 우리는 주시할 필요가 있다. 특히 그는 지금 당장도 대단히 위험한 서너 가지의 생명 공학적 기술인, 첫째 출생 시의 결점을 사전에 제거하기 위하여 수정란을 선별하여 내는 기술, 둘째는 유전자를 '옳게' 고쳐 다음 세대로 이어주는 유전공학 기술, 셋째는 동물과 인간의 교배에 의한 괴물의 출현 등을 지적한다. 이것은 '인위적인 지름길'이 선과 악을 분별할 수 있고, 옳고 그름을 구별할 수 있는 인간 본래의 능력을 파산시킬 수 있음을 의미한다.

가장 현실적이고 직접적인 한두 가지의 문제점을 짚는다면 첫째는 Prozac과 같은 우울증 치료제의 광범위한 이용을 할 수 있다는 사실이고, 그 두 번째는 인간의 수명을 지나칠 정도로 연장함으로써 이루 말할 수 없는 부작용을 낳을 수 있다는 사실 등이다.

우리나라에 있어서도 유전자공학과 생식의학의 결합에 대한 전문적인 평가[135]는 아니라고 하더라도, 2003년에 실시한 인간복제연구에 대한 허용문제를 놓고 설문한 결과는 대체적으로 부정적이었다. 그러나 난치병치료를 위한 부분허용은 과반수가 훨씬 넘게 찬성하고 있었다.

(a) 배아복제 반대 30.4%　　(c) 인간복제 허용 7.7%
(b) 난치병치료 부분허용 57.2%　　(d) 잘 모름 4.7%

---

135) 이진우: 「태어난 인간과 만들어진 인간; 인간복제에 관한 철학적 성찰」 In: 『생명공학, 축복인가 재앙인가?』. 계명대학교 철학과 목요철학세미나 400회 특집. 2002. 11. 7. 51면-62면.

4) 새로운 인간과 윤리문제

인간복제, 즉 배아복제가 현실적으로 가능하여 어머니나 아버지의 체세포에서 혹은 대형유리관에서 복제아기가 태어난다고 했을 때, 아기와 어머니의 관계는 어떠하고, 아기와 아버지의 관계는 무엇이며, 혹은 아기와 그 아기가 자라 나온 대형유리관의 관계는 무슨 관계라 할 수 있을까? 복제된 아기가 어머니의 체세포에서 나왔다면, 아기의 유전자정보는 어머니의 그것과 거의 100%가 동일하다.

이때 그 아기는 어머니와 똑같은 쌍둥이일까? 혹은 어머니와의 모자(母子) 혹은 모녀(母女)의 관계일까? 죽어가는 남편의 체세포를 복제하여 그 배아를 아내가 임신하였다면, 그 아기는 남편으로 보아야 할까? 혹은 어머니의 자식으로 보아야 할까? 이러한 것은 분명히 현재 인간의 윤리체계를 뒤흔들어 놓는 결과를 낳게 된다. 한마디로 복제인간의 정체성이란 무엇인가 하는 근원적인 물음으로 되돌아오고 만다.[136)]

이는 사실내용 자체에 대한 문제라기보다는 의미부여의 문제가 더욱 크다. 사실내용에 대한 의미로서의 혈연관계는 물론이고, 현재의 가족제도와 함께 전반적인 사회적 전체 질서와 인간과 인간의 관계 역시 전적으로 달라진다. 단순히 달라진다는 차원이 아니라, 인간존재의 윤리적 규범이 송두리째 흔들리는 대혼란의 차원이 펼쳐진다.

이에 따른 인간존재의 죽음에 대한 인식이나 죽음의 윤리마저 달라지지 않을 수 없고, 깨어지지 않을 수 없다. 이러한 문제의식을 가지고 종교계에서는 물론이고, 여러 국가적 차원에서도 인간복제의 모태가 되는 체세포복제연구 자체를 금지해야 한다고 하는가 하면, 인간복제 전체가

---

136) 임종식. 구인회:『삶과 죽음의 철학』. 서울: 마타넷, 2003. 91면-140면:「배아연구」.

아닌 난치병치료를 위한 부분체세포 복제만을 허용하자는 주장도 나온다. 영국을 비롯한 프랑스, 독일, 덴마크, 핀란드, 오스트리아, 일본 등은 이미 인간복제뿐만이 아니라, 체세포복제까지를 금지하고 있으나, 영국만 체세포복제를 허용하고 있는 실정이라고 한다.

이밖에 캐나다, 호주, 싱가포르, 미국도 인간복제를 금지하는 입법을 마련 중이라 하나, 캐나다와 호주는 체세포복제까지를 금지하고 있는 반면, 싱가포르와 미국 등은 체세포복제만은 허용을 검토 중이라고 한다. 물론 스웨덴과 같은 국가는 인간복제나 체세포복제에 대한 관련 규정을 전연 마련하지 않고 있는 국가들도 있기는 하다. 이러한 여러 주장들의 연장선상에서 종교단체에서는 단호히 생명공학자들이 인간의 존엄성을 훼손하는 인간복제연구를 즉각 중단할 것을 강력히 요구하고 있다. 이에 한 걸음 더 나아가 '생명윤리법'을 조속히 개정하여 체세포복제배아 관리지침도 마련해야 한다는 주장까지 한다.

이에 반대하여 공식적으로 체세포까지는 복제를 허용하자는 영국에서는 윤리학자들이 '인간본성'이라고들 하나, 그 본성이나 본질을 엄격하게 정의하기가 어려울 뿐만 아니라, 설령 어떤 정의를 내린다고 하더라도 나쁜 행동을 결정하는 인간본성의 유전자를 개량하기 위하여 바꾸자는 것이 뭐가 나쁘냐고 반문하고, 지금까지 많고 다양한 연구를 지속하여 왔어도 인류 전체가 무모한 괴물을 만들 위기에 처해 있다는 징조는 전혀 없다고 반박하고 있기는 하다.

이들을 뒷받침이라도 하듯이 폰 봄에 따르면 몇몇 노벨 수상자들을 포함한 22명의 저명한 과학자들이 내어놓은 성명내용이다. "우리는 복제연구를 저지, 중단시키자는 주장을 우려 섞인 눈으로 바라본다. 복제가 야기할 도덕적인 문제가 아무리 심각해도 인류가 지금까지 맞닥뜨려온

문제들에 비하면 아무것도 아니기 때문이다"137). 여기서 하나 분명한 것은 지금의 어떤 윤리적인 잣대나 척도로서는 해결할 수 없는 새로운 차원의 문제들이 생겨난다는 사실이다. 인간이란 무엇인가 하는 본질적인 물음도 이러한 상황에서는 근원적으로 다시 되물어야 하는 문제로 되고 있다.

이로써 새로운 복제인간의 문제는 어느 한두 개인이나 한 국가 혹은 한 민족에게만 해당되는 문제가 아니라, 인류 전체가 풀어야 하는 다급한 전체 문제이다. 더구나 그러한 다급한 문제를 몇 사람의 과학자들에게만 맡겨놓을 수가 없는 것은 그것이 유전자공학이라고 하든, 생식의학이라고 하든 과학이라는 그 자체가 어떠한 경우에도 지금까지 역사적으로 이룩하여 온 인간의 품위나 인간됨, 더욱 구체적으로는 인간의 윤리 도덕적인 측면, 즉 문화적인 측면을 전연 고려하지 않는다는 사실 때문이다. 고려하기는커녕 오히려 반윤리적이고 반문화적이라는 데 그 심각성은 더욱 크다.

물론 이 말은 과학자 자신들이 반윤리적이거나 반문화적이라는 것이 아니다. 과학 자체라는 것이 자기 자신을 되돌아보거나 반성하지 못 한다138)는 의미에서 그렇다는 것이다. 오직 앞만 바라볼 뿐, 옆도 뒤도 되돌아보지 않는 것이 소위 과학 자체의 속성이다. 그래서 과학 그 자체에는

---

137) Boehm, G. von: 상게서 장혜경 역 50면.

138) M. Heidegger: Was ist Metaphysik? In: ders.: Wegmarken. Frankfurt(M) 1967. S.4. "과학이야말로 사유하지 못한다" 혹은 "과학이란 무에 대해서는 아무것도 알려고 하지 않는다"라고 하는가 하면, H. Marcuse: Kultur und Gesellschaft I. Frankfurt(M) 1971. S.124. S.125.: "과학 그 자체는 결코 진리의 보증이 아니다" 또한 "과학의 예측능력은 그러한 예측능력의 미래형을 포착할 수 없다"고 단호히 말하고 있음.

역사도 문화도, 심지어 자성이나 반성이란 그저 한갓된 겉치레일 뿐이다.

사실 과학은 인간을 천재지변에서는 물론이고, 가난과 빈곤에서도 벗어나게 하였고 해방케 하여 인간 자신들의 삶을 풍요하게 하였다. 그럼에도 진정 참다운 의미에서 인간의 삶을 행복하게 하였는가 하는 물음은 여전히 논란이 된다. 그러한 논란과는 관계없이 과학은 한결같이 그저 앞만 보고 달려 왔을 뿐이었다. 자연은 여전히 정복의 대상이고, 극복의 대상이며, 그리고 인간 역시 그 대상에서 벗어날 수 없다는 것이 과학주의의 주장이고 논리이다. 인류역사가 그동안 이룩하여 놓았다는 윤리도덕이란 한낱 인간의 울타리에 불과하다는 것이다.

진정 이 지구상의 포유류가 등장한 지 약 1억 년 동안 그 많은 종들이 새로 생기고 다시 멸종하기를 되풀이하였다면, 그 가운데서 인간 자체도 언젠가 멸종하지 않는다는 보장은 어디에도 없다는 것이 또한 그러한 과학주의의 논리이다. 아니 오히려 멸종할 가능성마저 농후하다고 하면, 인간이 이룩한 그동안의 역사나 문화, 그리고 윤리도덕이라는 것이 뭐가 그렇게 대수냐 하는 반문도 가능하다. 극단적으로 과학은 언제나 그 사회, 그 역사에 대하여 반윤리적이고, 반문화적으로 거슬러 정신없이 달려 왔다면, 그 속성은 속성 그대로 앞으로도 앞만 보고 치달을 것이 분명하다.

최근(2007) 영국에서는 '인간과 동물의 교잡배아'(hybrid embryo) 생산을 허용하고 나섰다. 이러한 '교잡배아'(交雜胚芽)의 시도는 인간과 동물의 유전물질이 서로 섞이게 된다는 점에서 찬반의 우려를 동시에 낳고 있다. 교잡배아란 성인의 세포에서 세포핵을 채취해 유전물질을 대부분 제거한 동물의 난자에 주입하는 '세포질교잡'(cytoplastic hybrid)의 방식으로 만들어진다. 이처럼 만들어진 배아는 전기 자극으로 실험실에서 배양해 줄기세포를 추출한 후에 다양한 장기세포로 분화시켜 여러 가지

질병, 예를 들어 파킨슨병이나 알츠하이머병 등 유전병치료연구에 적극적으로 활용한다는 것이다. 이러한 교잡배아는 99.9% 인간의 특성을 가지나, 동물난자에 일부 유전물질이 남아있기 때문에, 그 0.1%는 동물의 특성을 유지한다.

이로써 유전병연구자들이나 환자 및 그 가족들은 대환영을 하고 나섰고, New Castle 대학의 라일 암스트롱(R. Amstrong) 교수도 "모든 인류에게 혜택이 돌아가는 신기술개발의 길을 터줄 것"이라는 찬사를 내놓았다. 그러한 반면에 교잡배아라는 그 자체가 이미 인간과 동물의 유전물질이 혼합됨으로써 인간도 동물도 아닌 잡종괴물[139]과 같은 제3의 종을 낳는 것이 아닌가 하는 우려와 더불어 생명윤리논쟁을 불러일으키고 있다. 특히 '인간유전학경보'를 맡아보고 있는 데이비드 킹(D. King)은 파이낸셜타임스에 "과학적으로 쓸모없으며, 윤리적으로도 큰 문제를 불러일으킬 것"이라는 비판을 하고 나섰다. 이들의 찬반주장 이전에 한가지 분명한 것은 자연의 순리에서 벗어나 인간의 뜻대로 염색체를 조작하는 일이야말로 앞서 후쿠야마 교수가 지적한 대로 인간의 기본적인 본성을 상실하게 할 수 있다는 사실이다.

참으로 인간은 여전히 '인간적'이어야 한다. 인간이 이전처럼 존재하고 살아가는 한, 인간의 인간다움은 상실하지 않아야 하고, 상실하지 말

---

139) 그리스 신화에 나오는 키메라(Chimera)는 상상의 동물, 즉 머리는 사자이고, 몸은 염소이며, 그리고 꼬리는 뱀으로 된 괴물을 지칭함. 이는 유전적으로 다른 2종 이상의 세포로 구성된 한 개체를 말함. 동물에서는 현실적으로 몸의 절반이 수컷이고, 다른 절반은 암컷의 조직으로 되어있는 자웅동체로서의 곤충이 있음. 실험적으로 만들어진 '생쥐'라는 이름의 키메라 마우스는 이미 잘 알려져 있음. 더구나 최근 영국에서 만들어진 염소와 양의 키메라는 종(種)이 다른 동물로서 성공한 경우라고 함.

아야 한다. 이는 일종의 당위성논리이나, 자기반성 없는 과학주의적 맹목적성에 양보할 수 없는 인간본래의 역사적이고 문화적인 과제이기도 하다.

그러나 일방적인 과학은 자기반성적인 수식어를 필요로 하지 않는다. 유전자공학과 생식의학의 합작으로 복제배아에서 인간이 태어나고, 그 태어난 복제인간의 유전정보는 그 제공자의 유전정보와 100% 일치하게 된다. 이때 이 두 사람은 물론 생물학적으로도 동일한 면역체계를 갖추게 되고, 그 결과 동일한 생리반응을 나타내게 된다. 혈액은 말할 것도 없고, 신체의 장기 어느 부분을 서로 이식하더라도 면역반응을 일으키지 않는다는 사실은 과학주의의 논리에 딱 들어맞은 경우이다. 왜냐하면 면역된 체계가 이식된 부분의 장기를 다른 사람이 아닌 바로 자기 자신으로 인식하기 때문이다.

여기 어디에도 인간성의 윤리나 도덕 혹은 인간의 역사성이 끼어들 공간이라고는 없다. 하물며 이처럼 영원히 되살아나는 '새로운 인간'(homo novus)에게 인생의 마지막 길인 죽음을 무엇으로 어떻게 위로할 수 있으며, 본래적인 자기로 되돌아갈 수 있도록 이끌어주고 인도하여 줄 수 있는 길은 무엇이겠는가! 특히 그들의 마지막 죽음의 길로 들어서는 그들을 호스피스라는 이름으로 보듬어 줄 수는 있을까? 혹은 이들에게는 호스피스의 활동조차도 아무런 의미가 없는 것일까?

그러나 먼저 아직은 이 세상 어느 곳에도 복제인간으로 가득 차 있지는 않다는 사실이고, 그 다음은 설령 복제인간이 이 세상에 가득 차서 판을 친다고 하더라도, 아니 '새로운 인간'으로 이 세상이 뒤범벅된다고 하더라도, DNA라는 것이 인간의 그 모든 전체를 동일하게 결정하지 않는다는 사실이다. 유전자정보가 동일한 일란성 쌍둥이도 복제인간처럼 태어나 성장하는 가운데 외모와 성격 혹은 기호관계도 서로 달라 그 차이를 드러내는가 하면, 어디에서 자라고 성장하는가에 따라 그리고 어떤 음식을 먹고 어떤 친구들하고 어울리는가에 따라, 즉 성장환경과 영양상태, 어떤 문화권에서 생활하는가에 따라 그 외모인 키나 체구 그리고 성격이나 취향은 물론이고 세계관이나 인생관도 달라진다는 것이다.

이는 유전자정보가 동일하다고 해서 생물학적으로도 동일하다는 사실을 의미하지는 않는다. 다시 말하면 유전자정보만 동일할 뿐 생물학적으로는 완전히 서로 독립된 인간이라는 말이다. 아무리 체세포를 제공하여 복제아이가 태어나고 성장하여 동일한 복제인간이 되었다고 하더라도, 이는 법적으로는 물론이고 윤리적으로도 상호 독립된 인간 내지 인격으로 간주되어야 한다는 것이 아직은 그 어느 곳에서도 정당성을 확보하고 있다.

이로써 대형유리관의 인공자궁에서 태어난 아이도 그 유리관을 자기 '어머니'라고 부를 수는 없는 법이고, 어머니의 물리적인 역할을 하였다고 해서 그 유리관에서 성장하며 효도할 수도 없는 법이 아닌가! 더구나 인간 스스로가 지고의 인간을 창조할 수 있다는 생각은 분명 하나의 과학적 오만이거나 인간적 망상일 수밖에 없다. 왜냐하면 유전자공학 자체[140]가 유전자 그 자체에 대한 인식도 할 수 없고 평가도 할 수 없기 때문이다. 다시 한번 칸트의 표현에 따르면 '무목적적 합목적성'은 어떠한 경우에 있어서도 '합목적적 무목적성'으로 정당화될 수가 없다.

여기에서 인간은 여전히 한 개체로서 독자적인 인격을 가지고 살아갈 것이고, 살다가는 언젠가 자신의 죽음을 맞이하게 될 것이다. 자신의 죽

140) 임종식 · 구인회, 『삶과 죽음의 철학, 생명윤리의 핵심쟁점에 대한 철학적 해부』, 서울: 아카넷, 2003. (대우학술총서 551.): "제2장 유전자 조작기술"을 참조.

음을 맞이하는 본인의 그 생리적 고통이나 정서적 슬픔도 겪을 것이고, 이에 따른 친인척들과의 관계에서 오는 석별의 아픔도 분명 있을 것이라면, 죽음을 맞는 한 생명의 동통과 고뇌를 자연 그 자체에로 이어지도록 하는 호스피스의 역할은 여전히 절대적이지 않을 수 없다.

이로써 생명에 대한 존엄성은 물론이고, 죽음에 대한 위엄성 역시 함께 지켜져야 하는 것이 호스피스 철학의 요청일 것이며, 이때 본래적 인간전체에 대한 존엄성이 지켜지는 것이고, 이의 길목을 지키고 보듬어 주는 것이 호스피스 활동의 본연일 것이다.

제 7 장 임종환자와 죽음의 인식

1. 죽음에 대한 의학적 해석

죽음에 대한 의학적 정의는 시대와 국가에 따라 다르나, 대체로 시공을 초월하여 심장과 폐, 그리고 뇌의 불가역적 정지를 들어 죽음으로 판정하고, 그 세 가지 징후로서 호흡과 심장박동의 정지, 그리고 동공확대의 빛에 대한 무반응을 들어 죽음을 선언하였다. 그러므로 사망시간은 심장박동이 정지하는 순간을 기점으로 하나, 엄밀하게 인간의 죽음이란 심장과 폐가 사멸하는 것이 아니라, 인간 신체의 전 세포가 사멸하는 '전세포사'이라는 것이다.

그러니까 죽음의 순간 역시 일순에 이루어지는 것이 아니라, 수일간이라는 시간적 과정을 거치면서 서서히 이루어진다. 그러나 심장과 폐, 그리고 동공확대와 빛에 대한 무반응일 때, 죽음으로 판정하는 것도 그러한 장기 자체에 대한 사멸진단 때문이 아니라, 그러한 장기를 통하여 뇌기능의 정지를 판정할 수 있기 때문이다.

그러므로 현대의학에서는 뇌사 일반에 대해서는 물론이고, 뇌경색, 뇌전사, 뇌간사, 대뇌사 등 여러 가지 뇌사개념을 내어놓음으로써 뇌사의 판정기준과 판정방법도 각자가 달라서 일정치가 않다. 이러한 뇌사의 개념은 이미 1800년대부터 등장하였다고 하나, 뇌사에 대한 본격적인 논쟁은 1967년 남아공의 최초 심장이식수술 이후부터라고 한다. 일반적으로 뇌사는 "뇌의 모든 기능이 불가역적으로 정지한 상태"를 말하나, 뇌사 그 자체를 아직 정의하지는 못하고 있는 실정이다.

그러나 한 가지 분명한 것은 뇌사상태가 되면 인간의 의식이나 감각은 물론이고, 뇌를 통한 모든 신체의 종합기능이 마비되므로 호흡정지와 혈액순환에 장애를 일으켜 한 개체로서의 통일성을 상실하게 된다는 사실이다. 이러한 의미에서 뇌사란 뇌세포가 당장 사멸하여 없어진다는 말이 아니고, 뇌의 모든 기능이 불가역적으로 정지됨을 말하기 때문에 곧 죽음을 의미한다.

문헌[141]에 따르면 1968년 '시드니 선언'에서는 뇌사자로부터 장기이식이 가능하다고 하였고, 같은 해 하버드대학 의과대학 위원회에서는 죽음의 세 가지 조건을 불수용성과 무반응성, 무운동과 무호흡, 무반사로 들었다. 이를 확인할 때에는 뇌 검사에 의한 뇌파의 소실이 증명되어야 한다는 것이었다. 이어 1983년 대한의학협회 내 '죽음의 정의위원회'에서 죽음의 정의 및 뇌사의 판단기준을 다음과 같이 마련하였다. 즉 "뇌사의 판정기준은 외부의 자극에 반응이 없는 깊은 혼수상태, 호흡이 정지된 상태, 모든 뇌 반사의 손실 등의 상태로 12시간 이상 경과된 경우"이다.

그 후 1989년 대한의학협회 '뇌사연구 특별위원회'에서 뇌사판정기준(안)을 발표하였다. 여기에는 뇌사판정의 선행조건과 뇌사판정의 기준, 뇌사판정의 의사와 시설에 대한 규정은 이러하다.

141) 노유자 외, 상게서, 22면.

<뇌사판정의 선행조건>

① 원인질환이 확정되어 있고, 치료될 가능성이 없는 기질적인 뇌병변이 있어야 한다.

② 깊은 혼수상태로서 자발호흡이 없고 인공호흡기로 호흡이 유지되고 있어야 한다.

③ 치료 가능한 급성 약물중독(마취제, 수면제, 진정제, 근육이완제 등 기타 독극물), 대사성 또는 내분비성 장애(간성혼수, 요독성 혼수, 저혈당성 뇌증 등)의 증거가 없어야 한다.

④ 저체온 상태(직장온도 32℃ 이하)가 아니어야 한다.

⑤ 쇼크 상태가 아니어야 한다.

<뇌사판정의 기준>

① 외부자극에 전혀 반응이 없는 깊은 혼수상태

② 자발호흡의 불가역적 소실

③ 양안동공의 확대고정

④ 뇌간반사의 완전소실: 광 반사, 각막반사, 안구 두부반사, 전정 안구반사, 모양체 척수반사, 구역반사, 기침반사

⑤ 자발운동, 제뇌강직, 제피질강직, 경련 등이 나타나지 않는다.

⑥ 무호흡검사: 자발호흡이 소실된 이후 자발호흡의 회복가능여부를 판정하는 임상검사로서 100% 산소 또는 95% O_2 + 5% CO_2를 10분간 인공호흡기로 흡입시킨 후 인공호흡기를 제거하고 100% O_2를 기관내관을 통해 6l/min으로 공급하면서 10분 이내에 혈압을 관찰하고 혈액 $PaCo_2$ 50torr 이상으로 상승하게 됨을 확인한다. 이 조작으로서도 자발호흡이 우발되지 않으면 호흡정지가 불가역적이라고 판정한다. 위의 ①~⑥의

검사를 6시간 경과 후에 재확인한다.

⑦ 뇌파검사: 위의 ①~⑥의 기준을 재확인한 후 뇌파를 검사하여 평탄 뇌파 30분 이상을 확인한다.

⑧ 소아에서의 판정기준은 다음과 같이 한다.

· 생후 2개월에서 1년 사이의 연령군은 48시간 간격으로 2회의 판정기준 검사와 2회의 뇌파 검사를 해야 하며,

· 1세에서 5세 사이는 성인에서와 같이 2회의 판정기준 검사와 1회의 노파검사를 하되, 24시간의 간격을 두어야 한다.

· 6세 이상의 소아는 성인에서와 같다.

다시 1993년 대한의학협회는 '뇌사에 관한 선언'에서 1989년에 합의된 것과 동일한 내용으로서 다음과 같이 발표하였다.

① 사망은 심폐기능의 정지인 심 폐사 또는 전뇌기능의 소실인 뇌사로써 판단한다.

② 뇌사의 판정은 생명의 존엄성을 훼손하는 무의미한 연명 치료행위의 중단, 새로운 생명을 재창조하는 장기공여의 경우에만 시행한다.

③ 뇌사의 판정은 대한의학협회 제정(뇌사판정 기준)에 따른다.

④ 뇌사판정을 하고자 하는 의료기관은 뇌사판정 기준이 정한 인력과 시설을 갖추었는지에 관하여 대한의학협회의 심사와 인준을 받아야 한다.

⑤ 뇌사판정을 한 의료기관은 그 사례에 대한 점검내용을 대한의학협회에 보고하여 인준 받아야 한다.

⑥ 뇌사자의 장기를 이식하고자 하는 의료기관은 대한의학협회 제정 「장기이식 의료기관 요건」을 갖추어야 하며 그 인력과 시설에 관하여 대한의학협회의 심사와 인준을 받아야 한다.

이러한 죽음에 대한 의학적 정의는 인간의 신체적 죽음에 국한되어 있다. 인간의 신체적 죽음이라고 할 때, 죽음의 의미는 호흡도 멎고 심장 박동도 정지하며, 그리고 뇌의 활동마저 정지된 상태를 말한다. 그러나 완전 사망이라기보다는 의식회복의 가능성이 조금이라도 있다는 전제 아래, 그러한 죽음을 '임상적 죽음'이라고 한다.

이와는 달리 3개의 징후사와 함께 뇌의 모든 신경과 신체의 모든 조직이 시간의 흐름에 따라 점차적으로 괴사하는 완전 사망의 전체 과정을 통틀어 '생물학적 죽음'이라고 하여 앞의 임상적 죽음과 구별을 한다. 이러한 임종환자의 임상적 죽음어 아니라 생물학적 죽음은 호흡의 정지와 순환의 정지, 동공확대와 광 반사 소실을 전제로 하여 1시간 정도가 지나면 심장, 신장, 폐 등이 서서히 괴사하고, 2시간 이후면 간이 점차적으로 괴사하며, 그리고 수 시간 내지 수일이 지나면 피부가 급속도로 괴사하여 망자의 신체세포 전체가 그 활력소를 잃어버리게 된다. 그러나 죽음의 판정기준은 나라에 따라 다소간 달리하기도 한다.

세계보건기구(WHO)가 제시하고 있는 죽음에 대한 정의는 "소생할 수 없는 삶의 영원한 종말"로 되어 있고, 이미 앞에서 살펴본 대한의학협회의 죽음의 정의위원회(1983)는 "심장기능 및 호흡기능과 뇌 반사의 불가역적 정지 또는 소실"이라고 정의하였다가, 1989년에는 "심장, 폐 기능의 불가역적 정지 또는 뇌간을 포함한 전뇌기능의 불가역적 소실"이라 하여 재정의하였다. 드디어 1993년의 「뇌사에 관한 선언」에서는 "사망은 심폐기능의 정지인 심 폐사 또는 전뇌기능의 소실인 뇌사로서 판단한다"고 하여 뇌사를 '죽음'으로 확고히 정의하고 있다. 이러한 정의 역시 영구불변의 확고부동한 것이 아니라, 현대 유전자공학과 생식의학의 체세포이식술로 뇌사라고 하더라도, 장기이식으로 이어질 때 또 다른 정의가 있어야 할 것이고, 이에 따른 윤리적인 요청 역시 뒤따라야 할 것이다.

그러나 이보다 우리에게 더욱 중요한 것은 '3개의 징후사'이건 뇌사로서의 죽음이건 간에 죽음에 대한 의학적 정의가 너무나 구체적이고 딱딱한 사망으로 가는 '사실'(fact)에만 집착하고 있지, 그러한 사실에까지 이르게 된 한 인간 삶의 전체과정에 대한 '의미'의 영역에는 아무런 배려도 하지 않고 있다는 점이다. 배려는 고사하고 아예 그런 생각은 처음부터 추호도 없었다.

이로써 생명 자체에 대해서는 물론이고, 죽음에 대해서도 그 내면성까지를 짚으려 들지 않는다. 이렇게 버려진 공간의 여백을 호스피스는 세심하게 가다듬어 편안한 안정의 죽음에 이르도록 온 정성으로 마음을 다한다. 이것은 분명 가시적으로 판단하여 처리할 수 있는 사실들의 세계가 아니고, 그러한 사실들의 이면에 있는 내용으로서 의미의 세계이다. 물론 사실을 떠난 '의미'에 매달릴 때, 그 추상성으로 인해 애매하여 혼란을 일으킬 수 있음도 사실이다.

그러나 생과 사, 즉 삶과 죽음을 2분법으로만 보지 않고, 삶과 죽음 전체를 하나로 볼 때, 삶 속에서 죽음을 그리고 죽음 속에서 삶을 직시할 때, 우리는 본래의 고향을 찾아 나서는 진정한 사람다움과 인간다움을 마침내 그 생사의 마지막 기로에서 새로 찾아 볼 수 있게 된다.[142] 이러한 양자의 경계 사이에서, 이를 구체적으로 말한다면 생물학적 죽음이 아닌 '임상적 죽음'에서 우리는 비로소 호스피스 활동의 새로운 가능성을 짚어낼 수 있을 것이다. 이때 인간의 삶에서는 물론이고, 죽음에서도 삶과 죽음 그 이상으로 편안한 천상의 새 땅을 되가질 수 있으리라. 이때 새

142) 오진탁: 『마지막 선물』. 서울: 세종서적, 2007. 113면-168면: 「죽음, 끝이 아니다」.

땅이란 천국이라도 좋고, 불국이라도 좋으며, 또한 본래의 자기 자신이라도 좋다. 이러한 새로운 가능성들의 영역을 곳곳에서 찾아내는 것이 호스피스 활동의 근본적 목적이기도 하다.

2. 공포의 대상으로서 죽음

공포라는 것이 인간의 외부로부터 오는 무서움과 두려움이라면,[143] 그러한 두려움의 목표가 되는 것은 언제나 구체적이고 직접적인 외적 대상으로서 존재한다. 그러한 외적 대상으로서 인간존재를 위협하는 것은 어떤 물적 사고나 신체적 고통이 될 수도 있으나, 가장 근원적으로 위협하는 것은 죽음이다.

죽음이란 외적인 것이라기보다는 일종의 내적인 것이라고도 할 수 있다. 일상적으로 보아도 죽음은 우리 모두에게 무섭고 섬뜩하게 느껴지는 꺼림칙 한 어떤 것이다. 아무리 그러한 죽음이 삶과 함께 한다고 하더라도, 아니 삶 속에 이미 내재하고 있어 우리에게는 생소한 타자가 아니라, 가장 친숙한 바로 '나' 자신이라고 하더라도 죽음은 낯선 나의 손님으로서 떨떠름하고 후꾸룸한 것이다.

이러한 죽음이 어떠하든 죽음을 피할 수 있는 사람은 아무도 없다. 이와는 무관하게 죽음을 아랑곳하지 않고 그냥 되는 대로 하루살이와 같은 삶을 살아가는 사람들도 있다. 이들을 우리는 호스피스 활동에 대한 철학적 눈높이에서 가장 일반적인 제1유형의 '시장' 사람들이라 한다면, 그들은 죽음 자체를 알지 못한다. 아니, 죽음 자체에 대한 의식을 전혀

143) 구연상: 『공포와 두려움 그리고 불안』. 서울: 청계출판사, 2002.

갖지 않는다. 마치 동물이 자신의 죽음을 알지 못한 채 그 수명을 다할 때까지 그냥 살아가는 것과 같다. 그들에게는 지금 당장의 삶만이 있지, 죽음의 그림자란 어느 자기의 삶 속에서도 찾아보지 못한다. 다만 그들은 자신의 삶만을 생각하고, 자신의 삶만을 위해 평생을 살아간다.

이들은 죽음을 아랑곳하지 않고 앞만 보고 하루를 살면서 그 하루의 삶만을 물질적으로 만끽한다. 그들에게 내일이나 자기반성은 아예 처음부터 어디에도 없다. 이들에게 죽음은 하나의 자연현상으로서 나타나나, 그러한 자연현상으로서의 죽음을 그들은 외적 공포의 대상으로서는 받아들인다. 얼마나 아프면 사람이 죽기까지 할까 하여 자신의 풍요한 삶과 생활을 포기해야 하는 육체적 고통의 최악상태로서 그들은 죽음을 공포의 대상으로 간주한다.

이러한 사람들과는 달리 그 자신들이 다른 사람들의 죽음은 물론이고 자기 자신의 죽음까지도, 다시 말하면 인간존재의 죽음을 객관적인 사실로서 인정하는 사람들이다. 이들은 '학교'의 눈높이를 가지고 있는 제2유형의 사람들로서 죽음을 과학적으로 엄밀하게 분석 검토하여 인간생명의 의학적 한계로서 설정하고 인정한다. 예를 들면 이들은 아무리 사람이 건강하다고 하더라도 일, 이백년 이상을 연달아 살 수 있는 사람은 아무도 없다고들 한다.

이처럼 이들은 보다 합리적으로 생각하고 판단하는 사람들이라, 이들의 판단은 언제 어디에서나 통용되는 보편타당성을 띠게 된다. 일상인들의 생활태도가 지극히 개인적이고 개별적이며, 그리고 주관적인 사고를 하는 사람들에게 통용되었다면, 죽음의 객관적 사실을 의학적으로 밝히는 이 제2유형의 사람들은 그러한 일상적 생활태도에 대한 철저한 반성과 개별적 지식을 전체적으로 수용하여 객관적 법칙이나 원리 원칙을 마련하게 된다.144) 이러한 원칙과 법칙을 가지고 그들은 인간의 죽음을 과학적으로 판정할 수도 있고 예견할 수도 있다.

더 나아가 그들이 인간의 죽음문제마저 인간존재의 내재적 죽음과 외재적 죽음으로 나누어 고찰할 수 있다면, 그러한 것도 과학적 분석의 결과이다. 인간의 외재적 죽음이란 객관적 사실로서의 죽음을 말한다. 나 아닌 나의 연인의 죽음이나 친구의 죽음 혹은 부모의 죽음을 통해서 죽음이 삶의 종말이고, 끝이라는 사실을 알게 된다.

상가에서 죽은 자의 슬픔에 모두가 동참하는 것도 내가 아닌 타인의 죽음이고, 그러한 죽음이 우리 자신을 슬프게 하는 것도 외재적 죽음의 경우에서 오는 것이라 할 수 있다. 또한 공포의 대상으로서 죽음이라는 것도 그러한 외재적 죽음에 해당한다. 심지어 친숙한 평생의 삶에서 생소한 미지의 죽음에 대한 두려움도 공포의 대상이라면, 죽음에 대한 그러한 두려움은 외재적 죽음에서 오는 것이라 할 수 있다.

이에 반해 내재적 죽음이란 주체적 사실로서의 죽음을 말한다. 죽음의 주체가 타인이 아니고, 바로 나 자신인 것이다. 대체로 우리는 타인의 죽음을 경험함으로써 나 자신도 언젠가는 죽게 된다는 사실을 간접적으로 인식하게 된다. 사실 모든 생명체가 출생하고 사멸하는 것이 사실이라면, 나 자신도 생물학적 한계로서 죽음을 맞이하게 된다는 사실은 명백하다. 이는 생명을 이루고 있는 세포의 노화현상으로 물리적 에너지가 점차적으로 사멸하여 가다가 마침내 생명을 다하고 죽는다는 사실을 말한다. 또한 이는 자연적으로 다가오는 생명의 종말로서 유기체로부터 무기체로 전화하는 과정에서 일어나는 모든 생명체의 종말적 현상을 말한다.

144) Honor, S. M. & Hunt, T. C.: 『철학에의 초대』. 윤찬원. 곽신환 역. 서울: 경문사, 1982. 141 이하.

그러나 죽음 자체란 그 자신에게마저도 무자각적으로 이루어진다는 사실이다.

죽음을 모르고 사는 제1유형의 사람들이나 죽음을 알고 사는 제2유형의 사람들이거나 간에, 혹은 이들 후자 가운데서도 죽음을 공포의 객관적 사실이거나 주관적 두려움으로 알고 있는 사람들이거나 간에 이들 모두는 한결같이 죽음을 하나의 대상으로 간주하고 있다는 사실이다. 죽음이 내부적으로 존재하든 혹은 외부적으로 존재하든 인간 삶의 대상으로 존재하는 한, 죽음이란 분명 우리에게는 무섭고 두려운 공포의 대상으로 남는다.

이러한 공포의 대상으로서 죽음을 극복하려는 제3유형의 사람들은 본래적인 '고향'의 눈높이를 가진 사람들로서 죽음을 철학적으로 사유하는 사람들이다. 과학은 사람을 엄격하게는 하나, 지혜롭게도 하지 못하고 깊이 있게도 하지 못한다. 그러나 철학은 사람을 엄격하게도 하고 지혜롭게도 하며, 그리고 깊이 있게도 하는가 하면, 그 자체를 초월하여 버리기도 한다.

이러한 철학은 생사의 원리를 통일하여 지양시켜 버리는가 하면, 그러한 원리의 원리까지를 전체적이고 근원적으로 승화하여 버린다. 그렇게 엄격하던 칸트도 "별들이 반짝이는 하늘과 내 마음속에 생물처럼 흐르는 양심" 때문에 철학한다고 하였다. 그에게 '하늘'과 '양심'은 둘이 아니고 하나였다. 그러나 그 하나가 둘로 현현하는 곳이 바로 인간 삶의 세상이다. 그러한 세상에서 사람이 철학을 할 때 인간의 생과 사는 둘이면서도 하나로 내보이기도 한다.

그러므로 본래적인 고향의 눈높이를 가지고 철학하는 사람들은 그들 자신의 삶은 말할 것도 없고, 그들의 죽음마저도 대상으로 보지 아니하고,

그들의 삶과 죽음 전체를 자기(인간)존재 자체로서 수용한다. 이처럼 자기존재 자체로서의 죽음은 외부로부터 엄습하여 오는 것도 아니고, 내부로부터 성장하는 것도 아니다. 다만 자기존재 그 자체가 이미 삶이고 이미 죽음이므로 삶과 죽음의 엇박자가 자기존재의 새로운 가능성을 실현하고 본래적인 자기를 이룩하여 자기의 본연으로 되돌아가게 한다. 그러한 본연에서는 삶과 죽음이 결코 둘이 아니고, 하나로 존재하게 된다.

하늘과 땅이 원래는 각각의 둘이나, 사람으로 인해 하나가 되듯이, 슬픔과 기쁨 역시 처음에는 각각의 둘이나, 사람으로 인해 하나인 것과 같다. 희로애락이 아무리 극과 극의 감정이라고 하더라도 인간 안에 머무는 감정에 지나지 않는다. 말없는 식물에게도 종자는 하나의 작은 시작이지만, 그 종자에는 이미 식물 전체가 내재하고 있다. 이를 직접성의 초월적 작용이라고 한다면, 이는 먼저 그 직접성을 부정하는 것인 동시에 그 다음에는 자기 자신에게로 되돌아오는 것을 말한다. 이러한 자기 자신에게로 되돌아오게 하는 것이 바로 호스피스 철학이 추구하는 근원적인 길잡이로서의 방향설정이기도 하였다.

3. 죽음에 대한 환자의 자기의식

아무리 이상적으로는 그러한 근원적인 삶을 추구하게 한다고 하더라도, 대부분의 모든 사람들은 평범하게 일상적인 삶을 살아가고, 그러한 일상적인 삶 속에서 그들은 보다 합리적인 삶을 꾸려가면서 그러한 합리적인 삶을 다시 되돌아보게 된다. 왜 나는 한결같이 일상적인 하루의 틀 속에 묶여서 살아야만 하고, 왜 우리는 합리적인 사회질서라는 미명 아래 평생을 기계처럼 살아야만 하는가? 그러한 합리적인 삶이 아무리 완벽하고 과학적이라 해도 그러한 과학이 인간을 근원적으로 그 자신으로부터 해방시켜주지는 못한다면, 인간은 본래적인 자기 삶을 살아갈 수가 없다.

특히 사람이 자신의 죽음에 직면하게 된다면 그러한 과학적 사고의 한계는 분명해진다. 왜냐하면 인간존재는 과학적 대상이면서도 본질적으로 그러한 과학적 차원을 초월하여 존재하기 때문이다. 인간의 눈물이란 98%가 그냥 물이라는 과학적 분석의 결과 그 이상이었음을 우리는 기억하고 있다. 따라서 그러한 과학적 사고마저 넘어서는 본래적이고 근원적인 삶으로서의 죽음을 자연스럽게 환자 스스로가 깨닫고 인정하도록 하는 자기의식에로의 보살펴줌이 우리에게는 무엇보다 중요하다. 호스피스 활동에서는 더욱 그러하다.

사실 환자가 죽음에 대하여 가지는 자기의식은 죽음에 대한 외적 공포로부터 자신의 내적 죄의식에 이르기까지 그 진폭은 퍽이나 크다.145) 그들은 육체적 고통의 극치가 바로 자신의 죽음이라고 판단하여 스스로 공포감을 가지는가 하면, 친숙한 삶에서 지금까지 누렸던 영화가 모두 지나고 이제 음울한 죽음의 골짜기를 새로 맞이해야 한다는 미지의 세계에 대한 공포감을 가진다. 이들은 신체적으로는 말할 것도 없고 심리적으로도 지칠 대로 지쳐 있어 마냥 의기소침한 상태에 빠지게 된다.

더욱이 그 자신의 중병과 죽음을 지금까지 자신이 살아오면서 저지른 인과응보에 의한 것으로도 스스로 간주하여 죄의식을 가지는가 하면,

---

145) 이이지마 나츠키: 『오늘도 살아 있습니다』. 김활란 옮김. 서울: 이너북, 2005. 265면: 여기서도 그는 환자야말로 " 무너지기 쉽고 소극적이 되기 쉽다. 비관적인 마음은 몸을 병들게 한다"고 솔직하게 고백하고 있음.

자기 친구나 연인을 그대로 둔 채 자기 자신만이 죽어야 한다는 사실에 대한 분노와 자기 홀로 죽는다는 데 대한 수치심 같은 것도 가지게 된다. 또한 아직도 자신의 삶은 다른 사람들과 마찬가지로 더 살 수 있는데도 불구하고 죽음으로 인해 자신의 인생을 지금 당장 포기해야 한다는 사실에 대한 적개심 같은 감정도 가지게 된다. 자신의 삶은 물론이고, 자신이 지금까지 꿈꿔 왔던 희망마저 자신의 죽음으로 펼치지도 못한 채 접어야 한다는 아쉬운 마음도 가지게 되어 안절부절하고 만다.

이러한 죽음에 이르는 여러 가지의 과정을 몇몇 학자들은 구체적인 몇 가지의 단계로 나누어 설명하고 있으나, 그러한 단계이론에 대한 논란도 그치지 않고 있다. 이것은 인간존재의 해명이 어떤 사실이나 물질에 대한 과학적 설명과는 전혀 다름을 말한다. 사실존재에 대해서는 과학적으로 설명하고 확정할 수 있으나, 인간존재에 대해서는 어느 것 하나도 그렇게 확정할 수 있는 것이란 아무 것도 없다. 그러므로 우리는 이미 처음부터 인간존재와 연관되는 영역을 일상적 차원(시장)과 과학적 차원(학교) 그리고 철학적 차원(고향)으로 나누어 고찰하여 왔다. 그럼에도 불구하고 죽음에 대한 단계이론을 주장하는 몇몇 학자의 이론을 소개하자면 다음과 같다.146)

먼저 린드만(Lindeman, 1944)은 죽음에 대한 3단계이론을 제시한다. 그 첫째는 죽음에 대한 절대적 부정성의 단계이고, 둘째는 삶에 대한 강렬한 집착성의 단계이며, 그리고 셋째는 인생에 대한 자포자기의 단계로 요약할 수 있다. 볼비(Bowlby, 1961)는 3가지 측면으로 설명하여 반항과 혼란, 그리고 새로운 사람과의 관계를 다시 형성한다는 재정립을 들고

146) 노유자 외: 상게서, 91면.

있는가 하면, 파케(Parkes, 1970) 역시 환자의 심리적인 측면으로서 먼저 슬픔에 빠지고, 이어 정서적 측면으로서 자신의 것에 대한 애착을 가지다가, 결국에는 인간적 측면으로서 모든 것을 놓아버리고 혼란으로 빠지게 됨을 지적한다.

이들에 비해 퀴블러-로스(Elisabeth Kübler-Ross)의 죽음에 대한 5단계 이론이 가장 보편적으로 수용되고 있기 때문에 그에 대한 내용을 좀더 자세하게 소개하고자 한다.

그녀는 『죽음의 순간』 머리말에서 이미 "이 책은 죽어가는 환자를 어떻게 다루어야 하는가를 설명하는 교과서적인 내용으로 꾸민 것이 아니고, 그들의 심리를 포괄적으로 연구할 목적으로 꾸민 것도 아니다.

이 책은 다만 환자를 한 인간으로서 직시하고, 그들을 대화의 세계로 유도하여, 그들을 통해서 병원에서의 환자 관리의 장점과 단점을 배운다는 자극적이고 신기한 경험에 지나지 않는다. (…) 가능성이 없는 환자를 기피하지 않고 그들에게 가까이 다가가 그들이 인생의 마지막 시간을 보람 있게 보낼 수 있도록 도와주는 것이다."[147]라고 쓰고 있다.

여기서 우리는 호스피스 활동이 환자를 다루는 방법이 아니라, 환자를 한 인간으로서 직시하여 그와 하나 되려 하는 것이 목적임을 눈여겨 두어야 한다. 이어 그녀는 「죽음의 공포에 대하여」라는 항에다 바로 타고르의 '열매따기'에서 아래의 말을 인용한다.

"위험으로부터 지켜지기를 바라는 것이 아니라 두려움 없이 위험에 맞설 수 있는 사람이 될 수 있기를, 고통이 가라앉기를 바라는 것이 아니라 고통과 싸워 이기는 마음을 가질 수 있는 사람이 될 수 있기를, 인생이

147) E. Kübler-Ross: 『죽음의 순간』. 김진욱 옮김. 서울: 자유문학사, 2000.

라는 전쟁터에서 친구를 바라는 것이 아니라, 오직 자기의 능력만을 바라는 사람이 될 수 있기를, 공포에 몸을 떨며 구원받기만을 갈망하는 것이 아니라 자유를 쟁취할 수 있는 인내를 바라는 사람이 될 수 있기를, 성공속에서만 당신의 자애를 느낄 수 있는 비겁자가 아니라 실패했을 때 당신의 손에 이끌리고 있다는 사실을 느낄 수 있는 그런 사람이 될 수 있기를."[148]

이처럼 퀴블러-로스가 이 구절을 깊이 인용하고 있음은 죽음 앞에서 떨고 있는 임종환자를 지켜주고 보호하여 주는 것이, 아니 임종환자를 임종환자로서 대우하고 예우하는 것이 능사가 아님을 지적하기 위해서이다.

그러하기보다는 오히려 바로 환자 그 자신이 한 인간으로서의 그 자신임을 깨닫게 하고, 그 스스로를 의식하도록 하여 그 자신이 자기의 주인으로서 자유할 수 있도록 하는 것이 본래의 인간 도리이기 때문에, 그러한 인간 도리를 다할 수 있도록 호스피스 활동은 그들을 도와야 한다. 그러므로 이러한 호스피스 활동이란 궁극적으로 영원히 사멸하지 않는 생명이 없듯이 인간 역시 죽음을 피할 수는 없기 때문에 그러한 죽음에 맞설 수 있는 사람이 될 수 있도록 도우는 것이고, 고통과 싸워 이기는 사람이 될 수 있도록 도우는 것이다.

이를 철학적으로 표현하면 인간존재의 유한성으로 인해 어느 누구에게도 죽음이란 필연적인 것이므로 인간(환자) 자신이 자신의 죽음은 순수히 되가지되, 그러한 자기의 죽음에서 자유하는 죽음을 가지도록 몸과 마음으로 헌신하는 것이라고 할 수 있다.

148) E. Kübler-Ross: 상게서.

그러나 사람들은 무의식중에 자기야말로 자신의 죽음과는 무관하고, 다만 다른 사람의 죽음만이 있다고들 생각하기가 일쑤이다. 이러한 것은 망상일 뿐, 죽음은 누구에게나 시시각각으로 어김없이 다가오고 있다. 기본적으로 인간은 옛날이나 지금이나 죽음에 대한 두려움은 조금도 변하지 않았다. 지금도 여전히 죽음은 그대로 두렵고 무서운 공포의 대상으로 우리를 위협하고 있다. 그러므로 공포의 대상으로서 죽음은 여전히 모든 사람들에게는 달갑지 않는 낯설은 손님으로만 있을 뿐이다.

그러나 단지 하나 변했고, 변하고 있는 것은 죽음에 대한 해석[149]과 죽음에 이르는 과정, 그리고 죽어가는 임종환자에 대한 살아남은 자들의 돌봄 방식이다. 몇 날, 몇 시, 몇 분이라고 명기하는 사망진단서는 서류처리를 위한 수단일 뿐, 임종환자를 한 인간으로 대우하고, 사망자까지도 인간적 위엄성으로 예우하는 본래적 목적과는 거리가 먼 처사이다.

이에 호스피스 활동은 죽어 가는 임종환자라고 하더라도 바로 본래의 인간으로 예우하고, 그들의 죽음마저 경건하게 맞이할 수 있도록 그들과 함께하고, 그들의 죽음의 길목에까지 동참해야 한다. 이는 임종환자에게 뿐만이 아니라 자기 자신에게도 죽음에 대한 친숙성을 체험하게 하는 좋은 귀감이 된다.

4. 퀴블러-로스의 5단계 인식론

그러나 객관적 현상으로서 죽음에 이르는 과정을 5단계로 나누어 지켜

149) 김열규: 『메멘토모리. 죽음을 기억하라. 한국인의 죽음론』. 서울: 궁리출판사, 2001. 196면-203면: 「열린 죽음」.

본 퀴블러-로스의 주장은[150] 죽음의 진행과정을 우리에게 합리적으로 제시하고 있어 그 설득력을 갖는다. 설령 이러한 단계이론이 분할 수 없는 죽음의 과정을 객관적으로 도식화함으로써 임종환자의 본래성을 훼손할 수 있는 한계를 처음부터 지닌다고 하더라도, 임종환자의 죽음에 이르는 과정을 객관적으로 인식할 수 있게 한다는 사실과, 그러한 과정에 따라서 누가 어떠한 처방과 어떠한 간호가 필요한지를 판단하게 하는 기초가 될 수 있다는 사실은 아주 중요하다.

그녀는 먼저 자신의 죽음을 어떤 방식으로든 인정하지 않으려는 제1단계를 죽음에 대한 '부정'(denial)과 고립의 단계라 부른다. 나야말로 이렇게 젊고 건강한데 어찌하여 내가 죽어야 할 불치병에 걸릴 수 있단 말인가! 어딘가 잘못된 것이라고 전적으로 부정하는 경우이다. 전적으로 부정한다고 해서 사실내용이 바뀌는 것은 아니다. 대체로 이러한 부정은 심리적으로 순간적인 자기 방어에 지나지 않는다. 더욱 적극적으로 보면 그처럼 부정한다는 것이 환자의 예기치 못한 충격을 완화시키는 기능을 한다는 사실과 그 이후 그러한 충격의 수용이나 긍정을 또한 전제로 한다는 사실을, 더 나아가 머지않은 기간 내에 자신의 죽음을 맞이하는 방법에 대해서도 대화의 길을 열게 한다는 사실을 호스피스 활동에서는 미리 짚어야 하는 일들이다.

죽음에 대한 제2단계는 '분노'(anger)의 단계이다. 사람은 누구를 막론하고 자기 생각 밖의 일을 갑자기 당하면 당혹하게 마련이고, 그러한 당혹과 함께 "나는 아니야!"를 외치기가 일쑤이다. 특히 그것도 예상치 않은 자신의 죽음문제에 부닥치면 더욱 그러하다. "하필이면 왜 내가

150) E. Kübler-Ross:『죽음의 순간』. 김진욱 옮김. 서울: 자유문학사, 2000. 155면 이하.

죽는다는 말인가!"에서부터 "그럴 리가 없다"는 자기 확신에까지 이른다. "먹는 것이나 자는 것 그리고 지저분한 생활을 한 저 사람은 몰라도 나야말로 모든 면으로 건강하게 지금까지 잘 살아왔는데 어째서 내가 죽을병에 걸렸단 말인가!" 하는 경우이다. 사실 이러한 환자의 분노는 자기 입장에서 보면 당혹스러운 우연성에 대한 반발 혹은 지난 자신의 과거 역사에 대한 짜증스러운 반발이나, 호스피스 활동을 하는 모든 이들에게는 무척이나 어려운 상대이다. 이들은 사람에게는 물론이고 초월자로서의 하나님에 대해서까지 분노를 느낀다.

죽음에 대한 제3단계는 '타협'(거래; bargaining)의 단계이다. 환자 자신들이 아무리 죽음을 '부정'하고 '부인'한다고 하더라도, 현실로서 그들은 피할 수 없는 상황에 처해 있음을 인지하고 제3의 길을 선택한다. 자신들의 어쩔 수 없는 현실을 그들은 적나라하게 신체적으로나 정신적으로 그대로 수용하고 만다. 그 결과로 가깝게는 간호사나 목회자와는 물론이고 의사와도 타협하여 그들은 얼마의 통증이나 고통을 덜어보고자 하고, 더욱 생명의 연장까지도 바란다. 더 나아가서는 목회자를 통해 절대자와 타협하여 고통 없는 영원한 삶을 누리려 한다. 다시 말하면 어떻게 하든 이들은 의사를 통하여 자신의 생명을 연장하도록 바라며, 그것이 여의치 못할 경우에는 목회자에게 개별면담을 하여 목숨이 있는 한, 자기 인생 전부를 하나님에게 바칠 것이고, "죽어서는 생전에 다하지 못한 선행을 천국에서 빌겠노라"고도 하게 된다. 그러므로 환자의 내적 고민을 종교적으로 들어줄 수 있는 사람들이 목회자들이라 할 수 있다.

죽음에 대한 제4단계는 '우울함'(depression)의 단계이다. 피할 수 없는 일종의 한계상황의 단계이다. 당장 수술을 하지 않으면 생명은 곧바로 죽음으로 끝나고 만다. 여러 증상이 이렇게 저렇게 나타나므로 급히 손을 써야 한다. 더 이상 환자의 분노나 타협의 여유가 없다. 나 자신으로서는 어떻게도 감당할 수 없는 거대한 상실감이 큰 파도처럼 한꺼번에 밀어닥친다. 그러한 상실감의 대가는 대체로 우울함으로 나타난다.

먼저는 자신과의 외적 관계에서 우울증이 나타나고, 그 후에는 자신과의 내적 관계에서 우울증이 나타난다. 전자를 소극적 우울증이라 하고, 후자를 적극적 우울증이라 한다면, 전자는 환자 자신의 신체적 변화(예로서 인공유방수술 등)나 사후의 인적-물적 변화(예로서 사랑하는 자식과의 이별이나 재산변동 등)에 대한 관심에서 오는 우울증이라 할 수 있고, 후자는 죽음에 대한 환자 자신의 무력함에서 오는 실망으로서 우울증이라 할 수 있다.

자신의 죽음으로 인한 이 세상의 모든 인연과 영원히 이별을 해야 한다는 자기존재 전체에 대한 근원적인 우울증이다. 이들을 위해서 호스피스 활동은 그들로 하여금 세상사에 미련을 갖게 할 것이 아니라, 그들의 슬픔과 아픔을 그대로 인정해주고 있는 그대로 위로해주는 것이 눈앞에 다가온 그의 죽음을 보다 편안한 마음으로 수용할 수 있도록 하는데 도움이 될 수 있다.

죽음에 대한 제5단계는 '수용'(acceptance)의 단계이다. 이 단계에 처해 있는 환자는 타협의 의지도 우울한 감정도 가질 겨를 없이 신체적으로나 심리적으로나 지칠 대로 지쳐 있게 된다. 그저 시간이 나는 대로 졸기도 하고 순간적인 수면에 빠지기도 한다. 이때의 수면이란 정상인이 필요로 하는 수면과는 본질적으로 다르다. 환자 자신의 의지와는 상관없이 그저 눈감고 편안히 긴 시간 동안 잠자고 싶어 한다.

퀴블러-로스는 "그러한 수면을 신생아의 잠과 비슷하지만, 마지막 순간을 예고하는 잠이라는 점이 다르다"151)라고 지적한다. 그녀가 죽음에 대한 마지막 단계를 '수용'이라고 한 것은 임종환자가 자신의 의지로 죽음을 받아들인다는 의미이기보다는 그 자신이 모든 체념 속에서 마지막으로 안식할 수 있도록 하는 분위기를 마련하여 준다는 의미이다.

그러므로 이 단계에서는 엄밀하게 말하면 환자 자신이 중요한 것이 아니라, 오히려 그 가족들과 호스피스 참여자들이라 할 수 있다. 환자 자신도 모든 사실에 대해 무관심해지며, 심지어 자신 자신에 대해서도 무관심해 진다. 그저 혼자 있고 싶어 하고 침묵하고 싶어 한다. 모든 감정이나 정서를 이들은 공백상태로 만들어 버리려고 하는가 하면, 모든 것을 자기 운명으로 스스로 수용하고자 한다.

물론 끝까지 발버둥 치며 죽음과 맞서서 싸우려는 의지력의 환자도 있으나, 결국 죽음과의 싸움은 판정패하고 만다. 왜냐하면 처음부터 죽음은 밖으로부터 엄습하여 온 나의 적이 아니라, 나의 안에서 나의 삶과 함께 늘 같이하여 온 나의 다른 나이기 때문이다. 그러나 사람들은 그러한 다른 나를 알지도, 알려고 하지도 않는다. 오직 자신의 섬뜩한 한 대상으로 생각하여 피하려고만 한다.

피하래야 피할 수 없는 자신의 죽음을 피하려고 하므로 죽음에 대한 공포는 기하급수적으로 커져만 간다. 오히려 살아 있는 물고기가 시냇물을 거슬러 올라가듯이 그 역으로 죽음을 자기 것으로 되가질 때, 아니면 종교적 명상으로서 그 모두를 다 수용할 때, 그 다른 나로서의 죽음이란 바로 나와 가장 친숙한 내가 아니고 누구이겠는가! 이의 다른 나를 사심 없이 적나라하게 명상으로 수용하는 것이 바로 본래적인 나이기도 하다. 이를 실존적으로 경험하게 하는 가장 순수한 상황을 철학에서는 '한계상

151) E. Kübler-Ross: 『죽음의 순간』. 김진욱 옮김. 서울: 자유문학사, 2000. 156면.

황'이라 하여 본래적인 자기로 되돌아감을 우리로 하여금 일깨워주고 있다.

5. 임종의 증상과 죽음의 위엄성

죽음의 과정은 한날에 그치지 않는다. 여러 날이 지속된다. 아무리 임종환자가 자신의 죽음에 임박하였다고 하더라도 당장 죽음이 찾아오는 것은 아니다. 그러하기 때문에 임종환자에게는 분명히 임종의 48시간 내 증상이 신체적으로 나타나기 마련이고, 그 증상은 환자에 관계없이 대체로 동일한 시간적 과정을 밟게 된다.

먼저 임종환자에게 나타나는 두 가지의 임종증상은 환자의 신음소리와 호흡에서 볼 수 있다. 평상시의 신음소리는 일반적으로 규칙적이나, 임종을 앞둔 환자의 경우에는 불규칙적이 된다는 사실이고, 그 다음 환자의 호흡 역시 규칙적이지 못하고 불규칙적이 된다는 사실이다. 이미 우리가 위에서 보았듯이 '수용'의 단계에서는 환자 자신의 의지가 발동하고 있는 것이라기보다는 그 자신은 이미 모든 것을 체념한 상태에 처해 있게 된다. 그러하기 때문에 그러한 불규칙의 신음소리와 다급한 호흡이 가족에게나 호스피스의 참여자들에게는 고통으로 받아들여 안타깝게 여겨지나, 환자에게는 자신의 의식불명으로 인해, 어떤 고통이나 통증이 아니라, 단순한 임종의 한 과정이다.

이와 함께 임종환자의 또 다른 가시적인 증상으로서는 입이 매말라 혀가 정상인들처럼 움직이지 않는다는 사실이다. 이를 해소시켜주기 위하여 30~60분마다 1~2ml 정도 물로 축여주거나 젖은 거즈를 입에 물려

줌으로써 혹은 얼음 조각을 입에 넣어줌으로써 환자의 고통스러움을 어느 정도라도 덜어줄 수 있다. 이러한 임종의 증상과 함께 환자의 목에서는 가래 끓는 소리가 점점 심하게 나타나고 배뇨도 어렵게 되며 통증도 심해져 간다. 따뜻하던 발끝도 차츰 차츰 식어가면서 그 차가움이 온몸으로 퍼지게 되며, 그 환자의 손톱이나 발톱을 눌렀다 손을 떼게 되면 피가 쉽게 돌지 않아 혈색이 없어지고, 창백하게 그대로 남아 있게 된다. 숨소리는 더욱 거칠어지게 되고, 때론 많은 양의 숙변이나 소변을 놓치기도 한다.

이처럼 가시적으로 알 수 있는 여러 가지 신체적 현상들 이외에 우리들의 눈으로는 확인할 수 없는 전문의학적 현상들도 나타난다. 호흡이 멎고 심장과 뇌의 활동이 정지되는 임상적 죽음을 넘어 뇌의 신경은 물론이고 신체의 모든 조직이 시간 간격으로 괴사하는 생물학적 죽음에 이르러 결국 그 마지막 생명까지를 놓게 된다.

이와 때를 같이 하여 환자의 가족들과 호스피스 참여자들은 임종환자들이 대체로 육체적으로는 무통하고 정신적으로는 안정을 바라며, 그리고 자신의 내세를 위해 영적 귀의를 원하므로 자신들이 당신과 함께하고 있음을 알려주면서 그 환자가 좋아하던 조용한 음악이나 찬송가 등을 들려주어 마지막 '사람다운 사람'으로서 품위[152]를 지키도록 해주어야 한다. 특히 임종환자의 정신과 마음이 산만하여지지 않도록 간호사는 물론이고 호스피스 참여자들은 경건하게 도와야 한다. 임종환자 앞에서 유족에 대한 걱정이나 재산에 대한 시시비비는 절대 금물이다.

심지어 기진맥진한 환자의 숨이 넘어가는 애처로운 순간을 지켜보기

---

152) A. Dekeen: 『죽음을 어떻게 맞이할 것인가』. 오진탁 옮김. 서울: 궁리출판, 2002. 「우리 모두에게 필요한 죽음준비교육 (1), (2)」항 참조.

가 안쓰러워서 큰 소리를 내어 울거나 이름을 부르면서 환자의 몸을 마구 흔들면, 환자의 마지막 안락감을 깨트려 놓는 결과가 되므로 떠나는 환자나 남는 유족들을 위해서도 스스로를 자제할 수 있는 인내와 이성이 필요하다. 만약 그렇지 않다면 이는 또한 다른 면에서 저승길로 들어서는 행려자의 장애물이 된다고 함을 우리는 한번쯤 생각할 필요가 있다.

그러므로 오히려 우리는 유족들이나 호스피스 참여자들이 임종환자의 귀 가까이에서 여러 가지 고통이나 심려에서 스스로 벗어날 수 있도록 실존적 기도나, 그에 적절한 밝은 내일을 일러주어 안도감을 가지도록 하는 것이 이성적이다. 그와 동시에 보다 직접적으로는 환자의 손발을 주물러 펴주고 턱이 떨지 않도록 수건 등으로 턱을 고여 주면서 편안한 임종을 맞도록 한다. 그래서 죽은 이가 다리를 뻗고, 눈을 감은 채 손을 배 위에 놓아 인간 삶에서 활약하던 모습과는 달리 편안히 쉬는 상태를 취하게 한다. 그 후 영혼이 승천하면 깨끗한 흰 천으로 온 몸과 얼굴을 경건하게 덮어 주는 것이 바람직하다.

이처럼 가장 이상적인 죽음은 모든 자손들이 보는 앞에서 잠자는 듯이 운명하는 것이라 할 수 있다. 이로써 사람이 어떻게 태어나서 어떻게 살아야 했는가와 같이 사람은 어떻게 죽어야 하고, 죽어가는 사람은 어떻게 돌봐야 하며, 그리고 죽은 뒤의 장례와 남는 가족은 어떻게 위로하는 것이 가장 바람직한 것인가[153]를 짚어보도록 하는 것도 인생 전체에 있어서는 대단히 중요하다.

특히 비록 생물학적 죽음으로 육체적 생명은 끝이 나나, 이로써 생명

---

153) Sherwin B. Nuland: 『사람은 어떻게 죽음을 맞이하는가』. 명희진 옮김. 서울: 세종서적, 2003. 「인생이란; 늙음과 죽음」, 「죽음이 주는 교훈」 등 참조. cf. W. Fuchs: T*odesbilder in der modernen Gesellschaft*. Frankfurt(M) 1969.

(영혼)의 전체가 끝나는 것은 아니다. 왜냐하면 죽는 자가 따로 있고 사는 자가 따로 있는 것이 아니기 때문이다. 모든 산 자는 죽는 자이다. 산 자 자신이 살아 있는 자이고, 동시에 죽는 자이다. 산 자와 죽는 자가 두 사람이 아니라 한 사람일 뿐인데, 사람들은 자기 속의 삶만을 볼 뿐, 다른 자기로서의 죽음을 보지 못한다. 이 둘은 인간존재로서 모두가 하나이다.

그래서 이미 생명의 존엄성과 죽음의 위엄성을 하나로 받아들여 사람을 사람으로 지키게 하기 위하여 한국의 선인들 중 소태산은 아주 현실적으로 40줄 이상의 모든 사람이야말로 임종을 준비해야 한다고 하였는가 하면, 사람이 품위 있게 죽기 위해서는 미리 유언장도 남기고 마음속에 품었던 원한도 당사자를 불러 풀 것이며, 어떤 것들에 대한 집착심도 버려야 하는 연습을 해야 한다고 하는가 하면, 죽음의 순간이 어느 새 다가올 때도 정신을 차려 깨끗한 마음으로 자신의 영혼을 거리낌 없이 떠나가도록 해야 한다고 하였다. 이는 인생이 어떤 의미에서는 영생으로 거듭 태어남을 시사하고 있는 것이라고 할 수 있다.

제 8 장 인간의 죽음과 문화사적 해석

1. 죽음에 대한 형이상학적 해석

잘 나가는 사람에게 활기찬 그 자신의 삶을 제쳐두고 죽음을 이야기한다면 누가 뭐래도 꺼림칙하고 의기소침할 수밖에 없다. 아무리 우리가 지금까지 죽음의 이면을 철학적으로 짚어왔다고 해도 그렇다. 특히 아침 방송에서 죽음에 대한 다큐나 기사내용을 꾸민다면, 왜 아침부터 재수 없게 죽음을 이야기하느냐고 핀잔을 주기가 일쑤일 것이다. 그래서 그 흔한 아침 프로에도 죽음에 관한 방송은 하지 않는다. 필요하다고 판단되면 밤늦은 시간대에 "우리는 죽음을 어떻게 맞이할까" 하는 정도의 내용으로 꾸며진 기사나 특집을 마련하기만 해도 큰 다행이라 할 수 있다.

이처럼 죽음[154]은 우리 자신으로부터 완전히 외면당하고 있다. 바로 우리 자신이 그 죽음 자체인데도 그렇다. 그러므로 죽음 자체가 재수 없는 것이라고 생각하기 이전에 재수 없다고 생각하는 우리 자신을 다시 한 번 되돌아 봐야 한다. 그때 죽음은 자기 밖으로부터 다가오는 섬뜩한 손님으로서의 타자가 아니라, 바로 나 자신으로, 아니 나의 가장 친숙한

---

154) 오진탁: 『마지막 선물』. 서울: 세종서적, 2007. 145면-167면: 「웰다잉을 위한 명상」.

다른 나로 다가온다. 그 때문에 그러한 자기 죽음은 곧 자기 삶을 더 높이고, 그 삶을 더욱 긴장시켜 한날에 그냥 매여 있지 않게 한다. 역으로 말하면 자신의 죽음을 생각한다는 것은 자신이 어떻게 살아야 한다는 자신의 당위성을 스스로 짚어 내도록 하게 된다.

그러므로 우리에게는 '죽음의 철학'이 중요하지 않고, '삶의 철학'이 중요하게 된다. 이러한 '삶의 철학'이 삶의 철학 그 이상으로 이해되기 위하여 우리는 참 죽음을 익히고 배워야 하는 '죽음의 철학'을 근원적으로 밝히지 않을 수 없다. 우리가 죽음을 죽음으로서 받아들일 때, 우리는 비로소 죽음의 새로운 측면을 직시할 수 있는 동시에 삶의 새로운 측면을 이끌어낼 수도 있다. 마치 새로운 만남에는 기쁨이 있지만, 그러한 기쁨 이면에는 또한 반드시 이별의 슬픔이 이미 내재하여 있음과 마찬가지이다. 이 세상에 태어나 살아가는 사람 치고 죽음을 모르는 사람이 어디 있겠는가! 그렇다고 죽음을 아는 사람 역시 어디에도 없지 않는가!

죽음은 분명 하나의 경험적 사실로서 우리 모두에게 체험될 것이나, 단 일회적인 자신만의 체험일 뿐, 우리 모두에게는 언제나 미지의 사실로서 남게 된다. 그렇다면 도대체 죽음이란 무엇인가? 죽음이란 하나로 정의될 수 있는 어떤 검증 가능한 사실존재가 아니라, 어디에도 있지 않으면서 어디에나 있는 생성존재 그 자체일 뿐이다. 그러므로 죽음은 삶과 함께 현실적으로 존재하나, 무규정성 내에 있는 현실 그 자체로 생성하면서 존재한다고 할 수 있을 뿐이다.

이로써 인간이 인간으로서 존재하게 된 이후, 죽음은 처음부터 우리의 철학적 대상이 되어 왔다. 이미 소크라테스(BC469~BC399)는 죽음을 공개적으로 표명하고 나섰던 고대의 유명한 철학자였다. "그는 젊은이들을 타락시키고, 나라에서 인정하는 신들을 믿지 않고, 따로 새로운 신을 만들어 섬기고 있다"[155]는 이유로 법정에 섰다. 그는 법정에서 "사실 죽음을 두려워하는 것은 지혜가 없으면서도 마치 있는 것처럼 생각하는 것이기 때문입니다. 죽음이 무엇인지 모르면서도 그것을 알고 있다고 생각하는 것이 되니까요. 그것은 죽음이라는 것이 사람에게 좋은 것인지, 그렇지 않는 것인지, 아무도 모르면서 죽음이 마치 가장 나쁜 것인 줄만 알고 그냥 두려워하기 때문입니다"라고 해서 사람들의 무지를 탓하고 있다.

더구나 그는 사형판결이 내려진 후에도 "죽음이란 다음 둘 중의 하나입니다. 즉 아무것도 아닌 없는 것이어서 죽어 있는 사람은 어떤 대상에 대하여도 아무런 감각도 갖고 있지 않거나, 혹은 전해 내려오는 말과 같이 영혼이 이곳에서 다른 곳으로 자리를 바꾸어 옮아가는 것이 될 것입니다. … 죽음이 과연 그러한 것이라면 나는 죽음을 좋은 것이라고 생각합니다. 왜냐하면 그 죽음의 시간 전체는 하룻밤보다도 더 길지 않으리라 여겨지기 때문입니다.

다른 한편 죽음이라는 것이 이곳에서 다른 곳으로 장소를 옮겨 사는 것이라면, 그리고 죽은 사람들이 모두 그곳으로 간다는 말이 사실이라면, 배심원, 여러분, 이보다 더 좋은 일이 또 어디에 있겠습니까!" 이에 한 걸음 더 나아가 그는 법정을 떠나면서 배심원들에게 최후의 진술로 "하지만 이제는 떠날 때가 되었군요. 나는 죽기 위해서, 그리고 여러분은 살기 위해서. 그러나 우리들 가운데서 누가 더 좋은 세상을 만나게 될지는 신밖에는 아무도 모릅니다"는 말을 남긴 채 결국 독배를 마신다.

여기서 우리는 이러한 소크라테스의 죽음이 넓은 의미에 있어서 호스피스 활동과는 무관하지 않기 때문에 그 죽음의 과정을 보다 상세히

---

155) Platon: 『소크라테스의 변명』. 조우현 역. 서울: 삼성출판사, 1977. 401면.

인용하고자 한다. “내가 평소에 알기로는 누군가가 임종할 때 사람들은 조용해야 하는 법이라오. 그러니 조용히 해주십시오. 그리고 침착하게들 있도록 하십시오. … 그는 이리저리 걷고 있었다. 다리가 무겁게 된 것을 알아차리고는 아까 그 사람이 시킨 대로 자리에 반듯이 누웠다. 그러자 아까 잔을 건넨 사나이가 다가가 그를 만져보고 발과 다리를 살펴보았다. 그리고는 그의 다리를 힘껏 누르고 감각이 있는지 없는지를 물었다. 소크라테스는 감각이 없다고 대답하였다. 그 사람은 그리고 나서 무릎을 만져보고 손을 점점 위로 옮겨가면 소크라테스의 몸이 차가와 지고 굳어지고 있음을 우리에게 보여주었다.

그는 소크라테스를 다시 한 번 만져보고는 이러한 것이 심장까지 올라오면 끝이라고 말하였다. 그의 하반신이 거의 차갑게 되었을 때, 소크라테스는 자신을 덮고 있던 덮개를 젖히고 이렇게 말하였다. 그것이 그의 마지막 말이었다. ‘크리톤, 우리들은 아스클레피오스(Asklepios)에게 닭 한 마리를 바쳐야 하오. 이 약속을 이행해주게나, 잊지 말고.’ ‘염려 마십시오.’ 크리톤이 대답하였다. ‘그밖에 다른 당부는 없습니까?’ 크리톤이 이렇게 물었을 때 소크라테스는 아무 대답도 않았다. 그리고 곧 꿈틀하고 경련을 일으켰다. 아까 그 사람이 다시 덮개를 벗겼다. 소크라테스의 눈은 빛을 잃었다. 이것을 보고 크리톤이 그의 눈과 입을 닫아주었다”156).

소크라테스가 어떻게 죽음을 영혼과 함께 맞이하였는가를 우리가 살펴봄도 중요하지만, 특히 그가 독배를 마시고 자신의 죽음을 맞았다고 하더라도 그 죽음의 생물학적 진행과정을 적나라하게 묘사하고 있다는 사실을 우리는 호스피스 활동이라는 차원에서도 눈여겨볼 필요가 있다.

---

156) Platon: 『파이돈(*Phaidon*)』. 박종현 역. 서울: 휘문출판사, 1984. 419면 이하 참조.

더욱이 임종할 때의 지켜야 할 것들은 이미 고대로부터 변함없이 그대로 이어져 오고 있다는 사실 역시 죽음의 과정과 호스피스 활동이 무관하지 않음을 말해준다.

그러나 소크라테스와는 달리 쾌락만이 선이고, 고통은 악일뿐이라고 한 에피쿠로스(Epikuros; BC341～BC271)는 쾌락설을 주장하되, 육체적 쾌락이나 감각적 쾌락보다는 정신적 쾌락이 우월하며, 일시적이고 순간적인 쾌락보다는 항구적이고 영구적인 쾌락이 우월하다고 하였다.

이러한 쾌락은 삶 전체를 꿰뚫어보고 만사를 이성과 사려로 분별하는 생활양식으로서 순간적으로 마음이 쏠리는 작은 쾌락 때문에, 보다 큰 쾌락을 손쉽게 상실하지 않도록 측정술을 사용해야 함을 강조하고 있음을 보면 그러한 쾌락이야말로 얼마나 정신적이었는가를 알 수 있다. 그에게 쾌락이 얼마나 승화된 쾌락인가 하는 것은 그 자신이 쾌락을 고통 없이 마음의 동요에서 해방되는 것, 즉 마음의 평정이라고 한 사실에서 알 수 있다. 이처럼 자족하는 정신상태 내지 마음의 평화를 평정심(平靜心)[157]이라 하고, 그러한 경지를 이상으로 삼았던 사람들이 현자들이다.

그로써 이들은 세계의 풍부함과 아름다움을 바로 볼 수 있었고, 자신들의 삶을 적극적으로 긍정할 수 있었으며, 더 나아가 삶의 어두운 면까지도 극복하여 죽음마저 그들을 묶어놓지는 못하였다. 이들에게 죽음이란 어떤 두려움이나 공포의 대상이 되지는 못했다. 왜냐하면 인간의 모든 경험이란 죽음과 함께 소멸하여 버리기 때문에 사람이 살아 있는 한, 죽음도 없다는 것이다. 사람은 누구를 막론하고 지금 당장에는 살아 있거나 죽어 있거나 둘 중의 어느 한 상태로 있다. 살아 있을 동안에는 살아

157) 그리스어의 ataraxia로서 마음의 평안함을 얻어서 아무런 부족감을 느끼지 않는 자족한 정신상태를 말함.

있기 때문에 아직 죽음은 오지 않았고, 죽었을 때는 이미 죽었기 때문에 우리는 죽음을 의식하지 못한다는 논리이다.

이처럼 죽음은 살아 있는 우리와는 무관하다. 그럼에도 불구하고 우리가 죽음에 대해 두려움을 갖는 것은 죽음이 고통스러울 것이라고 미리 짐작하는 데서 온다. 그러나 현실적으로 죽음은 육체적인 고통을 동반함으로써 정신적인 두려움을 가지게도 한다. 사실 죽음 자체가 우리의 고통을 느끼게 할 수도, 알게 할 수도 없는 인간의식의 소멸이라고 할 때, 죽음은 결코 두려움의 대상이 되지 못한다. 이는 현실을 떠난 죽음에 대한 형이상학적 사변을 버리고, 오직 지금 여기라는 현실적 생에만 충실하려고 하는 일종의 철학적 죽음관이라 할 수 있다.

쾌락주의를 반대하고 실재론적 입장을 취한 스토아(Stoa)의 철학자들은 보다 근원적으로 세계란 무엇이고, 세계의 근거는 무엇인가 하고 묻는다. 이러한 물음에 대한 답을 그들은 세계 밖에서 구하지 아니하고, 세계 안에서 구한다. 세계란 무한하고 영원한 것이기는 하나, 그 근거는 세계 자체 내에 있고, 그 근거의 원리가 바로 세계의 근원적인 힘으로서 세계이성 혹은 세계법칙이라는 것이다. 이러한 세계이성은 그 이성 자체 내에다 이미 미래의 모든 사건내용들을 그 자체로 내포하고 있기 때문에 곧 '미래의 씨앗'(ratones seminales)이기도 하다. 달리 표현하면 한 사람의 자유로운 사상이나 의지는 그 생동성의 질서로 인해 자연 자체의 순리에 따르게 됨으로써 이성에 따라 사는 사람은 선하고, 이성에 따라 살지 않는 사람은 악하다는 말이 된다.

이들에게는 그러므로 이성만이 중요하지, 그 외의 모든 것, 즉 사람이 건강하다거나 노쇠하다거나 혹은 병을 앓는다고 하는 것 등은 중요하지가 않다. 그러한 것들 자체는 선한 것도 아니고 악한 것도 아니다. 심지어 죽음마저 그 자체로는 선악, 그 어느 것도 아니다. 왜냐하면 죽음이란 이성적인 것도 아니고, 비이성적인 것도 아니기 때문이다.

사람들의 마음에 있는 평정함을 뒤흔들어 놓는 것은 사람들의 자의에 따른 공상이나 선입견이지, 자연 그 자체에서 나오는 이성적 본질이 아니다. "인간을 혼란시키는 것은 사물 그 자체가 아니라, 사물에 관한 우리들의 생각들이다. 소크라테스에게 있어서 그랬던 것처럼, 죽음 그 자체가 무서운 것이 아니라, 죽음에 관한 우리들의 생각이 무서운 것이다."158) 이처럼 이들에게는 이성이 모든 것을 지배하므로 자연은 말할 것도 없고, 인간마저 이성이 관리하여 인간을 독자적이고 객관적이며, 그리고 자유하게 하는가 하면, 심지어 인간을 참되게도 하는 것이다.

이들은 인간의 궁극적 목적이 자연에 따라 살아가는 데 있다고 함으로써 자연은 곧 신적인 이성이 된다. 따라서 이러한 자연적 삶이란 이성적 삶이 되며, 최고의 선을 실천하는 삶이 된다. 이러한 이성의 힘으로서 잘못되고 비뚤어진 충동과 격정의 광기에서 벗어나 어떠한 외부의 자극에도 흔들리지 않는 '부동심'(apatheia)이 이들의 윤리적 이상으로 자리잡게 된다.

그러므로 이들은 이성이든 법칙이든 자연에 따른 삶을 살아갈 때, 비로소 인간은 참 행복을 찾을 수 있는 자족의 이상에 다다를 수 있다고 확신하였다. 재산이 많아서 선하고 재산이 없어서 악하다거나, 명성이 있고 명성이 없다거나 혹은 쾌락과 고통, 건강과 질병, 더 나아가 삶과 죽음마저도 사람의 본래적인 부동심을 흔들어 놓지는 못한다.

덕이 있는 현명한 사람들은 자연의 이법(理法)에 따를 뿐 모든 것에

158) Joh. Hirschberger: I. Epiktet, Ench.5. 『서양철학사(상)』. 강성위 옮김. 대구: 이문출판사, 1987. 259면.

무관심하며, 자신들의 생명에 대해서마저 무관심하다. 아무리 사람들이 발버둥을 쳐도 자연질서의 내재적 이법을 넘어설 수가 없으므로 그 이법을 따르는 것만이 인간의 참 행복이다. 사람의 죽음 역시 자연의 이법에 따라야 할 때 가장 행복할 수 있을 뿐, 그 이상의 어떠한 묘안도 자연의 순리에 어긋나면 불행에 해당한다.

여기서 우리는 아우렐리우스(Marcus Aurelius; 121～180)의 죽음에 대한 명상을 인용하면 "만일 죽음에 부수되는 여러 가지 외관과 관념을 떨쳐버리고 죽음 자체를 직시한다면, 죽음이란 자연의 한 이법에 불과하고, 사람은 그 이법 앞에 겁먹고 있는 어린애에 지나지 않는다는 것을 알 것이다. 아니, 죽음은 자연의 이법이요 작용일 뿐만 아니라, 그 자연을 돕고 이롭게 한다."[159]는 것이다.

시대와는 관계없이 죽음의 본질은 무엇인가 하는 물음은 지금까지 전반적으로 형이상학적이었고 관념적이었으며, 기껏해야 논리적이었고 사변적이었다고 할 수 있다. 그럴 수밖에 없는 것은 죽음이라는 사실이 그 죽음 자체에 대한 본질을 밝히기보다는 죽음에 대한 사변적 내용을 밝히어 내는 것이 더욱 현실적이었기 때문이다.

그래서 우리는 죽음에 대한 고찰을 그 내용이 죽음의 본질에 해당하건 혹은 죽음에 대한 사회학적 문화에 해당하건, 더 나아가 죽음에 대한 심리학적 현상에 해당하건 세분하지 않으려 한다. 다만 이 시대에 적합한 죽음에 대한 고찰은 형이상학적 관념으로부터 비형이상학적 고찰로 바뀌고 있기 때문에 여기서 우리는 쇼펜하우어(Schopenhauer)의 생사관을 포함한 생철학자들의 삶과 죽음에 대한 눈높이를 간략히 짚어보고자 한다.

---

159) 정동호 외 편: 『죽음의 철학』. 서울: 청람출판사, 1986. 28면.

2. 죽음에 대한 '삶'의 철학적 해석

이러한 죽음에 대한 물음은 고대로부터 현대에 이르기까지 끊임없이 지속적으로 이어져 오고 있다. 특히 헤겔 이후 현대철학의 대두와 함께 삶과 죽음의 문제가 부분적이기는 하지만 두드러지게 나타나게 된다. 이들 가운데서 쇼펜하우어는, 특히 그가 철학사적 분류에 있어서 생철학자에 해당되는가 하는 점이 논란은 될 수 있어도 인간 삶의 문제를 가장 심층적으로 짚고 있다는 의미에서 이 장에 포함시켜 고찰할 수 있다면, 그야말로 삶을 '죽음'으로 본 현대철학의 선두주자가 된다.

그는 확신에 차서 세계가 이성에 의하여 지배되는 것이 아니라, 인간의 「의지와 표상」으로서 파악된다고 주장한다. 그는 사심 없이 "세계야말로 나의 표상이다"[160]라고 하여 세계란 어떤 위대한 존재가 아니라, 인간의 주관적인 표상에 지나지 않는다고 말한다. 이뿐만 아니라 세계는 인식만 되는 것이 아니라, 인간의 의지를 통해서 체험되기도 한다. 다시 말하면 세계의 본질은 살려는 맹목적인 의지라는 것이다.

그에게는 인간의 삶 전체가, 즉 그것이 욕망이든, 희망이든 혹은 사랑이든 미움이든, 심지어 인식이나 사고 혹은 표상이라고 하더라도, 하나의 체험이고 의지이다. 이러한 의지가 객관적으로 외화한 것이 사람의 몸이라고 하는가 하면, 걸어가려는 의지는 발로서 나타나고, 붙들려고 하는 의지는 손으로 나타나며, 소화를 시키려는 의지는 위로서 나타나고, 생각하려는 의지는 두뇌로서 나타난다는 것이다.

살아 있는 유기체가 스스로를 보존하고 성장하려는 모든 근원적인

---

160) A. Schopenhauer: *Die Welt als Wille und Vorstellung*, Ungekuerzte Ausg. Köln o.J. S.29.

충동과 본성까지도 의지가 아닌 것이 없다. 문제는 그러한 의지가 처음부터 맹목적이라는 데 있다. 왜냐하면 의지는 한갓 그대로의 의지이고, 영원히 그저 그렇게 살려는 생명체의 욕망이기 때문이다. 그러므로 의지는 아무런 의미도 없는 한갓 괴로움일 뿐이다. 바로 이러한 것이 세계의지이기 때문에 세계 전체 역시 아무런 의미가 없게 되고, 오히려 사람의 삶 속에서 희비극만을 산출할 뿐이다.

이는 한 개인의 삶 역시 예외일 수가 없다. 한 개인의 삶이란 무한한 절대적 공간과 무한한 절대적 시간 속에서는 유한할 수밖에 없고, 유한하기 때문에 그러한 삶은 제한 받기 마련이다. 이러한 제한은 상대적인 것으로서 고통과 고뇌 혹은 고난과 궁핍 등으로 삶이 압박 받게 된다. 이러한 압박으로 인한 인간 삶의 괴로움이 그 한날에 그냥 그대로 그치지 아니하고, 생명이 붙어 있는 한, 끊임없이 지속된다면 처음부터 그러한 삶을 포기해야 한다는 것이다.

이와 연관해서 쇼펜하우어는 "개인의 참된 삶은 현재일 뿐이다. 그러나 그러한 현재 자체는 계속해서 과거 속으로 빠져들게 되고 밑도 끝도 없는 죽음으로 빠져들게 된다. 걸어간다는 것은 지속적으로 걸려 넘어진다는 것이다, 육체의 삶은 연기된 죽음일 뿐이다, 정신이 활기에 넘치는 것은 지속적으로 연기되는 지루함이다, 모든 의욕의 바탕은 궁핍과 결핍 그리고 고통이다, 삶은 시계의 추처럼 고통과 지루함 사이를 왔다 갔다 한다, 이러한 고통과 지루함이 실제로는 삶의 궁극적인 구성 요소이다. 이처럼 인간은 자기의 궁핍과 고난뿐만 아니라 다른 모든 것들에 관해서도 불확실성 속에 자기 자신을 내맡긴 채로 이 땅에서 살아간다"[161]라고

---

161) A. Schopenhauer: *Erstes Buch, das Objekt der Erfahrung und Wissenschaft. S.57* 이하 참조.

말한다.

이는 사람이 살아남기 위해 애쓰면 쓸수록 인간 삶은 더욱 더 괴로울 뿐임을 의미하고, 그러한 괴로움에서 벗어나기를 원하면 원할수록 고통은 더욱 더 심화될 뿐임을 의미한다. 이로써 인간이 삶의 괴로움에서 풀려나기는커녕 더욱 더 괴로움의 수레바퀴에 매여 있기가 일쑤이다.

그렇다면 세계의 본질이 살려고 하는 맹목적 의지라는 것은 어떻게 해서 파악이 되는가? 그는 어려운 내용이기는 하지만 세계의 본질을 시간 공간 내의 인과율에 의한 규정성으로 본다. 더 나아가 시간공간을 칸트에서처럼 순수직관의 형식이라 하는가 하면, 그 인과율은 오성의 범주라고도 한다. 이것은 시간공간과 인과율을 통하여 우리에게 경험되는 세계를 한낱 표상의 세계일 뿐, '물 자체'(Ding an sich)[162]의 세계가 아님을 말하기 위해서이다.

그러나 칸트와는 달리 그는 우리의 신체를 통해서 물 자체마저 파악할 수 있다고 주장한다. 신체는 경험적 인식으로 파악되는 하나의 표상이나, 그와 동시에 신체는 우리 자신 속에 의지가 있다는 사실을 위의 예에서도 알 수 있다. 이러한 의지가 우리의 신체에 결부되어 있는 '살려는 맹목적 의지'이고, 이러한 맹목적 의지는 우리의 신체운동과 동시에 움직이는 무의식적 의지인 것이다. 이러한 의지야말로 아무런 목표도 없이 무의식적이고 맹목적인 충동에서 살아갈 뿐 만족할 줄 모른다. 만족을 모르는 욕망으로 치닫는 세계는 고뇌의 세계일 수밖에 없다. 이러한 고뇌의 세계

---

162) Kant의 철학전문개념으로서 본체(本體)와 같은 의미로 '초월론적 객관'이라고도 함. 사물이나 현상배후에 있는 그 원인 혹은 그 근거를 말함. 현상이 일어나게 되는 근거이나 스스로는 현상하지 않고, 다만 감각이 촉발될 때만 인식되는 '무엇이라 표현할 수 없는 그 무엇'으로서 Kant는 이를 'X'라는 기호로 표기하였음.

에서 해탈할 수 있는 길은 없는가?

그 해탈의 길을 그는 두 길로 나누어 그 하나는 예술의 길이라 하고, 다른 하나는 고행의 길이라고 한다. 전자인 예술의 길 중에서도 음악이야말로 의지의 속박에서 벗어나 우리로 하여금 순수한 예술의 영원한 진수를 명상케 하여 마음의 평정을 얻을 수 있게 한다. 자신의 개인적 주관은 사라져 없어지고 무의지, 무고뇌, 무시간, 무공간의 순수한 무상 내지 무아로 승화된다. 이러한 엑스타시(무한한 기쁨: 大悅 Ekstaxie)의 상태인 제행무상(諸行無常; 세상의 모든 것은 다 변함)이나 제법무아(諸法無我: 자아와 불변의 실체는 없음)에서 우리는 세계의 고뇌에서 해탈할 수가 있다. 그러나 이러한 길은 결국 일시적인 해탈에 불과하다.

그렇다면 영구적인 해탈은 후자인 고행의 길로서 덕행의 도덕에서 찾아야 한다. 고행의 도덕은 동정에서만 가능하다. 동정(同情)이란 남의 어려운 형편을 생각하고 따뜻한 마음을 쓰는 심정이나 혹은 남을 이해하여 그와 같은 심정을 가지는 마음으로서만 충분하지가 않다. 이보다는 더욱 적극적으로 자기를 버리고 타인의 고통을 자기의 고통으로 공감하는 내적 연관의 고통을 이어야 한다. 이러한 고통이 타인에게만 향할 필요는 없다. 바로 자기 자신에게 향하는 불가의 무아라도 좋다는 것이다.

문제는 이 후자인 불교적 고행의 길 역시 궁극적으로 해탈하기에는 역부족하다. 왜냐하면 동정의 덕이란 아무리 자신을 버리고 인간 전체의 고통에 공감하여 인간의 고뇌를 함께 하거나 혹은 덜어준다고 하더라도, 살려는 맹목적 의지를 긍정하고 있는 한, 고뇌로부터 근원적으로 해탈할 수는 없는 일이기 때문이다. 이 모든 일체가 고뇌이고, 이러한 고뇌의 근원이 의지에 있다면, 그 의지 자체를 단절해야 한다. 결국 니르바나(Nirvana)[163]인 무, 죽음에 이를 때에만 모든 고뇌에서 벗어날 수 있고,

그 밖의 다른 길은 아예 없다. 그러므로 참 해탈을 하고자 하는 사람은 진정 공(空)으로 몰입[涅槃寂靜]하지 않을 수 없다.

이처럼 쇼펜하우어가 인간의 삶을 살려고 하는 맹목적 의지라는 절대적 허무주의로 치부하여 처리하였다면, 누구보다 키에르케고르와 니체 역시 순수한 철학적 형이상학에 대한 관심이 아니라, 인간 삶의 생존적 실천철학에 대한 관심에서 자신들의 내적 철학을 수행하려 한다. 그러므로 이들은 고도의 철학적 추상성에서 출발하지 아니하고, 일상의 현실적 구체성에서 출발한다. '인간 일반'이 아니라, 바로 '나 자신'으로부터 시작한다. 왜냐하면 나 자신에 대한 문제가 가장 현실적이고 직접적이며, 그리고 구체적이기 때문이다.

특히 키에르케고르[164]에게는 보편적이기만한 사랑이 무엇인가가 중요한 것이 아니고, 아주 구체적이고 직접적인 자신의 레기네(Regine)와의 사랑이 무엇인가가 더욱 절실한 문제였다. 도대체 나의 사랑은 무엇이길래 나는 이 사랑 앞에서 진퇴양난일까? 왜 나의 사랑은 이처럼 모순일까? 참으로 사랑하기 때문에 그녀를 떠나야 한다면, 이것은 엄연한 하나의 모순일 수밖에 없다. 이것이야말로 불행한 사랑이 아니고 무엇이겠는가? 고독과 우수, 그리고 절망만이 나를 짓누르고 있는 이 현실, 그럼에도 이 현실을 자포자기할 수 없는 나, 나 자신은 누구인가?

이의 치유를 위해서는 형이상학으로도 불가능하고, 존재론으로도 불가능하다. 그러나 오직 인간으로만이 가능하고, 인간이되, 보편적이거나

---

163) 열반(涅槃)이라고도 하나, '불을 불어 끈 상태'를 의미하므로 '번뇌의 숲이 없는 상태'를 말하기도 함. 궁극적으로는 '번뇌를 극복한 정신의 평온함'을 의미함. 불타의 죽음을 반열반(槃涅槃)이라고 하였음.

164) Y. I. Kim: Existentielle Bewegung und existentielles Verstehen bei Sören Kierkegaard. Regensburg 1992.

유적인 인간이 아닌 바로 나인 유일무이한 일회적인 '나 자신'이다. 이러한 나란 도대체 누구인가!

나는 공포와 불안에 떨고 절망에 떨면서도 다른 한편으로는 환희에 차 기뻐하기만 하는 나, 깨어있는 나, 나를 자각하는 나. 이런 나는 왜 언제나 나 혼자일까! "난 외로운 한 그루의 소나무, 아무도 나를 반겨주지 아니하는 심심산골의 노송 하나, 산비둘기만이 일그러진 나의 가지에, 보금자리 하나 둘, 그리고 구구구하고 떠날 뿐, 아무도 없는 이 곳, 외로운 나!" "왜 나는 이 넓디넓은 들판에서 나 혼자의 절규로 매워야 하며, 사나운 들짐승들을 벗 삼아야 하는가!?"

"내 친구여! 인간의 삶이란 바로 절망을 의미하는 것. 그대는 그러한 절망을 다른 사람들에게는 감출 수 있지만, 자기 자신에게는 감추지 못하는 것, 삶은 곧 절망, 그래서 삶이란 절망을 극복하는 것, 절망하기에는 너무나 큰 변덕쟁이고, 절망을 피하기에는 너무나 우울하다." "오! 주여, 각 사람에게 자기 자신의 죽음을 주시고 삶에 몸담고 있는 죽음을 주시옵소서. 거기서 사랑을 갖게 하시고, 뜻을 갖게 하시며 절박함을 갖게 하소서."

이러한 여러 인용문에서 우리는 앞뒤가 맞지 않는 나 자신의 커다란 모순 속에서 생의 밝은 면과 어두운 면을 다함께 직시할 수 있다. 이러한 양면 사이를 매순간 오가는 인간 실존에서 이미 인간의 죽음을 볼 수 있도록 키에르케고르는 새 길을 우리에게 열어주고 있다.

이와는 달리 철저하게 인간의 '생'에 목숨을 걸고 나온 니체는 "나는 나약한 모든 자들에게는 부정을 가르치고, 강한 모든 사람들에게는 긍정을 가르치노라"라는 기치를 들고 나선다. 나아가 그는 망치를 들고 모든 가치를 뒤집어엎는 『가치전도』의 철학자로서 등장한다. "나는 사람이 아니다. 나는 다이너마이트이다. (…) 나는 지금까지 한 번도 항변한 일이 없는 그러한 항변을 하고 있다"(Ecce homo). 이에 그치지 않고 그는 도덕을 부정하고, 삶을 긍정하라고 하여 삶을 지상명령으로서 수용한다. 왜냐하면 삶이란 단 하나밖에 없는 가장 구체적인 현실이기 때문이다.

이에 대해 도덕은 참되지 않는 허구일 뿐인데도 우리의 참된 삶을 부정만 하고 있다. 그렇다고 본래적인 우리의 삶을 긍정하는 도덕마저 부정할 필요는 없다. 오히려 참된 도덕으로서 삶의 도덕을 이제 새로 마련해야 한다. 이러한 삶이란 '권력에로의 의지'165)이고, 이러한 의지가 바로 모든 가치의 궁극적인 원리가 된다.

운명을 사랑하라! 죽어도 다시 태어날 인생일진데 살아서 이기고 이겨서 영겁회귀하라고 그는 외친다. 지고의 가치로서 신은 가고, 이제 새로운 가치로서 대지의 인간시대가 등장한다. "미친 놈—너희들은 저 미친 놈의 말을 들어보지 못하였는가! (…) 우리가 그를 죽였노라. 너희들과 내가—우리 모두가 신의 살해자이다! (…) 우리는 끝없는 허무 속에서 헤매는 것이 아닌가! 텅 빈 공간이 느껴지지 않는가! 점점 추워지지 않는가? 더욱 밤이 짙어져 오는 것이 아닌가! (…) 우리는 아직 신이 썩는 냄새를 조금도 맡지 못하는가? 신은 죽었다. 사실 우리가 그를 죽였다. 모든 살해 중에서도 살해자인 우리가 어떻게 위안을 받을 것인가? (…) 누가 우리로부터 이 핏자국을 씻어줄 것인가?

나는 너무 일찍 왔노라. 아직 내가 올 때가 아니야. 이 끔찍스러운 사건은 아직도 알려지지 않은 채 중간에 남아 있다. 그것은 아직 사람들의 귀에까지 이르지 못하였노라. 번개나 천둥은 그것이 일어난 뒤에도 눈에 보이고 귀에 들리기까지에는 시간이 걸린다. 별들의 빛이 눈에 보이

165) F. Nietzsche: *Wille zur Macht. Versuch einer Umwertung aller Werte*, Aphor. Stuttgart 1959. S.254.

게까지는 시간이 걸린다.—그런데 그들은 그런 살해를 저질렀다! 그 미친놈은 같은 그 날에 여러 교회에 침입하여 거기에서 신을 위한 진혼곡을 치기 시작하였다. 끌어내어서 꾸짖어 물었더니 그는 오직 이 교회들이 신의 무덤과 묘비가 아니라면 도대체 무엇이란 말이오?라는 반문을 되풀이하였다."166)

참된 삶을 거역하는 자나 삶을 포기토록 하는 모든 현실은, 설령 그것이 예술이나 종교의 형태를 띤다고 하더라도 니체에게는 증오의 대상이다. 불교와는 달리 기독교는 삶에 대한 적대개념으로서 신을 창안하여 삶의 본성과 삶의 기쁨, 그리고 삶의 풍요함을 인위적으로 억제하였고, 저 세상의 미래가치를 내걸어 이 세상의 현재 값어치를 내동댕이쳤으며, 더욱이 인간의 영혼이라는 이름을 떠받들어 인간의 육체와 육체적인 모든 것은 타락한 것으로 격하시켰다는 것이다. 특히 기독교는 사랑과 동정 혹은 겸손과 같은 낱말을 치켜 올려 본래적인 삶에 적대되는 비열한 도덕, 노예도덕을 만들었다 하여 십자가에 달린 하나님을 삶에 대한 저주라고까지 퍼붓는다.

이러한 타의에 의한 도덕에서 벗어나 생성하는 삶의 도덕으로서 군주도덕을 그는 본래적으로 가치 있는 것이라 하고, 그 기틀을 자연 그대로의 적나라한 생존 자체에서 찾아 순수한 생성의 결백성을 구가한다.

그래서 차라투스트라(Zarathustra)는 당당하게 말한다. "무엇이 선이고, 무엇이 악인지를 아는 사람은 아직 아무도 없다. 창조하는 자마저도! 그러나 인간의 여러 목표들을 창조하고, 대지에다 그 의미와 미래를 부여하는 사람이야말로 바로 그것을 아는 사람이다. 그런 사람이 비로소 선한

---

166) M. Heidegger: 『신은 죽었다』. 최동희 역. 서울: 양문사, 1959. 20면-22면.

것과 악한 것을 만들어 낼 것이다"(환상과 수수께끼). 또한 "힘차게! 힘차게! 너희 높은 사람들이여! 이제 겨우 인간의 미래라는 산이 출산의 아픔을 겪고 있노라. 신은 죽었어.

이제 우리들이 소망하는 것은 초인이 살아 있다. … 내가 잊을 수 없는 것은 초인이다. 초인은 나의 첫 번째 것이고, 유일한 것이며, 인간도 아니고 괴로워하는 자도 아니며, 착하기만 한 자도 아니다. … 내가 인간에게서 사랑할 수 있는 것, 그것은 그가 지나가는 과정이요, 몰락이라"(IV, 보다 높은 인간) 하여 새로운 인간, 새로운 삶을 건너가는 다리(橋)로, 아니 피안에 대한 동경으로 지칭하되, 그 자신이 '선악의 피안'[167]임을 지적한다.

이에 못지않게 죽음에 대한 삶을 낭만주의적으로 해석한 노바리스(Novalis)는 「밤의 찬가」에서 "그대는 죽음, 마침내 우리들에게 건강을 허락하는 그대로다."[168]라고 하는가 하면, 더욱 적극적으로 "삶이란 죽음의 시작이요, 삶이란 죽음 때문에 존재하는 것"이라 하여 삶과 죽음을 동일한 것으로 표현하고 있다. 그러므로 "죽음은 가장 빛나고 가장 아름다운 삶의 순간 바로 곁에 존재하는 것"이라고도 한다. 이를 강조하면 "삶의 극치는 바로 죽음과 아주 같다."는 말이다.

바흐오펜(Bachofen, 1815～1887; Basel 출신의 법률학자) 역시 삶과 죽음 혹은 생성과 소멸이 동일한 가치를 가지고 있다는 의미에서 "삶을 일깨워주는 사람만이 죽음을 위해 준비할 수 있는 사람이다"라고 하는가 하면, "삶과 죽음이 영원히 교차되는 거기에서만 올바른 삶의 영원한 흐름이 지속된다"고 하여 삶과 죽음의 동일성을 말하고 있다.

---

167) F. Nietzsche: *Wille zur Macht,* Aphor. A.a.O. S.898.

168) Novalis: Schriften I., hrsg. v. P. Kluckhohn. S.62.

이뿐만 아니라 죽음에 대한 해석을 시적으로 시도한 호프만스탈(Hofmannsthal)은 외적이고 대상적인 공포로서의 죽음에 대한 해석에 정면으로 반대하여 "걷잡을 수 없이 그리워지고 흐뭇하여지며 또한 어둡게 작열하는 것"으로서의 죽음을 본다. 삶과 죽음은 "오직 하나의 사실일 뿐이다. 왜냐하면 우리는 살아가면서 죽기 때문이다." 이에 대한 적극적인 표현으로서 그는 결국 "내가 죽어가는 이 순간에서야 처음으로 내가 살아 생존한다는 사실을 알게 되었노라"고 하고 있다.

이와 함께 릴케(Rilke)는 죽음을 삶 자체를 이루고 있는 필연적 구성요소로서 이해하여 "보라! 죽음은 삶 속에 있는 것, 이 양자는 한 양탄자의 실올들이 서로 서로 얽혀 짜여 있듯이 하나로 짜여 있어서 하나가 가면 다른 하나가 생기는 것, 하나의 모습이 있노라."[169] 하고 있다. 「삶 속의 죽음」에서도 "누가 죽어간다면 죽음만은 아니리. 어떤 사람이 살아가면서도 살아 있다는 사실을 알지 못하고 있다면, 죽음은 바로 거기에 있는 것이고 또한 어떤 사람이 전연 죽지 않을 수 있다면, 죽음은 또한 바로 거기에 있는 법이니 죽음은 많은 것이야. 우리는 그 많은 죽음을 다 묻어 버릴 수는 없어. 우리 자신 속에 매일 새롭게 죽음과 태어남이 함께 하는 것이라네"라고 한다.

또한 죽음을 삶의 철학적으로 해석을 시도한 딜타이(Dilthey)는 "산 자는 죽음을 알고 있으나, 죽음을 이해할 수는 없다"[170] 하여 "삶의 감정이 죽음을 다만 외적인 사건으로서 수용할 수는 있으나, 실제적으로 파악할 수는 없다"[171]는 사실을 재확인시켜 주고 있다. 그러므로 그에게서

---

169) H. Von Hofmannsthal: *Die Gedichte und Kleinen Dramen*. Leipzig 1930. S.130.

170) W. Dilthey: *Weltanschauungslehre. Abhandlungen zur Philosophie der Philosophie.* Ges. Schriften Bd.Ⅷ, 4.Aufl. Stuttgart und Göttingen 1968. S.80f.

죽음이란 어떠한 생소한 것으로서 외부에 있어야 하는 것이다.

이에 짐멜(Simmel)은 삶을 해석하는 일과 죽음을 해석하는 일이란 사실상 동일한 것이라 하여 "우리들이 어떻게 삶을 파악하고 우리들이 어떻게 죽음을 파악하는가 하는 문제들은 오직 통일된 기본태도의 이중적 변임에 불과하다"고 말한다. 죽음이란 그에게는 "처음부터 이미 들어있는, 그리고 이미 내면에서부터 삶과 직결되어 있는 것"이고, 또한 "삶의 매 요소마다 우리들은 죽어져가는 바로 그것이다."[172]

더 나아가 그는 죽음을 「삶의 형성자」로서 이해하여 "죽음은 죽음을 당하는 그 순간에 비로소 우리들의 삶을 형성하는 것이 아니고, 즉 그러한 것에 한정되어 있는 것이 아니고, 죽음은 죽음의 모든 내용들을 염색하는 인간 삶의 한 외형적 요소이다. 삶 전체가 죽음에 의해서 한정되어 있다는 것은 죽음이라는 내용과 순간의 영향권 속에 이미 들어 있는 것이다. 만일 죽음이 내재적 한계를 넘어설 수 있다면, 그 한 죽음의 질과 형식은 다른 하나의 질과 형식일 수 있을 것"[173]이라고 그는 주장한다.

이러한 내용의 근거에는 죽음에 대한 우리의 인식이 이중성이라는 데 있다. 즉 "우리는 죽음이 종말이라는 사실을 절대적으로 확신하고 있는가 하면, 그와 반대로 종말이 언제인가 하는 것은 우리들이 절대로 확신할 수가 없다."[174]는 데 있다. 결과적으로 그는 개개인의 삶의 형식들이 죽어 없어진다고 하더라도, 그러한 삶의 형식들 가운데서 형성되었던 삶조차 죽어 없어지는 것은 아니라 하여 문화적 삶의 틀[175]을 인정함

171) W. Dilthey: A. a. O., S.45.

172) G. Simmel: *Lebensanschauung. Vier metaphysische Kapitel.* München und Leipzig 1918. S.101.

173) G. Simmel: A. a. O., S.102.

174) G. Simmel: A. a. O., S.303.

으로써 새로운 삶이 언제나 다시 실현될 수 있는 '무시간의 본질형식'으로서 삶의 존재를 주장하게 된다.

3. 한국인 삶 속의 무속과 죽음

무속이란 우리의 원초적인 신앙심의 발로로서 원시적인 종교성을 띠는 재래 풍습이라 할 수 있다. 이와 함께 무당(巫堂)이라는 말은 신과 인간의 중재구실을 하면서 길흉을 점치고 굿을 하는 여자를 말한다. 그래서 무녀(巫女)라고도 하고, 무자(巫子)라고도 하며, 또한 사무(師巫)라고도 한다. 이 무당 무(巫)자는 '하늘과 땅을 잇는 사람들'을 말한다. 그러나 이때의 사람들은 그냥 일상의 사람들을 말하는 것이 아니라, 노래하고 춤을 추면서 무아경에 들어가 신령을 맞이하고, 그 뜻을 사람에게 전달하는 신들린 사람들을 통칭한다. 한국의 무속은 시베리아에서 행하던 '샤머니즘'(Shamanism)에서 유래한다고 한다.

이러한 우리의 무속은 수 천년동안 이어져 오면서 수많은 수모를 당했음에도 우리들 삶의 한 부분으로서 지하수처럼 두드러지지 않게 밑으로 흐르고 있다. 그러므로 한국의 고대 단군신교(檀君神教)와 신앙, 고대사회의 사상과 그 변천을 연구하려면 우리의 무속을 떠나서는 연구가 불가능할 정도이다.

---

175) cf. Carl F. Geyer: *Einfuhrung in die Philosophie der Kultur*. Darmstadt 1994. "Lebensorientierung und Handlungsnormierung im Kontext konkurrierender Kulturbegriffe". Und auch F. Zwilgmeyer: *Kulturbereiche und Bewusstseinstufen unter besonderer Berüchsichtigung von Gesellschaft, Sprache, Mythos, Märchen, Dichtung und bildender Kunst*. Hildesheim 1992.

분명한 것은 이러한 무속이라는 것이 오늘날에는 민간 미신으로서 퇴락되고 말았다는 사실이다. 설령 고대 우리문화에서는 정치적 수장과 종교적 사제를 겸한, 즉 제정일치의 우두머리를 '무당'(巫堂)이라 하였다고 해도 지금 우리의 현실은 그렇다. 그러나 우리의 시조인 '단군'(檀君)은 하늘에서 내린 신 내지 그러한 신격(神格)에 해당하는 사람인 무당에서 나왔다는 사실을 다시 한 번 되짚어볼 필요가 있다. 이러한 무당이 하늘에 제사를 드리고, 신을 섬겼기 때문에 신라에서는 무(巫)로써 왕자의 칭호를 썼다. 따라서 차차웅(次次雄) 혹은 자충(慈充)이라 하였으나, 이러한 것이 신라인의 말로서는 무(巫)이었으며, 그리고 고구려에서는 사무(師巫)였다.[176)]

오늘날에도 호남에서는 무당을 '단골' 혹은 '단굴'이라 하고 있음은 고대 단군신교를 제주로서 주제하던 사람들이기 때문이다. 이들은 춤으로써 신을 내리고, 노래로써 신을 모셨으며, 그리고 사람들을 위해서는 기도하여 재난을 물리치고 복을 받도록 빌었다. 그러나 이들은 탄생의 의식보다는 죽음의 의식을 드높이고 있다는 사실을 되새겨보면 한국인의 의식 속에 깊숙이 숨어있는 한(恨) 많고 원한 많은 무속의 심성을 재확인할 수 있는 계기가 된다.

이러한 우리의 무속에는 춤과 노래가 기원이 되어 하늘과 땅을 잇는 무당이 주축을 이루고, 그 무당은 굿을 통하여 신령들을 불러 인간의 길흉사를 점치기도 하고 혹은 그 신령들의 뜻을 달래어 흉사를 미리 예방하기도 한다. 그렇다면 무당이란 누구이고, 그들의 굿은 무엇이며, 더 나아가 신령들을 어떻게 위로하고 달래야 하는가?

---

176) 『한국의 민속. 종교사상』. 이능화: 「조선무속고」. 김열규 해제. 역: 서울: 삼성출판사, 1977. 551면.

무당은 아무나 될 수 있는 것이 아니다. 무당은 신을 내려서 점을 쳐야 하므로 신병(神病)을 앓거나 무병(巫病)을 앓아야 한다. 이러한 무당의 병앓이는 먼저 하늘의 신령과 통하기 위해서이고, 그 다음은 인간의 생령(生靈)이거나 혹은 사령(死靈)과 통하기 위해서이다. 사람에게는 두 영혼이 있는데 그중 살아 있는 사람의 몸에 깃들어 있는 혼을 생령이라 하고, 죽은 후에 이승에서 저승으로 가는 혼을 사령이라고 한다. 어떻든 그 양자의 세계인 하늘의 신령과 사람의 생령 내지 사령을 잇고 왕래하기 위해서는 말문이 열려야 한다. 이 말문이 바로 예언이고 점언(占言)[177]이다.

그러므로 무당은 한편으로 신령을 모시기 위해서는 자신의 부모를 모시듯 하여 신당을 집안에다 마련해야 하고, 아침과 저녁 혹은 초하룻날이나 보름날에는 정성을 다하여야 한다. 뿐만 아니라 다른 한편으로는 인간의 생령이나 사령을 위해서도 온 정성을 다하여야 한다. 왜냐하면 무(巫)의 병을 앓은 무당은 자신의 지복을 위해 굿을 하는 사람들이 아니고, 조상들의 음덕(陰德) 안에서 모두가 하나[大同] 되기 위한 한판의 영혼축제를 벌이기 위해 굿을 하는 사람들이기 때문이다.

일상적으로는 무당(巫堂)이라는 말로 총칭되나, 일반적으로 여자[女巫]를 무당이라 하나, 여무가 신에게 제사지내는 곳은 당(堂)이라 하고, 남자[男巫]를 박수(博數)[178]라 하며, 지역적으로도 경상도나 전라도에서는 무당, 당골(래), 성방, 화랭이, 그리고 제주도에서는 신방(神房)이라고도 한다. 이러한 무당도 그 성격에 따라 강신무(降神巫)와 세습무(世襲巫)

---

177) cf. 오종림: 『나는 역술을 이렇게 본다』. 서울: 솔출판사, 1997.

178) 이능화는 「조선무속고」에서 박수를 박사(博士) 또는 복사(卜師)의 와전일 것으로 간주하여 "한글로 된 무서(巫書)를 보면 복사를 박사라고 하였는데, 주역박사니 다지(多智)박사 등이 곧 이것이다"라고 전한다: 『한국의 민속. 종교사상』. 상게서, 552면.

로 나뉜다. 내림무당으로서의 강신무란 내림굿을 하는 무당으로서 무병을 앓고 난 다음 내린 신을 자신의 신당에 모셔놓고 굿을 하는 사람을 말하고, 가업무당으로서의 세습무는 대대로 이어져 내려온 사회적 신분으로 굿을 업(業)으로 삼는 사람을 말한다.

강신무는 한반도의 중부 이북지방에서 지배적이고, 세습무는 한반도 남부에서 지배적이라고 한다. 그 이유는 강신무가 동북 시베리아의 샤머니즘에 의한 영향 때문이라는 것이고, 세습무는 남부에서 마을과 일정한 관계를 맺고, 그 마을 내의 길흉사를 위해 굿을 하기 때문이라 하나, 엄격하게 선을 그을 수는 없다고 한다. 현재는 당연 강신무가 한국의 무속을 대변하고 있다.

현대에 와서는 세습무가 사라져 가고 강신무가 중심을 이룬다고 하더라도, 입무(入巫)하는 과정은 서로가 다르고, 그 존재양상도 다르다. "강신무는 지역이 아닌 집과 집을 찾아, 즉 집이나 개인을 단위로 하여 점차적으로 확대하여 가는 데 비해, 세습무는 지역에 제한되어 사회적 제도로 존재한다. 즉 전자는 어떤 사회적 연락망을 중시하는 데 비해, 후자는 지역성이 강한 것이다. 전자가 개방적이라면, 후자는 폐쇄적이라 할 수 있다"[179]. 한반도 남부지방에서는 농경사회의 혈연관계로 인해 강신무보다 세습무가 당연히 우세할 수밖에 없었으나, 시대의 변화에 따라 세습무는 점차적으로 사라져 갈 수밖에 없었다.

무당 중에서도 태주(太主)무당이 가장 영험하다고 하는데 이 무당은 어린아이의 영혼을 모시고, 그 영혼의 힘을 빌어 여러 가지 점을 친다. 특히 보통 일곱 살 이하의 여아로 죽은 영혼을 신으로 모셔야 신령하다고

179) 최길성: 『무속의 세계』. 서울: 정음사, 1984. 22면.

한다. 이때 어린 여아로 죽은 사령의 신이 강신하면 무녀 자신의 음성이 아니라, 그 어린아이의 음성으로 말을 하게 되므로 설령 그 점언들이 틀려도 무당의 책임이 아니고, 어린아이의 책임으로 돌아가게 된다.

가장 신령한 태주신은 천연두나 아주 이상한 병에 걸려 죽은 영혼이라 함은 원한이 크면 클수록 산 사람과의 화해가 훨씬 쉽게 풀릴 수 있기 때문이다. 특히 어린아이를 항아리에 넣어 굶어죽게 하여 그 손가락을 잘라서 몸에 지니고 다니는 태주무당이 아주 용하다고 한다. 이처럼 일찍 죽은 불행한 원혼이 무속과 깊은 연관성을 갖는다는 것은 그들 무당만이 죽은 자에게 말을 걸 수 있고 그 말을 전해들을 수 있기 때문이다.

그렇다면 무당이 벌이는 굿이란 무엇일까? 죽은 사람과 이야기를 나누는 운명의 무당들은 굿판을 벌여 사람들이 살아가면서 서로에게 지운 상처와 원한, 괴로움과 쓰라림을 치유시키려고 한다. 특히 사람이 백수를 다하여 천수(天命)를 누렸다면 원도 한도 없이 한평생을 잘 살았다고 할 수 있으나, 만일 그렇지 못하고 단명(非命)으로 죽어갔다면 분명 그 원한은 끝도 없을 것이다. 그러므로 이들을 위한 죽음의 의식으로서 사령제(死靈祭)는 더욱 화려해야 하고, 더욱 진지해야 한다.

이때 살풀이와 같은 굿은 비명으로 죽은 사람의 망령을 저승으로 고요히 보내는 데 그 이상의 의식은 없다. 그렇다고 저승으로 보내는 것만으로 끝나는 것은 아니다. 왜냐하면 죽음이 끝이 아니라 새로운 삶이 다시 시작할 것이기 때문에, 살아생전 얽힌 원한과 설움은 죽은 후에라도 풀어서 살아남은 사람과 죽은 사람, 그 모두가 서로 용서하고 화합하도록 하여야 한다.

그러므로 죽은 사람의 영혼과 화해하고 치유하려는 굿은 갈등보다는 화해를 중시하고, 나보다는 우리를 중시하며 그리고 죽은 사람과 산 사람, 모두가 다 함께 어울려 살아가는 조화를 중시하는 우리 삶의 자연스러운 한 방식으로 될 수 있었다. 더욱이 오늘날 자살과 살인 혹은 이혼이 급증하고 있는 이 세태에서 서로의 용서와 화해를 위해 씻김굿을 해서라도 막아보고 줄여보고자 하는 우리네의 심성은 한국인의 뿌리 깊은 무속적 종교성에서 비롯된다고 할 수 있다.

어떻든 굿이란 탈도 많고 슬픔도 많은 인생살이에서 복을 축원하고 재앙을 물리치는 일종의 의식을 말하나, 사람의 노력결과로서 복이 주어진다기보다는 하늘의 신령이나 사람의 사령(死靈)에 의해 주어진다고 믿는다. 그러니 영을 불러 모시기 위해서는 온갖 정성을 다해야 한다. 굿판은 아무 곳에서나 벌이지 않고 일정한 공간에서 이루어진다. 그러한 굿판의 공간을 굿당이라 하고, 굿당의 크기는 몇 칸 짜리의 공간에서부터 몇 개의 독채로 된 것도 있다.

그러한 굿당 중에서도 인왕산의 국사당과 무악재의 사신당이 우리나라를 대표하는 굿당이라 한다. 일반적으로 굿당의 당(堂)이란 국사당(國師堂)과 같이 여무가 신에게 제사 지내는 공간을 말한다. 예컨대 서낭당(城隍堂: 성황당), 산신당(山神堂), 미륵당(彌勒堂), 칠성당(七星堂), 도당(都堂), 혹은 신당(神堂) 등과 같은 것을 말한다. 굿은 춤과 노래로 판을 이끄는 주무(主巫) 한 사람과 그를 도와 반주 등을 하는 두 사람의 보조무당을 합쳐 세 사람 정도가 한 팀으로 하여 굿판을 벌인다.

이때 악사가 연주하는 악기는 피리나 해금, 제금, 장구 등으로 그 음색이 서양음악에서처럼 악기들의 리듬이나 멜로디 혹은 하모니를 이루어야 하는 것은 아니다. 오히려 악기들의 소리가 단순한 강약이나 고저 혹은 포르테시모를 통하여 그 당사자를 무아경으로 빠져들게 하는 것이 무엇보다 중요하다.

그러므로 굿당에서 굿을 하기 위해서는 먼저 신주를 모셔야 하고, 무당이 무복(巫服)을 격에 맞게 입어야 하며 그리고 제물(祭物)을 준비하여야 한다. 여기에서도 빠질 수 없는 것은 죽은 영혼이 저승으로 가기 위해서 노잣돈이 필요하다. 먼저 무속에서 신들은 이루 말할 수 없이 많다. 일반적으로 굿이 열두 거리라는 과정으로 되어 있고, 이 열두 거리 안에서 신들이 모셔져 있다면, 최소한 거리에서 모셔지는 신들만 해도 열두 신들이 된다. 이들 신들은 "부정한 신이나 잡귀를 가시는 거리로 시작하여 본향(本鄕), 불사(佛事), 성주(成造), 조상(祖上), 대감(大監), 창부(娼夫), 별상(別相), 호구(戶口), 산신(山神), 말명(萬命), 가망(感應), 제석(帝釋), 걸립(乞粒) 등이다"[180].

이 모든 신들은 직접-간접적으로 집과 어떠한 형태로든 깊은 관계를 가지고 있다. 집터와 관계해서는 대감신과 성주신이 있고, 집안에는 망자의 조상신이 있으며 또한 어린이나 어른들의 수호신인 제석이나 별상이 있고, 놀기를 잘하는 창부신이 있다는 등이다.

무당의 무복은 신의 특성을 나타낸다는 의미에서 신복(神服)이라고도 한다. 지방에 따라 무복은 차이가 있으나, 일반적으로 쾌자(快子)의 옷으로 전복(戰服)이라고도 하나, 전복은 소매가 없는 남색 내리닫이로서 양측 하부와 등솔기가 터져 있는 옷을 말하며, 무속에서 무녀를 전형적으로 상징하는 옷이다. 이와 함께 승복(僧服)이라고 하는 백색의 장삼(長衫)과 노란색 바탕으로 만든 두루마기 식의 몽두리(蒙頭里) 옷도 있다. 보통 조상거리에서는 이 몽두리 옷을 입고 부채를 들고서 굿을 하나, 이밖에도 원삼(圓衫)이니, 천익(天翼)이니 혹은 협수(夾袖)라고 하는 무복들이 있다.

---

180) 최길성: 『무속의 세계』. 상게서, 51면.

굿을 하기 위한 제1의 제물로서는 시루떡이 중심을 이루나, 굿당을 장식하거나 신에게 제물로 바칠 때는 팥을 두어 만든 팥시루떡을 쓴다. 밥은 산 사람을 위한 음식이나, 떡은 신을 위한 음식이다. 밥은 끓여서 만드나, 떡은 쪄서 만든다. 밥은 산 사람이 먹는 식사이나, 떡은 신을 즐기게 하는 별미이다. 굿이 원래 신을 춤과 노래로 즐겁게 하는 것이기 때문에 밥을 먹을 때와는 달리 떡을 먹으면서 즐길 수가 있는 것이다. 보통 날에는 밥을 먹으나, 설날에는 떡(국)을 먹는다. 밥은 사람을 섬기나, 떡은 신을 섬김으로써 밥과 떡은 일상적인 것과 신성한 것과의 관계라고 할 수 있다. 하늘을 땅에 매고, 땅을 하늘에다 매는 영매(靈媒)의 사람들에게서 굿은 노래로 이어지고 춤으로도 이어진다.

이에 김지하는 "제사는 귀신에게 밥을 먹이는 일이요, 식사는 사람에게 밥을 먹이는 일이니, 귀신이나 사람이나 밥 먹기는 매일반이요, (…) 이 큰 우주에서 본다면 땅이 곧 하늘이요, 하늘이 곧 땅이며, 사람이 바로 귀신이요, 귀신이 바로 사람입니다. 다 하나요, 똑같은 한울입니다."라고 하는가 하면, 책장을 넘기면서까지 "제사와 식사는 서로 다른 것이 아닙니다. 하물며 제사가 식사 위에 버티고 앉아 거만을 떨며, 사람이 먹을 밥을 빼앗아 가며 그러고도 도리어 '천하다, 상스럽다'고 내리 여기는 것은 진실에 어긋나는 큰 잘못입니다. 제사는 곧 식사요, 식사는 바로 제사입니다."[181]라고 하여 그는 하늘과 땅을, 신과 사람을 둘로 보지 않고 하나로 보고, 그것이 우주 생명이라고까지 한다.

떡이 굿의 제물로서 제1의 순위였다면 제2의 제물로서는 육류로서 쇠고기이다. 그러나 이때의 쇠고기는 사람의 입맛에 따르는 것이 아니라,

181) 김지하: 『생명』. 서울: 도서출판 솔, 1992. 332면-334면.

신의 입맛에 따라야 하므로, 다시 말하면 신이 즐거워하는 부위가 제물이 되어야 하므로 소의 다리나 머리 부위가 더욱 긴요하게 된다. 왜냐하면 사람이 좋아하는 고기부위는 신이 가지고 놀고 즐기기에는 부적합하나, 우두(牛頭)나 우족(牛足)은 춤을 추고 즐기는 데 더욱 편리하기 때문이다. 사람에게는 먹는 것이 중요하나, 신에게는 즐기는 것이 중요하다. 물론 요즘에는 우두나 우족보다는 손쉬운 돼지고기나 돼지머리를 더욱 기꺼이 쓰기도 한다.

이에 빠질 수 없는 제3의 제물로서는 술이다. 술은 동서고금을 막론하고 인간 삶의 생필품처럼 따라 다녔다. 하물며 죽은 사람을 위한 제사에 술이 빠질 수 없음은 삼척동자라도 알 수 있는 일이다. 우리의 명절에서나 제사에서도 술은 빠지지 않는다. 그러나 사람의 기분을 들뜨게 하는 술에는 엄격한 의식이 따른다. 옷깃을 바로 하고 마음과 정성을 모아 합장하여 큰절을 함으로써 예를 다하여야 한다. 그러므로 신에게 제일 먼저 술을 드리는 예를 초헌(初獻)이라 하고, 누가 초헌을 하는가 하는 것은 자손들 중 제일 선임자의 몫이다. 제사를 지낸 다음에는 온 친척이 같은 조상, 같은 신의 자손임을 확인하기 위해 술을 나누어 마시는 음복(飮福)이라는 순서를 가진다.

그러나 제사와는 달리 굿에서는 처음부터 경건한 예식보다는 놀고 마시며 춤추고 노래하는 굿판이 우선이다. 제사에서는 신에게 술을 봉헌하는 것이 중요하였으나, 굿에서는 신이 스스로 즐겨서 술을 마시고 취하거나 혹은 신덕(神德)을 입고자 술을 마시고, 즐기기 위해 술을 마시는 것이 더욱 중요하다. 따라서 여기에는 경건한 의식이나 엄격한 법도가 있을 수 없다. 다만 굿판 안에서는 술의 힘이라고 하는 주력(酒力)으로 인해 신과 사람이 하나 되고, 사람과 사람이 하나 되어 신이 사람의 세상에서 살고, 사람이 신의 세계(天界)에서 살아 사람은 마침내 천상의 영생을 맛보게 된다. 이것이 곧 우주의 생명이고, 이 생명에는 생사가 같은 하나이다.

재화(財貨)는 언제 어디서나 필요하고 중요하다. 굿에서도 돈은 신에게 바치기 위해서 절대적으로 필요하다. 굿판에서 무당은 얼굴이나 가슴 혹은 잔등에다 돈을 달고 춤을 춘다. 이러한 돈은 일종의 '팁'으로 별비(別費)라고 하나, 이에 걸맞게 '몫돈'이 있다. 이러한 돈을 가지고 판을 벌이는 굿은 신을 즐겁게 하고 만족케 하기 위한 쓰임으로 많으면 많을수록 좋다는 것이다. 신을 만족케 하고 흡족케 함으로써 그 보상으로 자신을 도와줄 것이라고 자손들은 믿는다. 이러한 굿은 한두 가지가 아니라 이루 헤아릴 수 없을 정도로 많다. 그러나 그 가운데 천신굿(薦新祭)이라고도 하고 경사굿(慶事祭)이라고도 하는 재수굿과 오구굿이 많이 알려져 있다.

먼저 재수굿은 재수가 있기를 기원해서 하는 굿이다. 물론 재수가 없어서도 하고, 재수가 있어서도 행하는 굿이다. 이와 연관해서 집안에 무병하고 태평하기를 빌거나 혹은 죽은 사람이 좋은 곳으로 가서 집안의 재수가 형통하기를 기원하는 굿이기도 하다. 굿이 진행되는 과정이라 할 수 있는 거리는 한 가지로 통일되어 있지 않고 여러 거리들로 구성되어 있다. 거리의 숫자도, 거리의 순서도 역시 일정치 않다. 그러나 그 내용은 비슷하다. 재수굿의 열두거리 가운데서도 가장 중심이 되는 거리는 '대감거리'라고 한다. 재수는 대감신이 관장하고, 대감신은 주로 터주를 관장하면서 집안의 운수를 다스린다.

이때에 무당이 재수를 부채로 불러들이고, 안주인이 치마로 그 재수를 받아들이는 광경은 재수를 바람으로 수용한다. 무당에게 부채가 재수와 직결되어 있음은 그 부채가 신의 바람을 일으키기 때문이다. 바람이 사람의 마음에 들어가면 사람은 바람을 피우게 되고, 아이의 몸에 바람이 들어가면 그 아이는 병이 난다는 것이며 그리고 허파에 바람이 들어가면 미친 사람이 된다는 것이다. 그러므로 무당은 한결같이 바람을 안으로 불러일으키는 흉내를 낸다.

재수굿을 전제적으로 보면 "우선 부정한 신이나 잡귀를 가시게 하는 부정거리로 시작해서 죽은 단골무당을 위한 말명(萬明)거리와 가망(感應)거리가 있고, 집터나 집과 관련되어 있는 성주거리, 부락에서 모시는 산신을 위한 산신거리, 불교의식에서 신을 모시는 제석거리, 신도의 죽은 조상을 모시는 조상거리, 수호신 노릇도 하고 마마신 노릇도 하는 별상이나 호구신을 모시는 거리들, 놀이를 잘하는 신인 창부(唱夫)를 모시는 창부거리, 재물을 벌게 해주는 대감신령을 위한 대감거리, 장군과 같은 무장을 섬기는 군웅(軍雄)거리 등이 있는데 그 순서는 일정치 않은 것 같다"[182]는 것이다.

여기서 특기할 것으로는 대감신의 끝없는 욕심과 놀기를 좋아하는 모든 신들이 많은 돈을 요구하는 가운데, 특히 창부신은 '떵더쿵'[183] 하면서 악기에 맞추어 노래와 춤을 추면서 이어간다는 사실과 온갖 잡신들을 내쫓지 않고 오히려 불러다 먹이는 뒷전거리로 끝내주고 있다는 사실이다.

이와 함께 오구굿은 일종의 사령제(死靈祭)로서 죽은 사람을 이승에서 편안하게 저승으로 가게 하는 굿이다. 이 굿은 지방에 따라 여러 명칭(진

182) 최준식: 『한국의 종교이야기』. 1권. 서울: 도서출판 한울, 1995. 33면.

183) 우리 가락으로서 起承轉結 혹은 春夏秋冬, 혹은 중중몰이라고도 하며, 그 박자의 내용은 "떵쿵덕(*∅ 0 /*: 起), 쿵덕덕(*0 / /*: 承) ׀ , 쿵쿵떵(*0 0 ∅*: 轉), 쿵*0*쿵(*0-0*: 結)"으로서 심지어 우리 '아리랑의 박자' 역시 여기에 맞추어질 수 있음.

오기, 지노귀, 망무귀, 수양굿 등)으로 불리나, 전라도에서는 '씻김굿' 혹은 '오구굿' 그리고 경상도에서는 '오구굿'이라 하며, 서울지방에서는 지노귀굿(指路鬼祭)이라고 한다. 이 지노귀굿을 '베가르기' , '길가르기' 혹은 '시왕가르기' 굿이라고 한 것은 죽은 사람의 영혼이 저승으로 잘 가게 하는 길을 베나 길에 비유한 데서 비롯된다.

사람이 죽는다고 해서 즉시 그 영혼이 저승으로 가는 것이 아니라, 한동안 이승에 머물며 구천을 떠돌다가(소위 49제라는 것도 여기에 해당됨) 원한으로 유족에게 해를 끼칠 수 있다. 그래서 영혼을 편안히 저승으로 돌아가서 안주할 수 있도록 굿을 해서 영혼(死靈)의 심기를 풀어주고 위로해 주어야 한다. 사람이 죽으면 일정 기간 동안에는 부정한 사령이므로 귀한 신으로 모셔질 수가 없다. 그러나 지노귀굿을 하고 난 다음에는 깨끗함을 받아 비로소 '조상신'으로 모셔질 수가 있게 된다.

이러한 지노귀굿을 하기 위하여서는 제상(祭床)을 차려야 하는데, 그 하나는 망자상(亡者床)이고, 다른 하나는 사자상(使者床)이다. 망자상은 죽은 사람인 당사자의 영혼을 위한 제상이기 때문에 크고 풍성하나, 사자상은 영혼을 저승으로 데리고 갈 사자의 제상이므로 초라하게 차려진다. 더구나 이 사자는 이미 이 집에 온 적이 있기 때문에 그 집과 망자와도 잘 아는 사이이다. 이 망자와 사자는 저승길로 가는 동행자가 된다.

그러한 동행의 모습을 지노귀굿은 사실적으로 보여준다. 험상궂은 사자가 망자로 상징화된 북어를 허리에 차고 춤을 추면서 등장한다. 한판 사자의 횡포가 굿판을 뒤흔들어 놓은 후 사자는 '사제타령'을 늘어놓으면서 망자의 죽음이 당도한 과정을 전하고, 이어 망자의 슬프고 초라한 모습을 전한다. 그러면서 망자를 저승까지 잘 데려가겠노라고 유족에게 약속을 하면서 떠난다.

떠나는 과정 역시 사실적으로 묘사하여 먼저 망자의 영혼이 든 '넋전'이나, '혼상'(魂床)을 들고 제상을 도는 예(도령돌기)를 치른다. 이와 더불어 바리공주의 구슬픈 서사무가가 행해지는 가운데 무당이 베를 가른다. 이 베를 양쪽에서 잡아당기게 하고, 그것을 한끝에서부터 갈라 간다. 가른 것을 들고서 무당이 망자의 영을 강신시켜 망자의 애환서린 하소연을 늘어놓는다. 이러한 절차를 밟아 망자는 이승에서 저승으로 건너가 비로소 망자의 사령이 귀한 조상신으로 된다. 바리공주 혹은 바리데기 공주는 만신(萬神)[184]의 왕으로서 무당의 시조이고, 이 바리공주의 무가(巫歌)는 무당이 공주복장을 하고 장구를 세워 한쪽 면만을 치고, 다른 한 손으로는 방울을 흔들면서 몇 시간 동안을 혼자 부르는 노래를 말한다.

바리공주 이야기는 이러하다. "옛날에 어떤 왕이 계속 딸만 낳았는데 그 일곱 번째 딸이 바리데기였다. 일곱째도 또 딸이라는 소리에 화가 난 왕은 딸을 갖다 버리도록 영을 내린다. 한 십여 년이 흘러 왕과 왕후가 죽을병에 걸려 점을 쳐보니 저승에 있는 약수를 먹어야 산다고 하였다. 그때 왕은 남아있는 그 여섯 딸들에게 점쟁이가 말한 약수를 가져올 것을 부탁했지만 모두 거절하였다. 이 소식을 들은 바리데기는 다시 왕과 왕후에게 나타나 그 약수를 가져올 것을 약속하고 저승으로 떠난다. 저승까지 가는 길에 그 막내공주는 수많은 역경을 겪지만 불 보살의 도움으로 무사히 저승에 도착한다.

그러나 이번에는 저승의 수문장(무장신선)이, 같이 살면서 일곱 명의 아들을 낳아주고 온갖 시중을 다 들어주어야 한다고 해 바리데기는 그 부탁까지도 다 들어준다. 이렇게 7여 년이 지나 불사약인 약수를 수문장

184) 여무(女巫)를 가리켜 만신이라 함.

에게 달라고 하자 바리데기 자신이 매일 길어 이고 다녔던 물이 바로 약수라고 하였다. 그래서 그제야 그 약수를 떠가지고 남편과 일곱 아들과 함께 부모에게 돌아오는 길목에서 바리데기는 바로 자기 부모였던 왕과 왕후의 상여를 만난다. 왕과 왕후가 이미 죽은 것이다. 그러나 바리데기가 마지막 시도로 약수를 왕과 왕후의 입에 흘려 넣자 그 부모들은 다시 살아났다. 다시 살아난 왕과 왕후가 바리데기에게 왕국의 절반을 주겠다고 했지만, 바리공주는 모두 거절하고, 자신은 만신의 왕인 무당이 되고, 남편과 아들들도 각각 신이 되었다."

이러한 무속의 죽음관이 한국인에게 아주 심층적으로 스며있다는 사실은 우리에게 널리 알려져 있는 회심곡에서도 찾아 볼 수 있다. 특히 이를 우리가 이미 앞에서 본 김영임[185]의 회심곡에 있는 '저승사자'와 '죽음의 길'에서 들어 보면 그 장면, 장면들을 실감하고도 남는다.

먼저 '저승사자'를 보면 "일직사자 손을 끌고, 월직사자 등을 밀어 풍우같이 재촉하여 천방지방을 몰아갈 제 높은 데는 낮아지고, 낮은 데는 높아진다. 사자님아 내 말 잠깐 들어 주오. 시장한데 점심하고 신발이나 고쳐 신고 쉬어가자 애걸한들 들은 척도 아니하고 쇠뭉치로 등을 치며 어서 가자, 바삐 가자, 이렁저렁 여러 날에 저승문에 다다르니 우두나찰 마두나찰 소리치며 달려들어 인정 달라 비는구나. 인정 쓸 돈 반 푼 없다. 굶어주려 모은 재산, 인정 한 푼 써볼손가 저승으로 옮겨올까. 환전 붙여 다져올까, 의복 벗어 인정 쓰며 열두 대문 들어갈 제 무섭기도 그지없고, 두렵기도 한량없다" 하여 살아남은 유가족을 애달프게 한다.

더욱 절박하게는 "북망산천 멀다더니 집 나서니 북망일세. 어제까지

185) 「김영임의 회심곡」. 박범훈 편곡 · 지휘; 중앙국악관현악단, 연주. 1997, ocp-68, (주)오아시스.

울 넘어로 세상 얘기 하던 님이, 자고 나니 허망하게 베옷 입고 꽃신 신고 명정청포 앞세워 저승길이 웬 말이요. 이제 가면 언제 오나 북망산천 머나먼 길"이라 하여 우리의 심금을 울리기도 한다. 이는 망자가 궁극적으로 자기 자신의 죽음을 맞이하여 이 세상의 모든 인연을 끊고, 저 세상에서 다시 새로운 관계, 새로운 인연을 맺어 죽음 없는 영원한 피안의 세상을 누리고자 함을 말한다.

4. 죽음에 대한 종교적 해석

1) 유교적 해석

무속에는 경전이 없지만, 유가(儒家) 내지 유교에는 경전들이 있고, 그러한 경전을 저작한 사람들과 그를 따르던 사람들이 있다. 그 장본인들은 공자, 맹자, 순자, 묵자 등이고, 그 이후 그들을 추앙하고 따르던 사람들을 유학자들 혹은 유학파라고도 한다. 이들의 경전은 『논어』, 『맹자』, 『중용』, 『대학』의 사서 이외에도 삼경(三經: 詩經, 書經, 周易인 易經)이 있어 통상 사서삼경으로 통한다.

이들은 신보다는 사람을, 죽음보다는 삶을, 그리고 저승보다는 이승을 더 바람직하고 현실적인 것으로 판단한다. 그래서 『중용』의 첫 문장에서 바로 "하늘로부터 내려 받은 것이 사람의 본성"[186]이라 하고, 『대학』[187]

---

186) 『論語 / 中庸』: 四書集註 I. 朱熹: 한상갑 역. 서울: 삼성출판사, 1977. 345면: "天命之謂性, 率性之謂道, 修道之謂教"(하늘이 명하신 것을 성이라 하고, 성을 따르는 것을 도라 하고, 도를 닦는 것을 가르침이라고 한다).

187) 『孟子 / 大學』: 四書集註 II. 朱熹: 한상갑 역. 서울: 삼성출판사, 1977. 389면: "大學之道, 在明明德, 在親民, 在止於至善"(대학의 도는 밝은 덕을 밝히는 데

에서는 먼저 "자신의 행실을 닦고, 집을 바로 잡은 후에 나라를 다스리면 천하가 태평하게 된다"(修身齊家 治國平天下)라 하는가 하면, 자신의 행실을 닦기 전에 4가지를 먼저 이루어야 한다고 하여 "사물을 탐구하여, 그 원리를 알 것이며 그리고 뜻을 성실히 하여, 마음을 바로 해야 한다"(格物致知 誠意正心) 함을 내세운다.

이처럼 군자를 지향한 유교에서는 불변하는 인의예지신(仁義禮智信)의 오상(五常)이 언제나 무엇보다 중요하다. 공자 역시 자기 제자인 계로가 "죽음이란 무엇입니까?"라고 물어 왔을 때 "태어나는 것[生]도 모르는데 어찌 죽음을 알겠느냐!"라고 반문 내지 그 답을 회피한다. 이와 같이 유교의 생사관은 생이라 하는 인간의 삶에서 이루어지는 것이지, 죽음에서는 아무 것도 이루어지지 않는다고 본다. 그러므로 유교에서는 죽음관이 이러하다고 말하기가 어렵다는 것이다.

이에 따라 사람이 죽은 뒤에 가서 산다고 하는 미래의 세상을 바라보는 눈높이의 내세관이라는 것도 없다. 설령 하늘을 우러러 본다는 경천(敬天)하는 신앙심을 공자 자신이 가지고 있었다고 해도 그렇다. 공자야말로 현실주의자였기에 인(仁. 五常: 仁義禮智信)[188]을 실천하는 살아 있는 사람이 중요하지, 죽은 사람은 차선의 것으로 내밀어 놓는다. 오죽했으면 그는 "죽음을 말하지 말고, 귀신을 얘기하지 말라"라고 했겠는가!

다만 조상의 혼과 연관하여 유교에서는 자신의 삶과 죽음 혹은 사람과 귀신을 수용한다. 그러나 그것은 살아 있는 인간의 도덕적 심성을 극대화하려 한 것뿐이지, 사람과 귀신을 별개의 것으로 보는 데서 온 것은 아니

있고, 백성을 새롭게 하는 데 있으며, 그리고 지극히 착한 데 머무름에 있다.)

188) 오종림: 『나는 역술을 이렇게 본다』. 서울: 솔 출판사, 1997. 61면-105면: 「음양과 오행」 참조.

다. 더욱이 망자의 영혼을 온 정성으로 모시는 제사 역시 죽은 조상에 대한 살아 있는 자손들이 효(孝)를 실천하는 한 방법으로서 유교의 예(禮)에 해당할 뿐이다.

물론 제사를 통해서 음식과 술이 마련되고, 그 음식과 술을 조상신에게 올린 후, 그 자손들은 물론이고, 이웃 사람과도 나누어 먹음으로써 조상과 하나가 된다. 가족들이 하나 되고, 이웃이 하나 되어 전체 마을의 공동체 의식이 돈독해져 대동의 새 삶을 꾸려 가는 데 상부상조하게 된다는 데 큰 의미가 있다.

사람이 태어나서 살다가 죽는다는 것은 우주에 가득 차 있는 이기(理氣) 때문이란 것이다. 이 기(氣)가 응축하면 사람이 태어나고, 기가 흩어지면 사람은 죽는다는 것이 유교에서 말하는 생사의 이치이다. 뿐만 아니라 이기의 작용으로 우주가 움직이고 천지가 생기며, 나아가 산천초목이 무성하게 되는 것은 그 초월적 원리인 천(天)이나 태극에 기인한다. 공자에게 이러한 천은 자신이 무엇을 해야 하는가를 일러주는 인(仁)이 되고, 자신이 어떻게 살아야 하는가를 말해주는 예(禮)가 된다. 천에 대한 공자의 섬김은 이미 그의 천명지위성(天命之謂性)에 종교적 성격이 내재하고 있다. 이로써 천은 인간의 생사와 만물의 주축이며, 모든 존재와 생명의 근원이 된다. 그러므로 인간은 순천명(順天命)해야 하고, 그러므로 순사망(順死亡)할 수밖에 없다.

이러한 천(天)의 내용이 시대의 흐름으로 이(理)와 기(氣)로 대치되는 가운데 만물의 차별성을 마침내 기로서 설명하게 된다. 기란 5가지 기운으로 분류되어, 돌고 도는 힘과 무한하게 펴져나가는 힘, 굳굳하게 뚫고 솟아나는 힘, 똘똘하게 뭉치는 힘 그리고 이 모든 것을 조화시키는 힘으로 나타난다.

이를 오색(五色)으로 표현하면 하늘에서 내려와 땅속으로 스며들어 바다로 흘러가 하늘로 다시 되돌아가는 물의 힘(흑색)과 불꽃처럼 밝게 위로 타올라 가는 불의 힘(적색), 딱딱한 땅을 뚫고 올라오는 초목의 힘(청색), 만물의 성숙을 도와 단단하게 하는 힘(백색), 그리고 이 모든 것을 도우면서 조화를 시키는 땅의 무던한 힘(황색)을 말한다. 이는 만물이 생성하고 소멸하는 영원한 생명의 순환성을 의미한다.

죽음을 유교에서는 이처럼 기(氣)의 전체 과정으로서 본다. 기가 응축하는 과정에서 사람은 정(精)과 기(氣), 그리고 신(神), 더 나아가서는 혼백(魂魄)으로 되어 있으나, 기운이 다하면 혼(魂)은 양으로서 하늘(天)로 돌아가고, 백(魄)은 음으로서 땅(地)으로 돌아가며, 땅으로 돌아가는 것이 죽음이라는 것이다. 이러한 인간의 삶과 죽음은 춘하추동과 같은 대자연의 섭리이므로 그러한 섭리에 사람은 기승전결(起承轉結[189])로서 따라야 할 뿐, 어쩔 도리가 없다. 그러므로 그 죽음 자체를 궁구하기보다는 인간의 마지막 과정으로서 죽음에 대한 엄숙한 의(儀)와 예(禮)를 갖추는 것이 더욱 현실적이라고 유교에서는 생각한다.

제사 역시 효의 연장으로서 살아 계신 부모님을 모시듯이 돌아가신 후에도 조상을 모셔야 한다는 의례(儀禮)에서 나온 것이다. 제사를 통해서 조상신을 영접하고 후하게 대접해서 보내는 것도 조상신이 직접 와서 차린 음식을 모두 먹어서가 아니다. 오직 조상신이 집으로 들어서서 편히 쉬면서 후손들과 자리를 같이하여 영험(靈驗)함으로써 이 제상의 자리에 신이 계신 듯이 제사를 지낸다[祭神如神在]는 의미뿐이다.

그러므로 망자를 위한 유교의 장례식은 의례(儀禮)에 속하므로 까다롭

---

189) 註 175. 참조.

고 복잡하다. 사람이 죽으면 5일장, 7일장, 혹은 9일장 등으로 정하나, 먼저 소렴(小斂)이라는 예식을 통해 망자의 손발과 얼굴에 향수를 바르고, 입에다가는 7개의 구슬을 물린다. 이때 남자는 이마에 백지를 붙이고, 여자는 깨끗하게 화장을 한 후 속옷과 겉옷을 입히고, 버선을 신기고 난 다음 칠성판에다 눕히는 의식을 행한다. 이러한 소렴이 마쳐지면 상주나 친척들이 망자를 위한 근신의 뜻으로 평상복을 벗고 상복(喪服)으로 갈아입어 성복(成服)의 예를 갖춘다.

그 다음 대렴(大斂)의 예로서 망자에게 수의를 입히고, 염을 하여 12군데를 결박한다. 이때 단단하게 결박하면 할수록 시신은 더욱 편안하다 한다. 이처럼 소렴과 대렴이 끝나고 나면 출관까지 3일 혹은 석달 동안 아침저녁으로 상식(上食)드려야 하는 성빈(成殯)의 예가 따른다. 이후 장례식의 일정에 따라 한평생 누려보지 못하였던 꽃상여에 실려 대문 밖을 나서는 발인(發靷)의 행사로 이어진다. 이때 여자는 담 안쪽에서 곡하고, 상주들이나 친척들 그리고 곡부(哭婦)는 그 뒤를 따르면서 곡을 한다. 이것은 우리의 오랜 유교전통에서 이어져 오는 풍습이나, 오늘날에는 담이라고 하는 구역의 제한은 전혀 없다. 발인 후 장지에 이르면 망자를 저승으로 떠나보내는 마지막 곡을 한 다음, 제례를 올리고 망자의 관을 무덤으로 하관한 후 명전이나 장구 등 여러 가지의 장례용품들을 그 장지에서 모두 태워버린다.

이처럼 유교에서는 시종일관 인간의 죽음 자체에 대한 철저한 예(禮)를 갖추었다기보다는 망자에 대한 장례절차를 위한 예를 엄격하게 지켰으며, 이와 함께 하여 인간의 영혼을 통해 조상신을 영원히 모실 수 있다는 제사를 중요시하였다. 이러한 제사를 통해 자신이야말로 허허벌판에 혼자 오뚝 선 외톨박이가 아니라, 길고 긴 전승적 가문의 한 후손임을 자각함으로써 어려운 인간 삶을 헤쳐 나갈 수 있는 저력을 가지게 된다고 생각하였다.

2) 불교적 해석

인도에서는 지금도 불교보다는 힌두교가 더욱 왕성하다. 어느 민족, 어느 개인 치고 죽음에 대한 관심을 갖지 않는 민족이나 개인이 어디 있겠는가! 특히 인도 사람들은 고대로부터 사람이 죽어서 가는 세계가 야마(Yama; 염라)이고, 이 야마에서도 삶과 죽음이 존재하는 것을 보고, 그렇다면 "도대체 죽음이란 무엇일까?" 하는 것이 그들의 최대 관심사이다.

이들은 우주가 브라마(brahma)의 하루 동안, 즉 1칼파(劫; 43억200만년) 동안 지속되다가 그 하루가 끝나면 다시 우주는 브라마로 되돌아오는 윤회로서 그 한 겁(劫)마다 생멸을 다시 반복한다고 믿었고, 사람 역시 한번 죽는다고 해서 그냥 무로 돌아가는 것이 아니라, 그 각자의 업보에 따라 환생190)하는 것이라 믿었다. 이처럼 사람의 삶과 죽음은 끝없이 반복하는 윤회를 한다. 이러한 윤회의 무한한 원을 끊어서 죽음을 기점으로 하여 보면 그 죽음은 바로 한 생명 과정의 처음이 된다.

'제자가 스승에게 다가가 앉는 법도'라고 하는 우파니샤드(Upanishad)는 인도의 전승적인 만능주의로서 제사의식을 부정하고, 인간의 내적 사유에 근거하여 진리와 해탈을 추구하도록 하는 비법이라고 한다. 인간의 자아는 하나가 아니고, 둘이다. 그 하나는 경험 가능한 상대적 자아이고, 다른 하나는 경험 불가능한 절대적 자아이다. 상대적 자아는

---

190) S. Rinpoche:『삶과 죽음을 바라보는 티베트의 지혜』. 오진탁 옮김. 서울: 민음사, 2006. 145면-178면:「진화, 카르마 그리고 환생」.

본래적인 자기가 아니므로 생로병사에 시달려야 하는 잘못된 자아인 '위아'(僞我; anatman)이나, 절대적 자아는 본래적인 자기로서 불생 불사하는 자유로운 '진아'(眞我; atman)이다.[191] 이 아트만이 곧 절대자인 브라만(brahman)이라는 것이다.

그러나 상대적 자아와 절대적 자아라는 이 둘의 자아는 별개의 둘이 아니고, 자아의 양면성[192]일 뿐이다. 그렇다고 자아의 이쪽 면이 가상적 자아이고, 저쪽 면이 본래적 자아라고도 하지 못한다. 왜냐하면 그 양자가 서로 얽혀 연계되어 있기 때문이다. 그럼에도 불구하고 상대적 자아는 경험적 존재로서 언제나 현상적으로 현현한다. 그 이유는 사람이 태어나 살다가 늙고 병들어 죽음에 당도하는 무상한 존재이기 때문이다. 이렇게 병들어 죽는 무상한 죽음을 참으로 깨달은 사람에게 죽음은 이미 죽음이 아니다. 왜냐하면 죽는 죽음은 가상적 자아에 있는 것이지, 본래적인 진아(眞我)에는 없기 때문이다.

이러한 정신적 상황 속에서 불타는 출생한 지 7일 만에 어머니를 여의고 만다. 이모의 손에서 양육되면서 직접 계를 받고 최초의 비구니가 된다. 어느 날 불타는 작은 벌레를 잡아먹으려는 큰 벌레와 그 큰 벌레를 잡아먹으려는 새와의 연관관계를 지켜보면서 인간 세상에서도 저러할진대 하여 인생의 무상함을 느껴 출가하였다는 이야기다. 불타의 출가는 궁극적으로 본래적인 나, 참된 나, 바로 진아(眞我)를 찾기 위함이었다. 아니 자아란 처음부터 없는 실체인데, 그 실체를 찾아 참된 자아, 즉 진아라고 하는가! 그렇다면 먼저 참이란 무엇인가? 그 참을 깨달아 불타가

191) 조계종 포교원 편: 『불교교리』. 서울: 조계종출판사, 2001. 181면-184면: 「십이연기의 진리성」.

192) O. F. Bollnow: 『진리의 양면성. 인식의 철학 II』. 백승균 역. 서울: 서광사, 1994.

부처로 되었다면, 그 참(진리)이란 불교에서는 연기를 말한다.

그러나 이 연기(緣起)의 이법(理法)[193]은 누가 만들어낸 것이 아니다. 이 연기는 처음부터 진리로서 법계(法界) 속에 그저 무상 변함없는 것으로 있었다. 그런데 오직 불타가 그 연기의 이법을 깨달아 알았으므로 그는 일상의 사람들을 위해 분별하여 연설하였을 뿐이라는 것이다. "연기를 보는 자는 법을 보고, 법을 보는 자는 연기를 본다. 그리고 연기를 보는 자는 부처를 본다"[194]. 이처럼 세상 모든 것에는 원인이 있고, 그 원인으로 인해 모든 것이 생겨나고, 그 원인이 사라지면, 모든 것도 함께 소멸하며, 또한 세상의 모든 것은 변하여 영원한 것은 없으니, 항상 정진하여 연기의 이법을 깨달아야 한다.

그렇다면 연기란 무엇인가? 불타는 연기를 "이것이 있기 때문에 저것이 있고"(此有故彼有), "이것이 태어남으로 저것이 태어나며"(此生故彼生), "이것이 없기 때문에 저것이 없고"(此無故彼無), "이것이 없어짐으로 저것이 없어진다"(此滅故彼滅; 중아함경)라고 설명한다. 이러한 연기란 우리들의 일상생활에서는 인과법칙을 말하고, 인연의 이법을 말하며 그리고 생멸의 법칙을 말한다. 특히 "이것이 있기 때문에 저것이 있다"(此有故彼有)는 말은 "이것이 없기 때문에 저것이 없다"라는 역설의 부정성 의미도 내포하는 공간적 상호의존성의 관계를 표현하고 있다.

그리고 "이것이 태어남으로 저것이 태어난다"(此生故彼生)는 말은 "이것이 없어짐으로 저것이 없어진다"는 역설의 부정성 의미도 내포하는 시간적 상호의존성의 관계를 표현하고 있다. 다시 말하면 '이것'과 '저것'이라는 말은 이 세상 만물이 공간적으로나 시간적으로 그 어떤 것 하나도

193) 조계종 포교원 편: 상게서. 179면.
194) 「불교경전」: 『중아함경 권 7』.

독자적으로 있지 아니하고, 서로가 '인'(原因)이 되고, '연'(因緣)이 되어, 즉 인연이 되어 생기(生起)한다는 것을 말한다. 호스피스 철학에 있어서 인간학적 공간과 인간학적 시간개념의 내용을 이러한 연기법과 연관하여 고찰할 때 우리는 그 깊이를 더욱 실감할 수 있게 된다.

이러한 연기(緣起)의 법칙은 인간에게 주어져 있는 삶과 죽음의 고통을 없애는 데 있는 진리이고 또한 정각(正覺)을 통하여 생사의 모든 고통을 개념이 아닌 현실로서 극복하는 데 있는 진리 자체이다. 불타 자신이 이미 "무엇 때문에 죽음이 있고, 무엇으로 인해서 죽음이 있는가?"를 "무엇이 없기 때문에 죽음이 없고, 무엇이 없어짐으로 죽음이 없어지는가?"라고 하여 인간의 모든 고통을 풀어주는 열쇠로서 연기의 법칙을 보았다. 직접 그는 "비구들아! 연기란 무엇인가? 삶이 있음으로 말미암아 죽음이 있다. (…) 그것은 상호의존성이다"[195]라고 말한다.

그렇다면 연기의 법칙은 어떤 것들인가? 연기의 법칙 중 가장 대표적인 것은 12연기설이다. "무명(無明)의 연으로부터 행(行), 행의 연으로부터 식(識), 식의 연으로부터 명색(名色), 명색의 연으로부터 육처(六處), 육처의 연으로부터 촉(觸), 촉의 연으로부터 수(受), 수의 연으로부터 애, 애(愛)의 연으로부터 취(取), 취의 연으로부터 유(有), 유의 연으로부터 생(生), 생의 연으로부터 노사(老死) 우비(憂悲) 고뇌(苦惱) 절망(絶望)이 생기고, 이와 같이 하여 모든 괴로움 덩어리의 생기가 있는 것이다. 그런데 이욕(離欲)의 도(道)에 의하여 무명이 멸하므로 행이 멸하고, 행이 멸하므로 식이 멸하고, 식이 멸하므로 명색이 멸하고, (…) 이와 같이 괴로움 덩어리 모두의 멸진(滅盡)이 있는 것이다"[196].

195) 「불교경전」: 『상응부경 2』.
196) 『오분율 권15』: 고순호: 『불교학개관』. 서울: 선문출판사, 1991: 法寶 참고..

이 12연기(無明, 行, 識, 名色, 六處, 觸, 受, 愛, 取, 有, 生, 老死)의 법칙이 인간으로서의 모든 고통을 벗어나기 위한 것이라면, 인간에게 제일 다급한 것이 늙어서 죽는다는 노사(老死)의 연기일 것이고, 태어나서 산다는 생의 연기일 것이다. 이러한 노사의 연기란 인간의 고통 전체, 즉 늙음과 죽음은 물론이고, 걱정과 슬픔, 아픔과 근심 그리고 고뇌와 번뇌 그 모두를 말한다. 이러한 노사의 고통은 도대체 어디에서 오는 것인가? 그것은 생(生), 즉 사람이 살아가는데서 오는 것이다. 생이란 생명체의 기본단위이다. 생이 곧 생존의 시발점이고, 동시에 고통의 시발점이다. 노(老)는 생의 순간으로부터 이루어지는 과정이고, 사(死)는 생의 끝이라 할 수 있다. 그러나 생이 있어 노사가 있고, 노사가 있어 병이 있다면, 생로병사의 4가지 고통은 모든 중생의 고통을 대변하는 것이라 할 수 있다.

이러한 연기(緣起)가 우주의 법칙이라면, 존재의 실상을 그대로 나타내는 것이 삼법인(三法印)이다. 삼법인이란 모든 것은 변한다는 제행무상(諸行無常)과 모든 변하는 것에는 자아인 실체란 없다는 제법무아(諸法無我) 그리고 모든 변하는 것은 괴로움을 낳는다는 일체개고(一切皆苦)를 말하나, 이에 모든 괴로움을 없앤다는 열반적정(涅槃寂靜)을 더하면 사법인(四法印)이 된다. 먼저 제행무상(諸行無常)의 제행(諸行)이란 현상계의 모든 사물을 가리키고, 무상(無常)은 시간적으로도 항상 그대로 있는 것이란 없다는 말이다. 그러므로 제행무상이란 현상계에 있는 어떠한 사물 그 어느 하나도 시간적으로 늘 그대로 존재하는 것은 없다는 말이 된다.

이를 연기의 법칙으로 보면 모든 현상계의 상호의존성의 관계를 나타낸 "이것이 일어남으로 저것이 일어난다"(此起故彼起)에 해당한다. 그러나 이러한 무상에도 두 가지가 있는데 그 하나가 일정 기간동안에만 있다는 생로병사와 같은 일기무상(一期無常)이고, 그 다른 하나는 일기무상의 것이라도 매순간순간 생멸한다는 의미에서 찰나무상(刹那無常)이다.

둘째 제법무아(諸法無我)[197]의 제법은 제행(諸行)과 같이 현상계의 모든 사물을 가리키고, 무아는 어떤 불변하는 실체가 없음을 가리킨다. 그러므로 제법무아란 현상계의 어떠한 사물 그 어느 하나도 공간적으로 고정된 실체를 가지고 있는 것이란 없다는 말이다. 인연에 따라 생긴 것은 인연이 다하면 흩어지는 법이기에, 자아의 실체도 없고, 고정 불변하는 실체도 없다. 이를 연기의 법칙으로 보면 "이것이 있음으로 저것이 있다"(此有故彼有)에 해당한다. 이처럼 제행무상이나 제법무아는 설(說)하여 가르칠 수 있다는 의미에서 객관적 진리라 한다면, 일체개고와 열반적정은 주관적 진리라 할 수 있다.

그렇다면 셋째의 일체개고(一切皆苦)란 변하는 모든 것은 고통이고 괴로움이라는 것이다. 모든 것이 무상이고 무아인데도 그런 것을 유상(有常)으로 보고 유아(有我)로 보기 때문에 괴로움에서 벗어날 수가 없다. 그것이 물질적인 것이든 정신적인 것이든 동일하다. 많은 재물도 큰 명예도 마찬가지이다. 또한 이와는 반대로 모든 것이 무상이고 무아라 하여 무상과 무아 자체에 빠져 헤어나지 못한다면, 모든 것을 스스로 잃어버리게 되고 자포자기하게 된다. 낙천주의도 염세주의도 본래의 무상과 무아를 가늠하여 내지 못한다. 그러므로 본래의 무상과 무아를 되살리기 위해서는 본연 그대로 두는 것이고, 그때 모든 괴로움과 고통으로부터 해탈의 길로 들어설 수가 있다.

---

197) 원효. 의상. 지눌: 『한국의 불교사상. 대승기신론. 금강삼매경론, 화엄일승법계도. 진심직설 외』. 이기영 역. 서울: 삼성출판사, 1997. 212면: 이하: 「제법과 제행」.

이로 인해 십이연기의 법칙으로 보면 순관(順觀)에 해당한다. 순관이란 무명에 의하여 행이 있고, 행에 의하여 식이 있고(…) 등과 같은 설명을 위한 순서와 죽음이 있어 삶이 있고, 삶이 있어 죽음이 있다 등과 같은 추리를 위한 근거로서의 순관이다.

이어 열반적정(涅槃寂靜)이란 해탈하여 불생불멸의 경지에 이르는 것을 말한다. 무상과 무아의 진리를 깨닫고 구현하여 모든 괴로움과 번뇌로부터 해방된 경지를 열반이라고 한다. 이 열반은 범어인 니르바나(Nirvana)의 음역으로서 적멸(寂滅), 원적(圓寂) 혹은 적정을 말한다 하므로 열반이나 적정은 같은 뜻이 된다. 동일한 글자를 되풀이하고 있음은 그 의미를 강조하기 위해서이다. 모든 고통과 괴로움에서 벗어나 해탈하여 생사를 초월함으로 불생불멸을 체득하게 된다. 이것이 곧 열반이라는 것이다. 열반이란 "타오르는 불이 꺼진 상태"를 지칭하므로 모든 고통과 괴로움의 불이 꺼진 해탈의 경지를 말하고, 모든 것으로부터 자유함을 말한다. 이를 12연기로 보면 "무명이 멸하므로 행이 멸하고"에서처럼 역관(逆觀)에 해당한다.

이처럼 연기의 법칙과 삼법인을 통해 우주의 본질을, 즉 세상의 본래모습을 깨달아 알았다면, 현실의 모든 고통에서 벗어나는 수행의 길은 사성제(四聖諦)와 팔정도(八正道)를 통해서이다. 사성제란 "네 가지의 성스러운 진리"인 고집멸도(苦集滅道)를 말한다.

첫째의 고성제(苦聖諦; 현실계의 果報)는 사람이 이 세상에 태어나 산다는 그것이 이미 아픔이고 고통임을 말한다. 사람의 고통은 '생로병사'에 따른 본질적인 4가지 고통[四苦]뿐만이 아니라, 보다 구체적이고 직접적인 인간 삶의 현장에서 오는 고통으로서 3가지 고통[三苦]이 더 있다. 그 첫째가 사랑하는 사람을 만나지 못해서 괴롭고, 이별하지 않을 수 없어 괴로우며[愛別離苦], 둘째는 미워하는 사람은 만나지 말아야 하는데 만나서 괴롭고[怨憎會苦], 그리고 셋째는 갖고 싶은 것은 가져야 하는데 갖지를 못해서 괴롭다[求不得苦]는 것이다. 이 삼고(三苦)와 위의 사고(四苦)가 합쳐져 칠고(七苦)가 되고, 여기에다 사람이 육신을 가지고 있다는 그 자체가 또한 고통[五陰盛苦]이니, 이 모두를 합하여 여덟 가지 고통[八苦]이 된다.

그러므로 사람은 누구를 막론하고 이 팔고(八苦)의 짐을 짊어지고 한 평생을 살아간다. 아무리 살아가도 그 끝은 사고(四苦)의 마지막인 '죽음' 뿐이다. 이러한 죽음이란 절대 절명의 인간한계이다. 이런 한계를 극복하기란 사실상 불가능하므로 죽음에로의 승화로서 영원히 살 수 있는 진경(眞境)의 세계를 불타는 열게 된다. 이를 연기설(緣起說)로 보면 고성제(苦聖諦)란 무명(無明)과 같은 업인(業因)에 따른 현실적인 과보(果報)로서 12연기설(十二緣起說)[198]의 순관(順觀)에 처해 있는 상태이고, 무명이란 무상 무아의 도리, 즉 중도를 알지 못하는 것이기에 삼법인설(三法印說)로 본다면, 변화하는 모든 것이 고통이라고 하는 일체개고(一切皆苦)에 해당한다.

그렇다면 둘째의 집성제(集聖諦; 현실계의 原因)인 그러한 고[八苦]의 원인은 무엇인가? 사람이 산다는 것이 왜 고통인가? 그것은 집착 때문이다. 이 세상 만물은 일체 모두가 "이것이 있음으로 저것이 있고"(此有故彼有), "이것이 일어남으로 저것이 일어난다"(此起故彼起)는 연기법(緣起法)에 따라 생기므로 고통 역시 고통을 있게끔 하는 원인이 있을 것인데, 그 원인은 무엇인가? 사람에게는 애욕(愛慾)의 감각기관인 내육처(內六

198) 조계종 포교원 편: 『불교교리』. 서울: 조계종출판사, 2001. 182면: 「연기의 법칙」.

處)가 있고, 그 내육처인 눈, 귀, 코, 혀, 몸 그리고 마음[意]이 그 원인이다.

사람은 그 여섯 곳의 감각기관에서 나오는 희로애락과 함께 한없는 탐욕과 욕심을 가지고 평생을 살아간다. 그러한 탐욕과 욕심은 사물에 대한 집착에서 비롯된다. 그러한 집착은 심지어 인간이 생존하려고 하는 데에서도 생긴다. 다시 말하면 인간 생존 자체가 곧 욕망이고, 그러한 욕망이 집착이라는 말이다. 들판의 꽃들도 피었다가 시들어지고, 하늘의 구름들도 모였다가 흩어지나, 그 자체만으로는 결코 '고통'일 수가 없다. 그럼에도 불구하고 인생이 '고통'이라고 함은 잘못된 자아가 작용하기 때문이다.

이 잘못된 자아란 집착이라는 자아로서 여섯 가지 감각기관이 진리로서 행세하는 것을 말한다. 내육처 중에 "애욕이 있고, 때가 있으며, 물듬이 있고, 집착이 있으면, 이를 집(集)"이라고 한다. 이것의 근본은 무명(無明)에서 기인하나, 십이 연기설로 보면 순관(順觀)의 원리에 해당하고, 삼법인설(三法印說)로 보면 이 세상의 모든 것은 변하고 만다는 제행무상(諸行無常)과 자아도 불변하는 실체도 없다는 제법무아(諸法無我)의 도리를 알지 못하고 있는 것이라 할 수 있다.

이에 셋째 멸성제(滅聖諦; 이상계의 果報)[199]는 탐욕과 욕심의 감각기관에 집착하지 않을 때, 고통도 저절로 소멸하여 버리고 말게 된다는 것을 말한다. 왜냐하면 모든 고통은 그러한 집착에서 나오기 때문이다. 그런데 괴로움이 없는 인생, 고(苦)가 없는 인생이라고 하면, 그러한 인간의 삶은 이미 해탈의 경지이고, 열반(涅槃)의 경지에 있는 삶이 아니고 무엇이겠는가! 그러므로 고통의 모든 근원을 없애버리면, 저절로 고통은

199) 원효. 의상. 지눌: 『한국의 불교사상. 대승기신론. 금강삼매경론, 화엄일승법계도. 진심직설 외』. 이기영 역. 서울: 삼성출판사, 1997. 96면 이하. 「생멸인연」.

사라져 없어지고, 고통이 사라져 없어지면, 그곳이 열반의 세계이어서 그것을 멸성제(滅聖諦)라고 한다.

이로써 "중생은 참으로 내육처에 있다. (…) 해탈하여 물들지 않고, 끊어버리어 애욕을 없애면, 이를 고멸(苦滅)"이라 한다. 어느 누구라도 고(苦)의 근원을 제거하여 여섯 가지의 뿌리를 다 뽑아버리면, 해탈의 삶을 누리게 되고, 열반의 삶을 누리게 된다. 죄가 없는 사람을 누가 죄인이라 할 것이며, 병이 없는 사람을 누가 환자라 할 것인가! 이 멸성제는 십이연기설(十二緣起說)로 보면 역관(逆觀)의 결과에 해당되고, 삼법인설(三法印說)로 보면 해탈하여 불생불멸하는 열반적정(涅槃寂靜)에 해당된다.

여기서 넷째의 도성제(道聖諦; 이상계의 원인)인 열반적정의 세상에 다다를 수 있는 길은 무엇인가? 이 길은 무엇인가? "그것은 정견(正見), 정사유(正思惟), 정어(正語), 정업(正業), 정명(正命), 정정진(正精進), 정념(正念), 정정(正定)의 팔정도(八正道)이다." 있는 그대로 바로 보는 것, 바르게 사유하는 것, 바른 말을 하는 것, 바른 행동을 하는 것, 바른 생활을 하는 것, 깨닫기 위해 정진하는 것, 바른 생각을 말하는 것, 그리고 바른 수행을 하는 것, 이 여덟 가지의 일이야말로 '열반적정'에 이르도록 하는 방법이고, 모든 고통과 괴로움에서 벗어나게 하는 방법인 것이다. 이러한 팔정도는 중도(中道)를 말하고, 이것은 이상세계의 원인이 된다.

그러나 현실세계에서는 5가지의 취온(取蘊)이 인간의 현실을 있는 그대로 보여준다. 취는 주변에서 취함이고, 온은 모음이다. 사람이 꽃 한 송이를 보면, 아름답게 느끼고, 마음속에 심상을 만들므로 가지고 싶은 의욕이 생겨 행하되, 판단을 하게 된다. 이것을 오취온이라 하여 색수상행식(色=감성, 受=수용, 想=구상, 行=행동, 識=분별성)을 든다. 이는 주관이 대상에 관여하는 것이고, 대상이 주관을 이끌어 내는 것이다. 그러므로 불타는 "연기를 보는 자는 법을 보고, 법을 보는 자는 연기를 본다"고 하였다. 세상만사가 다 인연의 생기로 생성하고 유전하는 것이라면, 그 모든 것은 유인 동시에 무이고, 또한 다른 한편으로는 유도 아니고 무도 아니라고 할 수 있다. 이때 세상만사는 공(空)일 것이되, 공허한 허무나 무가 아니라, 연기의 본래 모습 그대로인 공일 것이다.

현실적으로 인간의 죽음은 불가피하다. 이러한 불가피성을 내관(內觀)하여 통관(統觀)한다면 죽음을 넘어서서 삶에도 번민하지 않고 죽음에도 번민하지 않는다. 왜냐하면 삶에도 실체는 없고, 죽음에도 실체는 없기 때문이다. 심지어 자아에도 실체는 없고, 우주에도 실체는 없다. 그러므로 죽음은 마음에만 있기 때문에, 마음이 무심할 때, 즉 생즉사(生卽死), 사즉생(死卽生)일 때 죽음은 적정(寂靜)으로 열반(涅槃)에 있다. 다시 말하면 삶과 죽음[生死]이 곧 열반인 것이다. 그러므로 생즉사, 사즉생도 연기 혹은 공(空)으로 표현되는 진경(眞境)의 다른 면이라 할 수 있다. 이처럼 불교에서는 삶의 실체는 물론이고, 죽음의 실체까지도 전혀 용납하지 않고 있음을 우리는 알 수 있다.

3) 도교적 해석

불가와 불교의 관계에서 불가가 철학적이고 사상적인 측면을 의미하는 반면에, 불교는 종교적이고 신앙적인 측면을 의미하고 있음과 마찬가지로, 도가와 도교도 그처럼 구별된다.

도가란 일반적으로 노자와 장자의 철학사상 전반에서 이루어진 철학이론을 말한다. 즉 노자는 도(道)를 우주만물의 본질로 보고, 도야말로 곧 자연[道法自然]이라 하여 자연의 순리에 따라 본래의 자기 모습대로 살아가는 자연적 삶이 가장 이상적이라 하였다. 이에 장자는 도를 '자연'[自然之道]이라기보다는 현상세계의 모든 모순과 대립을 넘어서 있는 절대적 진리라 하여 인간의 삶과 죽음 역시 그 하나임을 지목하였다. 그러므로 노자에게는 성인(聖人)의 도가 이상이었다면, 장자에게는 진인(眞人)의 도가 이상이었다고 할 수 있다.

이에 반해 도교란 도가의 철학사상이 자연의 본연을 위해 현상의 모순을 극복하는 가운데서 일반인들의 무속적 신앙과 신선사상 혹은 인간의 염원 등을 수용함으로써 종교적 신앙으로까지 이어진 것을 말한다. 그렇다면 우리에게는 도가보다는 도교가 더욱 중요하다. 사실 도가에서는 죽음의 문제란 관심 밖의 일이었다. 오히려 죽음의 문제는 인간의 일상생활에서 오는 신앙심과 연관되어 있다면, 마땅히 도교가 그 일역을 담당해야 하는 것이 맞다. 그러므로 도가에서는 죽음이란 자연의 순리로서 본래 있는 그대로 따르는 것이라 하여 이론과 논리적 전개를 우선으로 한다고 할 수 있는 반면에, 도교에서는 그러한 죽음을 넘어서서 육신을 가지고 영원히 살아갈 수 있다고 믿는 신앙과 현실적 삶을 우선으로 한다고 할 수 있다.

이러한 도교는 후한시대의 장도릉(張道陵)이 세웠다고 하나, 후한 말부터 육조시대에 걸쳐서 형성되었다고 한다. 특히 장도릉은 처음에는 오경(五經)을 연구하였고, 늙어서는 장생도(長生道)를 배우고 금단법(金丹法)[200]을 터득한 후 입산하여 도서(道書) 24편을 지어 활동했으므로

200) 금단법(金丹法)은 천연의 황화수은(黃化水銀)인 단사(丹砂)를 조합하고, 단사에서 수은, 그리고 다시 수은에서 단사로 9회에 걸쳐 그 질을 전환시켜 얻는 법을 말함.

많은 문하생들이 모여들었다고 한다. 이들이 그때 쌀 5두를 그에게 바쳤기 때문에 오두미도(五斗米道)라고 하였고, 그가 죽은 후엔 아들 형(衡)과 그의 손자 노(魯)가 도술을 이었다고 한다. 이러한 도교가 여러 세기, 여러 사람들을 통해 전파되자, 일정한 종교적 교리가 필요하게 되었다.

이러한 교리를 체계화한 이들이 3~4세기의 위백양(魏伯陽)과 갈홍(葛洪)이라 하고, 이에 구겸지(寇謙之)가 불교의 요소를 수용하여 의식과 예의 측면을 부각시켜 도교를 천사도(天師道)라 함으로써 종교적 교리로서 정비되었다고 한다. 그 이후 수세기를 지나면서 도교는 잡다한 신들을 믿고 제사를 지내면서 으뜸 신으로서 원시천존(元始天尊) 혹은 옥황상제(玉皇上帝)가 등장하고, 이에 따른 또 수많은 무형(無形), 무시(無始)의 신들이 나타나게 됨으로 이 신들을 위해 제사를 경전에 따라 지내게 된 것이다. 이러한 도교의 경전을 도장(道藏)이라고 한다.

이 도장은 사람이 죽지 않고 영원히 살 수 있는 장생불사(長生不死)를 희구하면 이룰 수 있다고 하여 그 실천적 방법을 구체적으로 제시한다. 그 대표적인 것으로는 외단법(外丹法)과 내단법(內丹法)과 같은 것들이다. 외단법이란 불사하기 위하여 그 처방을 외부의 약물에서 찾는 방법으로서 단사(丹砂; cinnabar)인 황화수은(黃化水銀)과 같은 약물을 복용하거나 몸에 주입하여 장생불사하는 수련을 말한다. 이 단사는 붉은 색 인주의 원료로서 이것을 태우면 수은이 내리고, 이에 황을 가하여 만들어진다. 이렇게 만들어진 단사를 단약(丹藥)이라 하여 사람들은 불사약으로 생각하였다. 이 단(丹)이라는 글자가 '붉은 단'이라는 것도 우연이 아니고, 중국 사람들이 붉은 색을 좋아한다는 사실도 우연이 아니다. 이밖에도 불사약으로 여러 물질을 섞어 만들어낸 황금의 금액(金液)이 있었다고 한다. 중국 사람들은 금을 복용함으로써 자신도 불변하는 금처럼 불사한다고 믿었다는 것이다.

그러나 내단법(內丹法)은 장생불사의 수련을 단사와 같은 물질로서가 아니라, 인도의 요가처럼 인간의 내면에서 가능한 수련법을 말한다. 이러한 수련법의 체계를 최준식[201]은 몸을 유연하게 하는 도인법(導引法)과 호흡을 고르게 하는 조식법(調息法) 그리고 성(性)을 절제하는 방중술(房中術)을 제시하고 있다.

도인법(導引法)은 사람의 몸으로부터 시작한다. 몸이 바로 자리를 잡아야 오랜 시간동안 한 자리에 앉아서 묵상이나 명상을, 태아가 입과 코를 쓰지 않고도 호흡하는 것처럼, 태식법(胎息法)으로 기(氣)를 내뿜고 또 받아들일 수가 있다. 흔히 우리들의 일상생활에서 볼 수 있는 기공법(氣孔法)이라는 것과 태극권(太極拳)이라는 것이 이 도인법에 해당한다. 이 두 가지의 수련은 공히 너무나 자연스러운 동작임에도 몸을 가장 효율적이게 하는 총체적인 수련이라는 것이다. 여기에서는 동작과 호흡 그리고 의식이 항상 일치하여야 하되, 가장 중요한 것은 호흡의 리듬이다. 그래서 호흡을 고르게 잘하기 위한 단전호흡과 같은 조식법이 따른다.

조식법(調息法)이란 숨을 어떻게 쉬어야 가장 이상적으로 정신집중을 할 수 있는가를 알려주는 수련법이다. 숨은 될 수 있는 대로 가늘고 길게 들어 쉬고 내어 쉬어 흡사 숨을 쉬지 않는 것처럼 쉴 때, 사람은 정신적으로 더욱 안정하게 된다. 더욱이 사람이 코나 입으로 숨을 쉬지 않고 배로 숨을 쉬면, 사람의 마음은 저절로 가라앉아 안정감을 찾게 되는데, 오히려 가슴으로 숨을 쉬니 사람들의 마음은 다급해지고 들뜨게 된다는 것이다. 그래서 도가 통한 사람은 언제나 숨을 길게 그리고 천천히 쉬기 때문

---

201) 최준식, 『한국종교이야기』 제1권. 한국인의 마음을 빚은 巫·儒·佛·道. 서울: 한울출판사, 1995. 414면-430면 참조.

에 언제나 침착할 뿐만 아니라 차분함으로써 화를 버럭 내는 법이 없게 된다. 더 나아가 이러한 호흡은 우리의 일상 주변에서 흔히들 보고 듣는 기(氣)와 밀접한 관계가 있다는 것도 짚어두어야 할 내용이다.

그리고 방중술(房中術)은 글자 그대로 방안에서 이루어지는 성을 절제함으로써, 즉 남녀 간의 성적 관계를 이상적으로 조절함으로써 인간의 수명을 영원히 잇게 하는 수련법이다. 단적으로 표현하면 남녀가 성교를 하되 오랫동안 하는 것은 좋으나, 남자는 절대로 사정을 해서는 안 된다는 것이다. 왜냐하면 여자의 음기(陰氣)를 취해서 남자의 기를 충만케 해야 하기 때문이다. 실제로 고대 중국 사람들은 생명의 힘이 사람의 배꼽 밑 아랫배 부분인 단전에, 즉 하단전에 모여 있다고 생각하고, 그 힘을 정(精)이라고 하였으며, 그 정이 물질로 되어 몸 밖으로 나오는 것이 바로 남자의 정액(精液)이라 하였다. 더욱이 그 정의 힘이 척추의 경락을 통해 뇌로 올라가게 하면 기(氣)를 강하게 한다는 것은 현대의학으로서는 전혀 용납되지 않는 일이다.

더 나아가 그들은 사람에게는 욕망의 힘과 창조의 힘이 있는데, 욕망의 힘이 창조의 힘보다 훨씬 더 강하여 항상 욕망이 앞선다는 것이다. 그 욕망의 힘을 정(精)이라 하고, 창조의 힘을 신(神)이라 하였으므로, 여기에서 정신(精神)이라는 말이 나왔다 한다. 보다 엄격한 도교적인 표현으로는 배꼽 밑의 아랫배 부분인 하단전(下丹田)의 힘을 상징적으로 정(精)이라 하고, 양 눈썹 사이 바로 윗부분인 상단전(上丹田)을 상징적으로 신(神)이라 한다. 더욱 특기할 만한 것은 도교에서는 성을 장려한다는 사실이고, 그 이유가 여성의 음기를 남성이 받기 위해서라는 것이다.

이를 최준식은 주역의 괘를 빌어 설명한다. 남자를 상징하는 이(離 : ☲)괘를 순양(純陽)의 몸으로 바꾸려면 그 한가운데 있는 음괘를 양괘로 바꾸어야 하는데 여자를 상징하는 감(坎 : ☵)괘의 한가운데 있는 양괘를 성관계를 통해 취함으로써 마침내 건(乾 : ☰)괘가 되어 남자는 순양의 몸으로 될 수 있다, 즉 괘로 보면 ☲ + ☵ = ☰으로 된다는 것이다.

이러한 모든 수련을 통해 상자(上者)는 허공으로 올라가 천상을 날아다니는 하늘의 신선(天仙)이 되고, 중자(中者)는 36동천(洞天)과 72복지(福地)라고 하는 곳에서 땅의 신선(地仙)으로 되며, 그리고 하자(下者)는 혼백이 몸으로부터 분리되어 사람의 신선(人仙)이 된다는 것이다. 이때의 혼백(魂과 魄)은 인간의 영혼을 양분한 것으로서 혼은 양으로 되고, 백은 음으로 된다. 이 양자인 혼백이 하나가 되어 육신에다 생명력을 넣어줄 때, 사람은 생기를 가지고 살아가는 것이고, 그 혼과 백, 그리고 몸[魂魄肉]이 각각의 세 가지의 요소로 흩어지면 사람은 마침내 죽게 되는 것이므로 그 세 가지가 흩어지지 않도록 꾸준히 수련을 닦아야 한다.

그 수련의 극치가 신선(神仙)이 되는 것이고, 신선으로 되면 육체를 가지고도 불로장생할 뿐만 아니라, 장생불사한다는 것이 또한 도교의 근본입장이다. 설령 죽음이 온다고 하더라도 어찌 신선에게 죽음이 있겠는가! 그러한 죽음이란 자연변화 가운데의 일부로서 그저 도(道)에 따를 뿐이지 죽음이 아니다. 이는 지극히 노장사상에 연관된다. 그래서 “몸은 내 것이 아니라 천지의 위형(委形)이요, 생명이 내 것이 아니라 천지의 위화(委和)요, 성명(性命)이 또한 내 것이 아니라 천지의 위순(委順)이요, 자손이 내 것이 아니라 천지의 허물 벗음이라”고 한 것도 다 우연이 아니다. 이때 사람의 죽음이란 자기 정화이고, 자기 승화일 뿐, 사람은 영생하는 존재인 것이다.

지금까지 우리는 죽음에 대한 유교적 해석과 불교적 해석, 그리고 도교적 해석을 전반적으로 살펴보았다. 이를 다시 인간관과 연관하여 요약할 수 있다면 먼저 유교에서는 천지만물의 중간존재로서 하늘의 기품과 땅의 형상을 가진 인간의 실체를 인정하여 군자의 상을 추구한다. 그리하기 위하여 인의예지신(仁義禮智信: 五常)을 바탕으로 하여 수기(修己)와 수신(修身)을 함으로써 마침내 선(善)을 추구하는 인(仁)의 윤리적 인간관을 마련하게 되었다고 할 수 있다.

이에 대해 불교에서는 인간의 삶 자체가 이미 고통이고 고뇌이므로 자아의 실체는 물론이고, 어떠한 실체도 용납하지 않는 색수상행식(色受想行識; 五蘊)을 불성(佛性)으로 깨우쳐[覺] 해탈을 추구한다. 이로써 불교는 삼법인(三法印)의 고집멸도로서 고(苦)의 허무적 인간관을 가졌다고 할 것이다.

그러나 도교에서는 장생불사의 인간이야말로 자연의 이치에 따르고 세속의 인륜을 초월하는 신선으로서의 천인(天人)이 된다는 자연적 인간관을 가졌다고 할 것이다. 이 내용 전체를 요약하여 기술하면 다음과 같다.

유교에서는 교(教), 이(理), 중(中), 천연(天然), 진리(眞理)이고,
불교에서는 법(法), 묘(妙), 공(空), 본연(本然), 진경(眞境)이며, 그리고
도교에서는 도(道), 현(玄), 무(無), 자연(自然), 진기(眞氣)이다.

4) 기독교적 해석

(1) 구약성서와 죽음

전능한 하나님이 인간을 창조했기 때문에, 인간 역시 전적으로 죽지도 않고, 사멸하지도 않는 영원한 존재이다. 그러나 최초의 인간으로서 피조

된 아담과 이브가 자기의 하나님을 거역(선악과)함으로써 그 대가로 인간은 죽음을 받아들이지 않을 수 없게 된다. 결과적으로 죽음은 하나님의 뜻으로서 수용하나, 그러한 죽음을 통해서 오히려 참 생명이란 무엇이고, 영원한 생명이란 무엇인가를 마침내 되묻게 된다. 죽음이 없다면 참 생명도, 영원한 생명도 없게 된다. 그러므로 역설적으로 생명보다는 죽음이 우선이고, 그 죽음 때문에 비로소 영원한 생명이 되살아나는 결과가 된다.

더욱이 이스라엘 민족은 하나님에 대한 신앙으로서 그러한 죽음을 극복하려 하였다. 왜냐하면 하나님은 인간의 삶을 관리할 뿐만 아니라, 동시에 죽음까지도 관리하는 분이기 때문이다. 사람의 삶도 그에게 달려 있고, 사람의 죽음도 그에게 달려 있다. 죽음도 하나님의 뜻이라면, 그러한 죽음이란 죽어서 없어지는 인간의 '사망'이 아니라, 영원한 삶의 생명이고, 그 참 생명의 영성으로 되는 것이다.

죽음에 대한 이해가 인간에 대한 이해라면, 인간을 어떻게 이해하느냐에 따라 죽음에 대한 이해가 결정된다. 구약성서는 인간을 어떤 한 부분으로서, 다시 말하면 몸이라든지, 영혼이라든지 혹은 심지어 심장이라든지 그 어느 한 부분으로서 보지 아니하고, 하나님의 의지에 따라 살아야 할 하나의 전체 존재로서 보았다. 그러므로 육체라고 하면 그 육체란 일단 인간존재 전체에 관계되는 것이되, 인간의 허무함과 연약함 혹은 일정한 시간성 내에 있는 유한성의 인간을 지칭한다. "인간은 육을 가진 것이 아니라 육이다"라는 말이나 혹은 "인간은 영혼을 가진 것이 아니라, 영혼이다"라는 말은 소유의 주체자로서 인간을 말하는 것이 아니라, 하나님이 그 전체를 주관하고 있는 것임을 말하는 것이다.

"여호와 하나님이 흙으로 사람을 지어지시고, 생기를 그 코에 불어넣으시니 사람이 생령(生靈)이 된지라"[202] 하여 사람에게 생명을 준 이는 하나님이다. 또한 "주께서 낯을 숨기신 즉 저희가 떨고 주께서 저희 호흡을 취하신 즉 저희가 죽어 본 흙으로 돌아가나이다"[203] 하여 생명을 가져간 이도 하나님이다. 하나님은 사람의 생사를 주관하는 분이다. 그러므로 인간은 하나님의 피조물인 동시에 죄인이며, 죄인으로서 하나님 앞에 자기 스스로를 책임져야 할 존재이다. 따라서 구약성서는 인간의 죽음을 육의 죽음만이 아니라, 인간존재로서의 전체 죽음이라는 것이다. 김균진은 그러한 인간존재 전체를 곧 인간의 "인격일 수밖에 없다"[204]라 하고, 이어 '인간의 자아'라 할 수 있다고 해석한다. 이에 대한 논의는 그냥 열어 놓기도 한다.

그러나 분명한 것은 『구약성서』에서 죽음이란 죽음의 보편성을 확대하여 인간의 허무성과 일회성, 그리고 덧없음을 제시하고 있다는 사실이다. 이에 한 걸음 더 나아가 새로운 죽음의 의미를 되짚어 죽음이란 인간의 죄와 직접적인 인과관계에서 비롯됨으로써 인간에게는 피할 수 없는 한계임을 지적하고 있다는 사실이다. "네가 얼굴에 땀이 흘러야 식물을 먹고 필경은 흙으로 돌아가리니 그 속에서 네가 취함을 입었음이라. 너는 흙이니 흙으로 돌아갈 것이니라"[205] 하는가 하면, "주께서 사람을 티끌로 돌아가게 하시고, 말씀하시기를 너희 인생들은 돌아가라 하셨사오니,"[206] 라고 한다. 또한 "나의 생전에 여호와를 찬양하며 나의 평생에 내 하나님을

202) 『구약성서』, 창세기 2장, 7절.

203) 『구약성서』, 시편 104장, 29절.

204) 김균진: 『죽음의 신학』, 서울: 2002, 대한기독교서회. 122면.
cf. Ch. von Ferber: Soziologische Aspekte des Todes. Ein Versuch ueber einige Beziehungen der Sozilolgie zur Philosophischen Athropologie". *Zeitschrift für evangelische Ethik* 7 (1963), S.358.

205) 『구약성서』, 창세기 3장, 19절.

206) 『구약성서』, 시편 9장, 3절.

찬송하리로다. 방백들을 의지하지 말며 도울 힘이 없는 인생도 의지하지 말지니, 그 호흡이 끊어지면 흙으로 돌아가서 당일에 도모(圖謀)가 소멸하리로다"[207] 하여 인간 삶의 한계를 지적한다.

사실 죽음이란 처음부터 인간에게는 어떻게 돌이킬 수 없는 어떤 것이었고, 흑암의 땅이었으며, 동시에 영원한 집이기도 하였다. "나의 날은 베틀의 북보다 빠르니 소망 없이 보내는구나. 내 생명이 한 호흡 같음을 생각하옵소서. 나의 눈이 다시 복된 것을 보지 못하리이다"[208]라고 하는가 하면, "사람은 죽으면 소멸되나니, 그 기운이 끊어진 즉 그가 어디 있느뇨? 물이 바다에서 줄어지고 하수가 잦아서 마름같이 사람이 누우면 다시 일어나지 못하고 하늘이 없어지기까지 눈을 뜨지 못하며 잠을 깨지 못하느니라"[209] 하였다.

이어 "내가 돌아오지 못할 땅 곧 어둡고 죽음의 그늘진 땅으로 가기 전에 그리하옵소서. 이 땅은 어두워서 흑암 같고 죽음의 그늘이 져서 아무 구별이 없고 광명도 흑암 같으니이다"[210]라 하여 죽음의 그늘이 얼마나 어둡고 캄캄하여 흑암에 비유하고 있겠는가! 그럼에도 불구하고 하나님이 함께 할 때 죽음은 사람이 영원히 편안하게 쉴 곳이기도 함을 구약성서는 말해주고 있다. "하나님은 나를 영접하시리니 이러므로 내 영혼을 음부의 권세에서 구속하시리로다"[211] 하는가 하면, "이는 사람이 자기 영원한 집으로 돌아가고 조문자들이 거리로 왕래하게 됨이라"[212] 하고 있다.

---

207) 『구약성서』, 시편 146장, 2-4절.
208) 『구약성서』, 욥기 7장, 6-7절.
209) 『구약성서』, 욥기 14장, 12-14절.
210) 『구약성서』, 욥기 10장, 21-22절.
211) 『구약성서』, 시편 49장, 15절.

(1) 신약성서와 죽음

신약성서에서 죽음은 죽음 그 자체가 아니다. 오히려 죽음에서의 부활이다. 왜냐하면 인간이 아담의 원죄로 인해 영원한 생명의 세계에서 쫓겨나 사망의 골짜기에 빠져 죽었으나, 예수 그리스도의 십자가를 통해 죽음에 빠진 인간이 마침내 구원을 받았기 때문이다. 이처럼 인간은 죽음의 세계로 떨어져 갔으나, 예수 그리스도의 죽음과 부활을 통해서 구원되고, 구원되어서 영원한 새 생명을 얻게 된다. 사람이 영원한 새 생명을 얻는 길은 예수 그리스도뿐이다. 예수의 죽음과 그러한 죽음을 통해서, 아니 그러한 죽음을 넘어서는 참 생명은 그리스도의 수난과 십자가에 달리심 그리고 그의 죽음으로 인한 부활에서 비롯된다.

그러므로 예수 그리스도는 원죄로 인한 인간 자신의 죽음을 피하지 아니하고, 그러한 죽음에 정면 대결하여 죽음을 극복한다. 죽음을 극복하는 방식은 죽어서 새로 사는 방식으로 육에서 영으로 거듭 태어나는 것이다. 사망(죽음)의 권세가 그리스도를 이겨내었다고 하는 그 순간, 거기에서 예수 그리스도는 죽음을 이기고 하늘나라에서 영생한다. 이로써 신약성서에서 죽음은 이제 공포의 대상이나 불안의 대상이 아니라 완성으로 가는 과정이고, 하나님 앞으로 가는 길목이며, 영원한 생명의 새로운 시작이 된다. 그래서 “나는 부활이요 생명이니 나를 믿는 사람은 죽더라도 살겠고, 또 살아서 나를 믿는 사람은 영원히 죽지 않을 것이요”[213]라고 할 수 있었다.

인간으로서의 예수는 십자가의 고통과 죽음을 두려워 할 수밖에 없었겠지만, 그는 하나님의 아들로서 그 고통과 죽음을 감내하여 마침내 새로

212) 『구약성서』, 전도서 12장, 5절.
213) 『신약성서』, 요한복음 11장, 25-26절.

운 생명을 얻어 인간의 원죄를 대속하여 주었다. 이처럼 죽음으로써 새로운 생명을 얻은 것이 그리스도의 죽음이었다면, 결국 그리스도인들에게는 세상 사람들이 말하는 그러한 죽음이란 아예 처음부터 없다.

이러한 내용을 그 역으로 보면 하나님을 저버리고 살아가는 사람의 삶은 살아도 곧 죽음이고, 그러므로 그러한 사람은 죽은 사람이다. 그는 살아서 자신의 삶을 누리지만, 더욱이 세상 사람들은 그가 살았다고 하지만, 그러한 사람은 그 자신에게 참 생명이 없기 때문에 죽은 사람일 수밖에 없다. 하나님을 떠난 아담은 하나님을 모르는 인류 전체와 통한다. 그래서 바울은 "아담 안에서 모든 사람이 죽었다" 하고, 이어 "그리스도 안에서 모든 사람이 삶을 얻으리라"[214]고 하였다.

그러나 요한은 죽음을 보다 포괄적으로 이해한다. 밝은 사랑 안에는 생명이 있고, 어두운 죄 안에는 죽음이 있다 하는가 하면, 사랑은 생명을 생동케 하나, 죄는 생명을 파괴한다고 하여 "우리가 형제를 사랑함으로 사망에서 옮겨 생명으로 들어간 줄을 알거니와 사랑치 아니하는 자는 사망에 거하느니라"[215] 하였다. 그리고 "그의 형제를 사랑하는 자는 빛 가운데 거하여 자기 속에 거리낌이 없으나, 그의 형제를 미워하는 자는 어두운 가운데 있고 또 어두운 가운데 행하며 갈 곳을 알지 못하니, 이는 어두움이 그의 눈을 멀게 하였음이니라"[216] 하고 있다.

넓은 의미에서 사망(죽음)의 권세에 대한 『구약성서』와 『신약성서』의 차이는 적다고 하더라도, 『구약성서』가 죽음을 보다 구체적으로 언급하고 있는 반면에, 『신약성서』는 보편적으로만 언급하고 있다는 것이 신학

214) 『신약성서』, 고린도전서 15장, 22절.
215) 『신약성서』, 요한 일서 3장, 14절.
216) 『신약성서』, 요한 일서 2장 10-11절.

자들의 해석이다. 현실적으로 인간의 죽음 자체는 구약시대나 신약시대가 동일한 것이겠으나, 시대와 환경은 그동안 너무나 변했을 것이므로 죽음에 대한 눈높이도 달라졌을 것이라고 판단된다.

그러나 분명한 것은 구약성서나 신약성서 모두가 인간의 죽음을 삶의 마지막 순간에서 오는 생물학적 사건으로 보지 아니하고, 사람이 죽고 사는 일을 하나님의 뜻으로 이해하고 있다는 사실이다. 인간에게는 하나의 단순한 '사건'이라도 하나님의 뜻이 역사할 때는 신성한 '의미'와 '뜻'으로 전위될 수 있다. 그러한 전위를 가능케 한 것이 예수와 죽음, 그리고 그의 부활이었고, 그러한 부활이 인간 죽음의 실마리를 영성으로 풀어주었다. 그가 인간의 죄를 대속함으로써 인간의 죽음을 영원한 생명으로 구원하여 천국에서 영과 육이 영생하도록 하였다. 그러므로 인간의 육체적 죽음이란 인간 삶의 끝이 아니라, 새로운 부활의 삶으로 이어짐을 인류 전체에게 선포할 수 있게 된다.

지금까지 우리가 간략히 살펴본 '죽음'에 대한 여러 가지의 해석들, 그것이 무속적 해석이든, 유교적 해석이든 혹은 불교적 해석이든, 더 나아가 기독교적 해석이든 간에 그러한 해석들이 종교적인 한, 현세의 삶보다는 내세의 삶을 강조하고 있다는 사실이고, 이러한 사실내용을 통하여 현대적 인간 삶의 마지막 죽음을 위한 새로운 길로서 호스피스의 활동 가능성을 더욱 넓혀 나갈 수 있는 계기를 찾을 수 있을 것이다.

제 9 장 인간존재의 죽음과 실존철학적 해석

1. 하이데거와 죽음의 철학

1) 존재론의 철학과 죽음의 문제

서양 철학사 전체를 통하여 보아도 실존철학처럼 인간의 죽음에 대한 문제를 철저하게 철학적 주제로 삼은 철학은 아직까지는 없었다. 야스퍼스는 자신의 전체 철학을 인간의『실존해명』에다 두고, 그 실존을 해명하는 궁극적인 한 통로로서 '죽음'의 문제를 짚고 나섰다. 이에 하이데거 역시 자신의 철학을「기초존재론」[217]이라 하여 전형적인 서양철학의 유론(有論), 즉 존재론으로부터 출발하였다. 그러나 그 철학의 마지막 종착역을 인간존재의 '죽음'이라 함으로써 그 존재론의 함의를 '죽음의 철학'으로 풀었다. 물론 이때의 죽음이란 단순한 인간의 생사에서 오는 죽음이 아니라, 인간 '현존재'의 죽음이므로 이 말 자체로서는 아직 우리

217) Heidegger의「기초존재론」이란 인간의 현존재에 대한 실존론적 분석론에서 해명되어야 하는 이론임. (1) 존재적 우위는 가시적이고 대상적인 존재자가 그 존재에서 실존으로 규정되고, (2) 존재론적 우위는 인간 현존재의 실존적 규정성으로 인해 그 자체로 존재론적으로 됨을 말함. (3) 이에 기초존재론은 현존재의 존재적 - 존재론적 우위의 가능성조건을 다 가지고 있음을 말함.

가 이해하기는 어렵다.

실존철학은 처음부터 생철학과 밀접한 관계를 가지고 출발하였다. 생철학이 인간을 철학의 대상으로 삼되, 인간의 삶, 즉 생(生)을 그 궁극적인 대상으로 삼아 생 자체로부터 모든 것을 이해하고자 하였다. 그러므로 생철학은 생 그 이상의 어떠한 형이상학적 명상이나 이론에도 반대하고 나선다. 물론 생 그 자체야말로 인간의 삶과 모든 활동이 뿌리하고 있는 근거이고, 철학적 인식의 바탕이 된다. 그런데도 불구하고 이러한 생철학적 사고는 생이라는 그 자체에서 오는 주관성의 한계로서 절대화가 될 수 있는 것도 아니고, 무제약적으로 될 수 있는 것도 아니었다.

그 결과 생철학은 어떤 하나의 확고부동한 기틀을 마련하지 못한 채 입장에 따라 다를 수 있다는 역사적 상대주의에 빠지고 만다. 그러한 상대주의에서 벗어나기 위하여 새로운 철학은 그 자체적으로 하나의 확고한 철학적 근거로서 생 그 이면에 있는 '실존' 혹은 '존재'를 붙들고 나선다. 인간의 삶이 아무리 현실의 뿌리가 되고 근거가 된다고 하더라도, 그 자체가 상대화될 수 있고 흔들릴 수 있다면, 삶은 물론이고 인간존재까지 보장하여 주는 가장 핵심적이고 내용적인 것이 바로 새로운 인간의 '실존' 내지 '존재' 혹은 인간의 '현존재'[218]라는 것이다.

이러한 실존철학적 새로운 관심은 철학분야의 하이데거나 야스퍼스 뿐만 아니라, 바르트(K. Barth)와 불트만(Bultman) 혹은 부스트(P. Wust) 등 많은 신학자들은 물론이고 릴케(R. M. Rilke)와 카프카(F. Kafka)와 같은 일군의 문학자들에게도 고조되었다. 그러나 이들이 아무리 실존철

218) M. Heidegger: 『존재와 시간』. 이기상 옮김. 서울: 까치글방, 1999. 22면: "우리들 자신이 각기 그것이며, 여러 다른 것들 중 물음이라는 존재가능성을 가지고 있는 그런 존재자를 우리는 현존재(現存在)로 파악한다."

학적 관심은 가졌다고 해도 실존철학이라고 하는 전체 내용 속의 한 부분에 불과할 뿐, 그 내용적으로 하나일 수 있는 순수한 실존철학일 수는 없었다. 키에르케고르와 니체는 물론이고, 하이데거와 야스퍼스에 있어서까지도 각기 다른 입장에서 자신들의 죽음철학을 정리하고 있다.

그러므로 우리는 실존철학 분야에 있어서 그들의 죽음에 관한 문제만을 짚어보되, 릴케 역시 철학 이상으로 죽음의 문제를 통관하고 있으므로 그를 실존철학과 함께 짚어 보고자 한다.

'실존'이라는 말은 "인간 속에 있는 어떤 아주 명백하고 결정적인 체험 능력을 사상적으로 나타내는 표현"[219]이라고 볼노(Bollnow)는 정의한다. 이에 따라 실존이라는 개념과 함께 '실존적 체험'이라는 말이 우리의 일상적 삶 속에서 더욱 현실적으로 통용하게 된다. 지금까지 딱딱하기만 하던 전통철학의 범주론적 논리성과 관념론적 철학체계의 벽이 허물어지고, 일상의 인간실존에서 철학적 계기가 마련되기 시작하였다.

그러므로 전통철학에서 보면 실존철학은 '위기의 철학'이었고, 새로운 시대적 삶에서 보면 '전위의 철학'이었다. 이제 철학은 예언자와 같은 음성으로 외치기 시작한다: 이 시대의 사람들이여! 그대는 많은 것을 얻었으나, 그대 자신을 잃게 되었노라. 그러나 그 하나만은, 바로 그대 자신의 '실존'만은 지켜야 하노라. 그러하기 위하여 그대 자신의 삶은 그대 자신의 손에다 간직할 것이고, 그대 자신을 몸소 가지고 자신의 삶을 살아야 할 것이며, 그리고 그대 자신의 죽음을 죽을지어다. 혹시나 그대가 이미 죽어야 한다면 그대 자신의 결단을 통해 영웅적인 죽음을 택할지어다.[220]

---

219) O. F. Bollnow: 『실존철학이란 무엇인가』. 최동희 역. 서울: 양문사, 1969. 25면.
220) 백승균 편역: 『실존철학과 현대』. 대구: 계명대학교출판부, 1987. 8면 참조.

이처럼 철학은 이미 '체계'가 아니고 '결단'이며, 안정이 아니고 불안이었는가 하면, 철학은 또한 생각이 아니고 행동이며, 이론이 아니고 실천이었다면, 철학은 이미 교육이 아니고 호소이었던 것이고, 더 나아가 헤겔적인 양적 변증법이 아니라, 키에르케고르적인 질적 변증법이었다. 그러므로 이들의 철학자들은 살아서 생동하는 것을 정의하지 아니하고, 정의할 수 없다고 해서 존재하지 않는다는 무모한 주장을 하지 않는 사람들이다.

그래서 이들에게는 "비현실적으로 사고하는 사람은 언제나 젊다"는 말도 그대로 통하였고, "나는 부활이요 생명이니 나를 믿는 자는 죽어도 살겠고, 무릇 살아서 나를 믿는 자는 영원히 죽지 아니하리니라"221)라는 성구도 그대로 통하였다. 그럼에도 불구하고 하이데거는 이러한 인간의 실존만 추종하지 아니하고, 자신의 철학적 존재론이라는 현존재 분석에서 그 실존을 철저하게 존재론으로 해석하면서 하나하나의 실존적 계기들을 풀어나갔다.

2) 인간의 현존재분석과 존재론적 철학

하이데거는 후설(E. Husserl)의 현상학적 방법론을 수용함으로써 자신의 철학을 의식적으로 분석하고 해석하는 데 주력한다. 특히 그는 대상적인 존재자와 그런 존재자의 근거로서 존재를 지목하는 가운데서도 언제나 인간의 의식 속에 있는 '존재'를 염두에 둠으로써 일종의 관념론자로 간주될 수 있었다. 그러나 결코 그 자신은 관념론자로 전락하지 않으려 하였다.

---

221) 『신약성서』, 요한복음, 11장, 25절.

오히려 그는 순수한 사유를 통해서가 아니라, 실천적 행위를 통해서 현실철학의 가닥을 굳건히 잡고자 하였다. 그것도 인간 행위 자체에서가 아닌 인간존재의 기틀에서 그 행위의 양상들을 그는 천착하고 나선다. 다시 말하면 그에게는 인간존재를 탐구하는 것이 실존이어야 하고, 그러한 실존으로부터 본질도 유래되어 나와야 하는 것이었다. 그래서 그는 자신 있게 "현존재의 본질은 그의 실존에 있다"222)라고 할 수 있었다. 이때의 현존재란 집이나 나무와 같은 어떤 대상을 말하는 것이 아니라, 거기에 있는 존재를 말한다.

이러한 연관성 속에서 아리스토텔레스 이후 존재란 무엇인가 하는 물음은 이제 새로운 방식으로 그 존재의 문제가 실존으로부터 되물어지게 된다. 소위, 지금까지의 근원적인 본질철학에서 새로운 실존철학으로 전위가 이루어진 것이다. 그렇다고 그러한 인간존재를 바탕으로 하는 새로운 실존철학이 그렇게 호락호락하지는 않다는 데 문제는 더욱 심각하다. 왜냐하면 실존이란 풀 한 포기나 돌 한 조각처럼, 아니 한 인간처럼 구체적으로 제시할 수 있는 것도 아니고 정의할 수 있는 것도 아니기 때문이다.

그런데도 불구하고 그러한 실존을 어떠한 방식으로든 제시하거나 정의하려 든다면, 그 결과는 종래의 본질철학으로 다시 되돌아가고 만다. 이를 피하기 위하여 하이데거는 존재자를 존재의 빛 속으로 끌어들이지 않을 수 없었다. 즉 존재자를 존재자로 있게끔 하는 그 근거로서의 '존재'를 그 자신의 고유한 철학적 사유의 대상으로 삼았던 것이다.

그렇다면 그가 말하는 그러한 존재란 무엇일까? 존재란 존재자와는

---

222) M. Heidegger: 『존재와 시간』. 이기상 옮김. 서울: 까치글방, 1999. 67면.

구별된다. 좀 어렵기는 하지만 먼저 존재자란 사람이거나 사물이거나를 막론하고 어떤 대상으로서 존재하는 것을 말한다. 예를 들면 소나 말 혹은 나무나 돌 등을 통틀어 '존재자'라고 한다. 이에 반해 존재란 소를 소로서 있게 하고, 돌을 돌로서 있게 하는, 더구나 그것이 소이든 돌이든 상관없이 그런 것으로서 있게 하는 공통의 근거를 말한다. 그러니까 그러한 존재자를 존재자로서 있도록 하는 바탕이 '존재'라는 말이다. 되풀이하면 존재자란 존재를 기반으로 해서 그때마다 존재하는 것을 말하고, 존재는 그러한 존재자를 존재자로서 규정하는 바로 그것을 말한다.

그러므로 존재는 언제나 어떤 존재자의 존재이지만, 그와 동시에 그러한 존재자의 어떤 유개념도 아니고, 존재자 그 자체도 아니다. 오히려 존재는 그 모든 존재자들을 초월하는 것이고, 심지어 초월 그 자체인 것이다. 이처럼 존재는 어디까지나 존재자의 존재이고, 그런 존재자를 존재자로서 존재토록 하는 것이며, 그리고 존재자가 존재를 바탕으로 하여 그때마다 이해하고 있는 바로 그것이다. 그렇다면 이러한 존재야말로 존재자와 전적으로 동일한 것도 아니고, 그와 동시에 전적으로 무관한 것도 아닌 것이다.

이러한 존재를 바로 이해하기 위해서는 존재가 무엇인가 하고 물어야 했고, 그러한 존재물음에서 존재란 존재자의 존재를 의미했다면, "존재이해란 결국 현(인간)존재 자신의 본질구성 틀에 속하는 것"223)이다. 이 말은 인간존재의 본질적 구성 틀에서 그 자신이 어떤 방식으로든 이미 그 자신의 존재를 이해하고 있다는 말이다. 다시 말하면 존재를 이해한다는 그 자체가 이미 인간존재, 곧 하이데거의 전문용어로서 '현존재'의

---

223) M. Heidegger: 『존재와 시간』. 이기상 옮김. 서울: 까치글방, 1999. 23면.

규정성이라는 말이다.

다시 풀어서 되물어보면 어떤 존재자의 존재가 철학의 대상으로 되어야 하는가? 하이데거는 인간이라고 하는 존재자의 존재를 지목했다. 그것이 이미 지적한 대로 바로 여기에 있는 인간의 '현존재'이다. 그에게는 인간이야말로 가장 본래적인 존재에 이를 수 있는 아주 적합한 존재자이었다. 왜냐하면 인간만이 자기 자신의 존재에 대해 물을 수 있기 때문이고, 인간만이 자기라는 껍데기인 존재자로부터 벗어나 존재에로 탈존할 수 있기 때문이다. 더 나아가 인간만이 존재자의 한계를 총체적으로 초월할 수 있기 때문이다.

참으로 인간만이 한편으로는 현상 그대로의 존재자일 뿐만 아니라, 그와 동시에 다른 한편으로는 존재자로서 또한 자기 자신을 이해하는 자이기도 하다. 이러한 존재이해가 인간이 모든 사물을 이해할 수 있다는 궁극적인 근거로 된다. 그래서 그는 인간을 '존재의 집', '존재의 이웃' 또한 '모범적 존재'라고 할 수 있었다. 참으로 인간만이 지금 여기에 있는 본래적인 '현-존재'(Da-sein)이고, 그러한 현존재에 대한 물음을 통해서 비로소 그와 깊은 관계를 맺게 되는 인간존재가 곧 '실존' (Existenz)[224]이다. 그러므로 인간만이 현존재라 할 수 있고, 인간만이 실존이라 할 수 있다. 이 철학의 출발점은 바로 인간이고, 동시에 인간존재인 현존재이다.

이러한 인간존재인 현존재는 첫째 어떤 방식으로 존재하고, 둘째 어떤 양상으로 개시되며, 그리고 셋째는 어디에 근거하고 있는가? 이러한 물음에 앞서 존재에 대한 질적 차이를 먼저 나눌 수 있다면 제일 먼저는 자연과학의 대상이 되는 객관적인 개개의 사물존재 전체를 '존재적인

224) M. Heidegger: 『존재와 시간』. 상게서. 70면: "현존재의 존재성격을 실존범주라고 이름한다."

것'(das Ontische)이라 할 수 있고, 그 다음은 모든 개개 사물의 기초가 되고, 그러한 사물들을 가능케 하는 구조 내지 근거를 형성하는 것들을 '존재론적인 것'(das Ontologische)이라 할 수 있다.

그리고 마지막으로는 그 자체가 존재자로부터 벗어나 본래적 존재에 이르게 하는 탈존의 자기 존재와 자기 존재를 기본적 존재론으로 이해하는 실존론적 인간의 현존재 전체를 통틀어 '기초존재론적인 것'(das Fundamentalontologische)이라 할 수 있다. 마침내 하이데거는 이러한 자신의 새로운 철학이야말로 미래의 철학적 존재론을 가능케 하는 근거로서 「기초존재론」이라 하기에 이른다. 그러므로 이러한 기초존재론이 그에게는 현존재의 실존론적 분석론으로 되었다.

이에 우리가 첫 번째의 물음인 인간존재는 도대체 어떤 방식으로 존재하는가 하는 물음으로 되돌아가 보면 실존으로서 인간존재가 존재하는 방식은 궁극적으로 두 가지 양상으로 존재한다. 그 하나가 인간존재란 세계 내 존재이라는 사실이고, 그 다른 하나가 나 혼자가 아니라 함께 공동으로 존재한다는 사실이며, 여기에 또한 인간존재는 일상인으로서도 존재하고 있는 것이 사실이다.

그래서 먼저 인간존재로서의 현존재가 세계내 존재라는 것은 우선 가장 소박한 의미에서 인간존재가 처음 태어나면서부터 이미 이 세계 안에 존재한다는 사실을 말하고, 그렇게 존재하는 가운데 세계를 접하면서 살아가고 있다는 사실을 말한다. 사람이 살아가면서 처음 세계를 접하게 되는 것도 인간의 어떤 이론이나 인식을 통해서가 아니라, 인간의 염려를 통해서, 더욱 구체적으로는 인간의 행동 내지 행위 혹은 어떤 도구를 취급함으로써 이루어진다는 것이다.

이로써 하이데거는 인간의 현존재를 근원적으로 '염려'(Sorge)[225]하는 실존론적 존재로서 해석한 후 먼저 사물에 대한 인간의 관계를 '배려'(Besorge)라고 말한다. 이처럼 배려된 것은 '도구'로 나타나게 되고, 이때의 도구는 한 사물을 지칭하는 그런 도구를 의미하지 않는다. 오히려 한 사물은 언제나 그 '도구전체'(Zeugganzes)에 관계하고, 그 도구전체를 바로 지시해 주고 있다. 이 원고를 작성하는 컴퓨터는 나와 관계되어 있고, 저서는 출판사나 독자와 관계되어 있으며, 그리고 이 모두는 인간존재 전체에 관계되어 있다.

이러한 도구전체를 지시하는 최고의 첨단은 인간존재이고, 그러한 인간존재가 바로 전 세계를 지시하는 중심점인 것이다. 오늘날까지도 사람이 세계 안에 있는 한 사물(존재)로 간주되었다면, 하이데거는 세계를 인간의 한 관계로 보아, 인간이 사라질 때 세계도 사라지게 된다는 주장을 한다. 이로써 세계는 그 스스로 어떤 독자적인 입장도, 가치도 가지지 못하는 것으로서 다만 인간으로부터 전체로 이해되어야 하는 것일 뿐이다. 이처럼 오늘날 인간의 세계는 객관적 사실범주가 아닌 오직 실존범주를 필요로 한다. 사람 사이가 멀고 가깝다고 하는 것은 거리가 아니라, 그 실존에 달려 있다. 그러므로 실존범주란 본래적 인간 내면성에서 나오는 마음의 척도들이고 질적 척도들이다.

그리고 또 다른 하나인 인간존재가 함께 존재하는 공동존재라고 하는 것은 인간이 '배려'로서 세계와 함께 존재할 뿐만 아니라, 다른 사람들과 함께 심려로서 존재함을 말한다. 사실 다른 사람들이란 우리에게는 '배려'하는 도구가 아니라 우리들의 '심려'(Fürsorge)에 해당하는 인간으로서의 현존재인 것이다. 여기서 배려와 심려는 그 모두가 '염려'(Sorge)의 두 종류로서 배려(配慮)는 도구에 관계되는 인간실존의 모든 관심에서

225) M. Heidegger: 『존재와 시간』. 상게서. 260면: "현존재의 존재는 염려이다."

비롯되었고, 심려(心慮)는 자신과 함께 존재하는 공동인간에 관계되는 인간실존의 모든 관심에서 비롯되었다.

염려(念慮)란 특히 하이데거에게는 인간의 모든 활동을 위한 근원적인 근거로서 '자기 유지의 충동성'을 의미하고, 동시에 그 이상을 의미한다. 인간의 어떤 활동과 행동도 그러한 '염려'와 함께하는 관계 내에서만 이루어진다고 하면, 그러한 염려란 보다 넓은 의미에서 하버마스가 의미를 부여하고 있는 인식관심,226) 즉 '관심'(Interesse)에 해당한다고 할 수 있을 것이다. 그러나 이보다 더욱 중요한 것은 이러한 염려에서 나온 배려나 심려라는 개념들이 인간의 본래성과 실존성을 존재론적으로 다루고 있는 호스피스 철학의 바탕이 될 수 있다는 사실이다.

특히 함께 존재한다는 공동존재, 즉 공동인간이라는 것이 인간실존의 내면성이 아닌 외면성을 지목한다면, 공동존재란 인간실존의 사회적 측면을 말한다고 할 수 있다. 그러므로 이러한 공동존재는 야스퍼스의 실존적 상호소통과도 일맥상통하는 인간실존의 필연적인 존재방식으로서 여전히 사실범주가 아니고 실존범주이다.

그러나 하이데거에게는 이러한 공동존재가 세계 내 존재 이후에 따르는 제2의 실존범주로서 등장한다. 그럼에도 실존에 대한 그 어느 누구도 아닌 사람으로서의 '일상인'(das man)도 대중 속에서 살아가고 있다면, 아니 많은 사람들이 본래적인 자기로서 살아가기보다는 그러한 자기로부터 떠나 그냥 일상인으로서 살아가고 있다고 해도, 그러한 일상인 역시 일종의 실존범주라고 하이데거는 강조하여 말한다.

그렇다면 두 번째의 물음으로서 우리는 인간존재의 현존재가 어떤

---

226) J. Habermas: 『인식과 관심』. 강영계 옮김. 서울: 고려원, 1983.

양상으로 개시(開示)되어 나타나는가라고 물을 수 있다: 즉 인간존재가 자신의 내면으로부터 자신을 드러낼 수 있는 양상들은 먼저 인간존재는 언제나 어떤 상황에 처해있다는 사실이고, 그러면서도 스스로를 이해하고 있다는 사실이며, 그리고 그렇게 이해한 내용을 말로서 표현한다는 사실이다.

그래서 하이데거에게는 인간존재라는 것이 어떤 방식으로든 어떤 상황 속에 '처해있다'는 사실이고, 이렇게 '처해있음'(Befindlichkeit)[227)]이란 한 사물이, 심지어 한 생명체가 어떤 자리를 그냥 차지하고 있음을 의미하지 않는다. 오히려 '이해'하면서 스스로를 기투(企投)하고, 기투할 수 있는 능력을 가지고 있음을 의미한다. 그렇다고 이에 그치지 않고 '말'을 통해 인간존재를 드러내어 주는 계기를 마련한다는 등의 새로운 실존범주들로서 등장하게 된다.

먼저 인간존재는 현실적으로 보면 언제나 어떤 기분 속에 처해져서 스스로를 드러내어 개시한다. 일상적으로도 우리는 언제나 어떤 기분을 가지고 살아간다. 이 어떤 기분의 그 본래적인 기분은 아직 아무런 성격도 없는 무기분성 자체이다. 아직 아무런 기분의 성격도 없는 그러한 기분이란 존재론적 구조로 보면 어떤 상태에 그냥 처해있음 그 자체일 뿐이다. 그러므로 처해있음 그 자체는 인간의 어떤 심리적인 것이 아니라, 인간존재의 실존론적 존재양식으로서의 존재론적인 것이라 할 수 있고, 따라서 형이상학적인 것이라 할 수 있다.

만일 우리가 어떤 기분에 사로잡혀 있다면, 그러한 기분은 우리 자신이

227) M. Heidegger: 『존재와 시간』. 상게서. 186면-198면: "처해있음으로서의 현존재"와 "처해있음의 한 양태로서의 공포". 이러한 처해있음 그 자체는 실존론적 존재양식임.

존재하고 있다는 사실을 개시해줄 뿐만 아니라, 그 역으로 우리가 존재해야 한다는 사실도 개시한다. 그러나 인간존재가 어디서 와서 어디로 가는지는 여전히 은폐되어 있다. 이처럼 인간존재로서 우리의 현존재는 우연한 것이고 유한한 것으로서 그때마다 탈은폐되어 있을 뿐이다. 이러한 인간존재로서의 현존재는 이 세계 속으로 그냥 던져진 '피투성'(彼投性; Geworfenheit)으로서 존재한다.228) 그러므로 이 세계는 우리들의 세계, 즉 인간존재의 세계가 아니다. 오히려 이 세계는 우리들에게 생소하고 섬뜩하며, 심지어는 적대적이기까지 하다. 참으로 세상이 우리에게 친숙하기만 하다면, 우리는 본래의 자기존재로서가 아니라, 비본래적인 자기로서만 가능하다.

지금까지 '처해있음'이 인간의 현존재를 피투되어 있는 것으로서 직시하여 왔다면, 이어 인간존재의 이해 역시 심리학적 '이해'(Verstehen)로서가 아니라, 피투되어 있는, 즉 이 세상에 던져져 있는 현존재의 본질로서 짚어야 하기 때문에, 본래적 의미의 이해란 일상적인 이해 이전의 그 '앞서 있음'(Vor-stehen)이어야 하고, 이해하여 '안다'(Kennen) 역시도 앎 이전에 알 수 있는 '능력'(Können)이 우선적이어야 한다. 그래서 실존도 바로 일종의 적나라한 능력이므로 자기존재의 고유한 가능성을 '기투'(企投: 던짐, Entwurf)할 수도 있고 실현할 수도 있다.

이처럼 기투할 수 있고 실현할 수 있는 사람만이 본래적인 이해를 제시하여 줄 수 있는 사람이다. 이러한 사람은 언제나 이미 앞서 존재하고, 앞서 존재할 수 있기 때문에 미래를 지향하는 기투 전체가 그에게만

---

228) "그와 같은 '그것이 존재한다는 사실'을 우리는 그러한 존재자를 그 現 속으로 기투하는 것이라고 부른다." M. Heidegger: SZ. S.135. 『존재와 시간』, 이기상 옮김. 188면, "내던져져 있음".

이 가능하게 된다. 이러한 미래가 인간실존을 비로소 존재론적으로 이해 가능하도록 함으로써 새로운 해석학이 '존재론'이라는 이름으로 등장하는 계기가 된다. 인간존재도 기투 속에서 언제나 새로 재해석되어야 한다면, 인간의 삶 역시 말 그대로 경과이거나 과정일 것이나, 실존에게는 '단적인 초출작용'229)일 것이다.

이러한 실존범주로서의 이해에서 제3의 실존범주인 '말'(die Rede)이 나온다. 이 말은 언어 이전에 이미 존재에 근거하고, 언어 일반을 가능토록 하는 근원으로서 존재한다. 역으로 보면 언어의 실존론적 기초와 존재론적 기초가 바로 말이다. 그러므로 이러한 말은 앞서 살펴본 '처해있음'과 '이해'와 마찬가지로 실존론적으로 동일 근원적이라 할 수 있다. 그렇다면 말이란 언어의 바탕에는 물론이고, 그 해석과 발언의 바탕에도 이미 근거로서 존재하고 있는 것이다. 이러한 말이 밖으로 말해져 있음이 소위 '언어'로 나타난다. 이러한 언어는 우리의 눈앞에 있는 단어라는 사물적인 것으로 현현함으로써 하이데거는 언어가 세계 내부적으로 우리의 손안에 있는 도구인가? 아니면 현존재의 존재양식인가를 묻는다.

만일 그 양자 어느 것도 아니라면 '죽을' 수도 있는 언어의 존재는 도대체 어떤 양식이고, 또한 언어가 생겨나고 사라져 간다는 것은 존재론적으로 무엇을 말하는 것이냐고도 묻는다. 아무리 엄격한 논리로 중무장을 한 전통적 언어학 내지 언어철학이라고 하더라도 존재자의 '존재'에 대해서는 그저 속수무책이었는가 하면, 심지어 그러한 물음에 대한 지평마저도 용납하지 않았다. 그러므로 언어에 대한 해석은 현존재의 존재구성 틀 내부에서 언어현상이 차지하는 존재론적인 '자리'만이라도 우선

---

229) M. Heidegger: SZ. S.38. 『존재와 시간』. 이기상 옮김. 61면-62면: 'ipsum transcendens'. "존재를 초월로서 열어 밝히는 일은 모두 초월론적 인식이다."

보여 주어야 한다는 것[230]이 하이데거의 생각이다. 이를 그는 우회적으로 시인이 철학을 개념적으로 표현하는 것보다는 존재를 언어로 더 잘 탈은폐시킨다고 말한다.

그러나 말 역시 몰락성의 위험에 노출되기도 한다. 만일 말이 실존론적으로 '처해있음'과 '이해'로부터 떨어져 나오게 되면, 그 말은 곧장 내용 없는 '잡담'이 되고 만다. 내용 없는 잡담은 말의 무근거성으로 인하여 '호기심'을 낳기 마련이고, 그러한 호기심은 센세이션으로부터 센세이션으로 또한 흥미진진한 소문으로부터 소문으로 이어지게 된다. 결국 그러한 호기심은 마침내 알다가도 모를 '애매성'을 낳고 만다. 애매한 것에서는 참도 없고 거짓도 없다. 아니 참도 거짓으로 되고, 거짓도 참으로 되게 하는 것이 애매함이다. 그 모든 것이 확실하고 분명하다 하나, 그 실은 근본적으로 존재하지 아니한다거나 혹은 그 반대의 경우이다.

문제는 그 어느 경우이든 근원적으로 없는 것이 존재하고, 존재하는 것이 없다는 데 있다. 죽음은 삶이 있기 때문에 없는 것이고, 삶은 죽음이 있기 때문에 없는 것이라고 하는 경우이다. 이처럼 인간 현존재란 언제 어디에서나 몰락하고 말 위험성에 늘 노출되어 있다는 것이 사실이다.

전체적으로 보면 처해있음이란 인간 현존재를 피투성(던져져 있음)으로 나타내 보임이고, 이해는 그와는 달리 인간존재를 기투(던짐)로 자유롭게 실현할 수 있도록 개시하며, 그리고 끝으로 말은 우리에게 앞서는 생기(生起)하는 일까지도 나타낼 수 있는 능력을 개시함으로써 인간존재 전체를 존재 자체로 개시하는 데 있다고 할 것이다.

230) M. Heidegger: SZ. S.166: 『존재와 시간』. 이기상 옮김. 상게서. 229면.

3) 인간존재와 죽음의 철학

지금까지 우리는 인간존재의 현존재가 어떠한 양상으로 존재하는가를 먼저 살펴보고, 이어 그러한 존재가 어떠한 방식으로 나타나는가, 즉 개시하는가를 살펴보면서 그 깊숙한 곳에서는 호스피스를 염두에 두어 왔다. 이제 끝으로 살펴볼 인간존재의 근거는 인간의 존재가 궁극적으로 어디에 근거하고 있는가를 살펴보는 데 있다.

인간존재란 그것이 지금과 여기에 있는 하나의 현사실로서의 현존재일지라도 실존론적으로 존재하는 한, 인간의 본래 모습을 버릴 수가 없다. 그래서 하이데거는 인간존재의 실존론적 현존재를 유한한 참 모습으로서의 불안과 양심, 그리고 끝으로 죽음을 들고 있으나, 그의 본의는 결코 유한성 자체에 두지 않는다. 그렇다면 '죽음에 이르는 존재'로서의 인간에게서 우리는 무엇을, 그리고 어떻게 짚어내어야 하고, 마침내 죽음에 직면한 임종환자를 위한 호스피스 활동을 궁극적으로 어느 방향으로 이끌어야 하는지를 짚어내어야 한다.

이때 '죽음'은 인간의 단순한 사망이나 사망이라는 대상, 심지어 대상 그 자체가 아니라, 인간존재이고, 인간존재 그 자체로서의 죽음인 것이다. 이러한 죽음이 인간존재라는 것은 다른 한편으로는 그러한 존재가 바로 일종의 삶이고 생명임을 말한다. 다시 말하면 인간존재의 죽음이란 삶과 동시적인 인간존재의 가능성으로서 삶의 한 현상이고 생의 한 현상이라는 말이다. 마치 하이데거에게서 무란 무가 아니고, 존재인 것과 같다. 왜냐하면 모든 규정된 존재자에 선행하는 가장 보편적이고 가장 일반적인 존재가 바로 그에게는 '무'이기 때문이다. 그러므로 그는 "무는 무화(無化)한다"(das Nichts nichtet.)라고 할 수 있었다.[231] 이때의 무는 논리적인 무가 아니라, 일종의 활동성을 전개하여 나가는 현실적인 어떤 것으로서의 존재인 것이다.

이러한 의미에서 죽음은 인간존재가 그때마다 자기 스스로 받아들이지 않으면 안 되는 하나의 존재 가능성이다. 특히 실존으로서의 인간존재 자체는 삶의 가능성과 함께 죽음의 가능성도 동시에 다 가지는 존재인 것이다. 산다는 것이 죽는 것이라면 삶의 전제는 이미 죽음인 것이다. 이러한 죽음에 이르는 인간이란 존재의 가능성으로서 죽음의 가능성도 처음부터 뛰어넘을 수가 없다. 왜냐하면 죽음이란 인간존재가 떠맡고 있는 그런 존재함의 한 방식이고, 인간존재가 어떻게 할 수 없는 절대적 불가능성의 가능성이기 때문이다.

그러므로 죽음에 이르는 존재로서의 종말은 인간존재의 존재양식에서부터 실존론적으로 해명되어야 한다. 여기서 물어야 하는 것은 어떻게 죽음의 본질이 삶의 존재론적 본질에서부터 해명해야 하는가이다. 한 생명체의 종말이 그 생명이 끝나버림으로써 마쳐지는 것이라면, 심지어 인간마저 생명체적 죽음을 맞이하여 자신의 삶을 사망으로서 다하고 마는 것이라면, 인간존재의 죽음은 곡식이 무르익어 완성되는 것과 같이 자신을 끝냄으로써 완성되는 것이 아니다. 오히려 가장 고유하여 그 무엇과도 연관성이 없는 존재의 가능성이다. 그러한 가능성으로서의 죽음은 앞으로 들이닥칠 실존론적 가능성으로서 인간존재가 그 자신에게 가장 본래적으로 열어제쳐 놓은 것이다. 이처럼 인간존재는 존재론적으로 뛰어넘을 수 없는 죽음에로 던져져 있어 불안에 처하게 된다.

---

223) M. Heidegger: SZ. S.166: 『존재와 시간』. 이기상 옮김. 상게서. 255면: "세계 내부적으로는 '아무것도 아니고 아무데에도 없다'는 이 적대성은 현상적으로, 불안의 '그것 앞에서'가 세계 그 자체임을 말한다."

그렇다면 인간존재의 근거에 대한 그 첫 분석의 대상으로서 먼저 '불안'을 보자. 이미 키에르케고르는 이 세상에 둘도 없는 각성제로서 불안의 개념을 들고 있다. "사람은 하나님을 망각할 수도 있고, 수많은 인간사를 벗어나 있을 수도 있으나, 그 자신이 세계 내에 존재한다는 사실에 대한 불안은 사람의 가장 깊은 내면 속에 자리 잡고 있다.(…) 그러나 불안은 모든 것이 다 사라져 버리고 없어 어느 누구도 신경 쓰지 않는다고 하더라도 거기에 존재하고 있다"232). 그에게는 불안이 인간을 가장 내면적으로 철저히 자각하게 할 뿐만 아니라, 그러한 자각에서도 벗어나지 않게 함으로써 인간실존을 각성하게 하는 것이었다. 이러한 의미의 불안은 아무리 극대화하더라도 그 한계가 인간 내에 머물고 만다는 사실에 있다.

그러나 하이데거에게는 인간 현존재가 인간존재의 '이해'와 '말' 이전에 이미 어떤 상황 속에서 어떤 기분을 가진 채로 처해 있었기에 그러한 기분이 인간 현존재를 "피투된 것(던져져 있음)"으로서 드러내어 주는 것이다. 여기서 중요한 것은 이 세상 속으로 인간이 그렇게 던져져 있다고 하는 피투성(彼投性)에서 불안이 비로소 생겨난다는 사실이다. 다시 말하면 이러한 불안은 인간존재의 불안이면서도 '인간'의 불안이 아니라 '존재'의 불안, 즉 존재론적 불안이라는 것이다. 이러한 불안은 어떤 대상의 두려움으로부터 오는 공포와는 전적으로 다르다.

공포라는 것이 어떤 질병이나 어떤 악한(惡漢) 등에 대한 구체적이고 개별적인 두려움에서 오는 것이라면, 불안은 인간존재 자체에 대한, 다시 말하면 현존재 자체에 대한 무위(無爲)에서 오는 것이다. 공포에는 어떤 것으로서의 대상이 있으나, 불안에는 그러므로 아무런 대상이 없다. 아무

232) S. Kierkegaard, *Tagebücher,* I. S. 349. cf. 김용일: 「대중문화와 실존철학」. In: 계명대학교 철학과 『목요철학세미나 자료집』, 1996, 95면-107면.

것도 없는데 불안하다면 불안이란 무엇일까? 불안이란 그 대상이 없어 무이고, 그와 동시에 그 자체로서 존재하고 있기 때문에[233] 이를 하이데거는 어렵게 "불안과 무란 내적으로 공속되어 있다"고 말한다.

이러한 맥락에서 우리를 더욱 곤욕스럽게 하는 것은 그러한 "불안이 현존재를 무의 심연 앞으로 내세운다"라든가 혹은 "불안에서는 존재의 무화(無化)가 이루어진다"고 하는 표현들이다. 이러한 표현들의 뜻은 아무것도 없다는 무의 불안 가운데서 자기 존재를 적나라하게 되가질 때 자기 본래성의 인간 실존이 존재론적으로 근거할 수 있음을 말한다. 이와 연관하여 호스피스에서의 죽음문제를 염두에 두자는 것이 우리의 근본 의도이기도 하다.

이어 인간존재의 근거에 대한 두 번째, 양심 역시 인간의 현존재를 그 전체에서 근원적으로 드러내 보여 주는 것이지, 우리들이 흔히 말하고 있는 어떤 가책으로서의 생물학적 양심이거나 혹은 종교적 양심을 말하는 것이 아니다. 다시 말하면 이런 저런 모든 양심에 선행하면서도 그런 양심을 근원적으로 가능케 하는 인간본래의 존재론적 양심을 말한다. 이러한 양심은 인간 현존재에 근거하므로 표리(表裏)가 다르지 않고 일치할 수밖에 없다. 양심을 부르는 소리[234]와 양심을 듣는 소리는 현존재의 음성으로서 서로 다르지 않고 동일하다. 왜냐하면 현존재의 음성은 바로 하나이고, 한 존재의 음성이기 때문이다.

그러나 우리는 일상이라고 하는 몰락성에 빠져 현존재의 음성인 양심

233) M. Heidegger: SZ. S.187: 『존재와 시간』. 이기상 옮김. 상게서. 255면: "무는 가장 근원적인 '어떤 것에', 즉 세계에 근거하고 있다."

234) M. Heidegger: SZ. S.274: 『존재와 시간』. 이기상 옮김. 상게서. 366면: 양심의 특징은 부름인데 "이 부름은 그들 자신을 자기 자신에게로 불러내는 것이다."

의 소리를 듣지 못한 채 생활하고 있으므로 그에 대한 존재론적 경고의 음성인 양심이 우리로 하여금 그 본래성으로 되돌아오게 한다. 이는 우리들의 의지와는 관계없이 순수 적나라하게 인간존재의 현존재 속으로 피투되어 있을 뿐이다. 여기에서는 감정이 우선이 아니고, 존재가 우선이며, 의지가 우선이 아니고, 결단이 우선인 것이다.

이처럼 존재론적 양심은 현존재를 속수무책으로 방임된 상태에다 그냥 내버려두는 것이 아니라, 인간존재로 하여금 지고의 결단을 내리도록 끊임없이 요구한다. 설령 나 자신이 현존재 속으로 피투되어 있다고 하더라도, 아니 유한한 존재의 한계로 두려움에 떨고 공포에 떤다고 하더라도, 심지어 피할 수 없는 죽음의 고통에 시달린다고 하더라도, 그럼에도 불구하고 나는 나 자신으로서 존재할 수 있도록 결단을 요구하고, 죽음의 고통에 직접 대면할 수 있도록 결단을 요구한다. 더구나 그러한 죽음 자체가 속절없이 나 자신에게 이미 주어져 있다면, 아니 내가 이미 죽음 자체라면, 운명으로서 나 자신의 죽음을 죽도록 실존적 결단을 요구한다. 이때의 죽음은 생물학적 주검이 아니라, 인간존재로서의 죽음이다. 이러한 결단으로서의 실존론적-존재론적 양심은 인간존재의 깊이인 죄책감과도 무관하지 않다.

일반적으로 죄책감이 죄를 저지른 책임과 함께 죄벌(罪罰)을 말하거나 혹은 종교적인 원죄를 말하나, 여기서는 모든 사실적인 죄책감에 선행하면서도 그러한 죄책감을 가능케 하는 근원으로서의 죄책감을 말한다. 이때의 죄책감은 일상적으로는 죄책감이 아니다. 그러므로 이러한 근원으로서의 죄책감은 생물학적 인간이 아닌 현존재 자체 내에 존재하므로 존재론적-실존론적 죄책감이라 할 수 있다.

이는 우리들의 의지와는 관계없이 그 자체적으로 존재 내에 피투되어 있으므로 선과 악이라는 모든 척도로부터 벗어나 존재론적으로 자유한다. 그런데도 불구하고 인간 현존재의 존재근거 전체는 인간존재의 죽음을 통해서 비로소 가장 적나라하게 탈은폐된다는 사실이 중요하다. 특히 호스피스 활동의 방향설정을 위해서는 이 죽음의 깊이와 폭을 짚는 일은 절대적인 관건이라 할 수 있다.

이러한 인간 현존재의 마지막, 세 번째로는 인간존재의 근거인 죽음이란 마땅히 현존재의 모든 가능성 중에서 가장 근본적이고 가장 본래적인 가능성으로서 존재하는 것이다.[235] 죽음이 삶의 한 현상이라 할 때도 죽음에 대한 생물학적 탐구의 바탕에는 존재론적 물음이 미리 깔리게 된다. 다시 말하면 현존재로서의 인간은 이미 존재이기 때문에 사망하여 끝나버리지 않는다는 말이다. 이러한 죽음에 대한 실존론적 해석은 모든 생물학적 생명의 존재론에 선행한다. 한 생명체가 끝남은 사망 혹은 '삶을 다함' 혹은 '끝나버림'이라고 하나, 인간 현존재는 위에서도 보았듯이 끝나는 것이 아니고, 그대로 존재한다. 이러한 존재론적 구상에는 인간 현존재가 "죽음에 이르는 존재"(Sein zum Tode)라는 실존적 가능성을 자기에 앞서는 죽음에 대한 실존론적 분석으로 드러내어 보인다.

이때 죽음은 "아직 현전적이 아닌 어떤 것이 아니며, 최소한으로 환원된 마지막 유예기간도 아니요, 차라리 일종의 바로 앞에 닥침이다."[236]. 그렇다고 이것이 죽음을 단정해주지는 못한다. 오히려 죽음이란 인간 현존재 자신이 각기 그때마다 떠맡아야 할 존재 가능성이라고 해야 한다.

---

235) 이러한 죽음에 대한 논의는 인간존재의 양심부름과도 무관하지 않다. 그래서 Heidegger는 "본래적으로 죽음에 대해서 생각함은 곧 실존적으로 그 자신에게 투명해진 양심을 가지기를 원함"이라고 말한다. M. Heidegger: SZ. S.309: 『존재와 시간』. 이기상 옮김. 상게서. 309면 참조.

236) M. Heidegger: SZ. 250. 『존재와 시간』. 이기상 옮김. 상게서, 335면.

이 결과 현존재는 인간존재의 가능성으로서 죽음의 가능성을 뛰어넘을 수가 없다. 이 말을 역으로 해석하면 인간 현존재의 죽음이야말로 비본래적인 자아에 존재하는 것이 아니라, 본래적인 실존에 존재한다는 말이 된다. 즉 죽음이란 본래적인 인간실존에 대한 마지막 근거이라는 말이다. 그래서 죽음은 인간실존이 본래적으로 자리매김하고 있는 존재론적인 근거를 드러내주는 현실이다.

이러한 죽음에 대한 실존론적-존재론적 규정을 하이데거는 한정적으로 말하고 있다. "현존재의 종말로서 죽음은 현존재의 가장 고유하고 무연관적이며 확실하여 또한 그 자체로서 무규정적이고 건너뛸 수 없는 가능성이다. 죽음은 현존재의 종말로서 자신의 종말을 향한 이 존재자의 존재 속에 있다"237). 이러한 주장들을 통해 그는 인간 현존재가 현존재로서 존재할 수 있는 그러한 현존재의 가장 고유한 존재양식을 죽음으로 정리하기 위한 것이었고, 더 나아가 죽음에 처해있는 존재가 아니라, 죽음에 이르는 본래적 존재라는 것도 현존재의 실존론적-존재론적 가능성을 짚어주기 위한 것이었다.

이러한 지금까지의 난해한 내용을 평이한 문장으로 바꾸어 놓는다면, 죽음이란 인간 현존재의 종말로서 어떠한 가능성도 용납하지 않은 채 사라져가게 하기 때문에, 어느 누구도 죽음을 뛰어넘을 수 없다. 이와 마찬가지로 죽음은 각자의 고유한 자기 죽음이므로 그러한 죽음은 대신할 수도 없고 경험할 수도 없다. 그래서 인간존재야말로 궁극적으로 "종말에 이르는 존재"(Sein zum Ende)임을 확인시켜주는 것이라 할 수 있다. 이의 내용 역시 죽음이란 언젠가 한번 우리 자신들에게 닥쳐올 인간사의

237) M. Heidegger: SZ. 258f.: 『존재와 시간』. 이기상 옮김. 상게서, 346면.

구체적인 현실이고, 고통과 두려움의 한 사건으로 여겨질 수 있으나, 죽음은 결코 어떤 대상으로 존재하지 않고, 이미 존재하는 가운데서 현존재의 존재에 이르는 가능적 근거로서의 죽음이라는 사실이다.

사실 호스피스 활동에서까지도 죽음에 대한 의학적 정의나 생물학적 해석에서 자유롭지 못하였다면, 더구나 죽음에 대한 윤리적 도덕적 규범은 물론이고, 종교적 교의에서조차 자유롭지 못하였다면, 하이데거는 이에 한 걸음 더 나아가 "죽음은 현존재가 존재하는 한, 현존재가 떠맡고 있는 그러한 한 양식으로 존재한다"[238] 하여 죽음을 실존론적-존재론적으로 규정하고 있다.

이러한 현존재의 존재론적 실존성은 죽음에 이르는 인간존재에서 가장 적나라하게 나타난다. 특히 이러한 현존재에게 죽음이란 가능성으로서만 존재하지 않고, 오히려 현존재의 특성인 실존성으로서 나타난다. 먼저 나의 죽음이야말로 나의 고유한 것이므로 오직 나 혼자서만 나의 죽음에 직면할 수 있지, 그 어느 누구도 나의 죽음을 맞이할 수가 없다. 그래서 다른 어떠한 사람의 죽음과도 공유할 수 없는 것이 나의 죽음이다.

참으로 이러한 나의 죽음은 나의 부모나 사랑하는 연인 혹은 어떤 순교자의 희생적인 죽음과도 공유할 수 없는 오직 일회적이고 독자적인 나 자신만의 죽음일 뿐이다. 이 말은 어떤 그 무엇이나 누구와도 아무런 연관성이 없는 죽음이 바로 나의 본래적인 죽음이라는 말이다. 그렇다면 그러한 죽음은 나로서는 어떻게 할 수 없는, 즉 더 이상 나 스스로 회피할 수 없는 궁극적인 것이 되고 만다. 그러므로 인간존재의 죽음은 자신의

---

238) M. Heidegger: SZ, 245: 『존재와 시간』, 이기상 옮김. 상게서, 329면. cf.: Yu-Taek Lee: *Vom Seinkönnen zum Seinslassen. Heideggers Denken der Freiheit*, (Dis.). Würzburg 2000.

고유성과 타인과의 무연관성, 그리고 넘어설 수 없는 자신의 근거를 스스로 드러내어준다.239)

이처럼 인간 현존재는 매순간 죽음을 통해서 가장 내면적으로 존재에 이른다. 그러나 만일 죽음이 없다면 삶뿐일 것이고, 삶뿐일 때 이미 인간은 처음부터 시작할 필요가 없을 것이고, 그 자체로 언제나 삶으로만 있을 뿐일 것이다. 그러나 인간은 죽음을 살아가는 가운데에서 이미 알고 있다. 알고 있기 때문에 죽음에 대해서는 무관심하다. 삶이 존재하듯이 죽음도 꼭 그와 같이 존재하므로 죽음이 우리에게는 생소하지 않다. 오히려 익숙하다. 삶이 나의 존재인 것처럼 나의 죽음 역시 나의 존재인 이상 죽음은 나의 대상이 아님은 물론, 어떤 특별한 것도 아니기 때문에, 공포나 두려움의 대상은 더더욱 아니다.

그러나 한 가지 분명한 것은 그러한 죽음이 다른 사람인 연인이나 친구 혹은 남편이나 자식의 죽음이 아니라, 바로 "그때그때마다 나 자신의 죽음"이라는 사실이다. 자기 자신이 자기의 죽음을 자기 눈으로 직시하면서 바로 맞서는 사람이야말로 자기 자신의 실존을 각성하는 사람인 것이다.

여기에서 우리는 임종환자가 자신의 죽음을 밖으로부터 오는 어떤 공포나 두려움의 대상으로 수용하지 않고, 바로 자신의 본래적 자기존재로서 수용할 수 있도록 신체적 돌봄과 심리적-정서적 돌봄, 그리고 정신적 돌봄, 더 나아가 실존론적-존재론적 돌봄을 통하여 호스피스 활동의 한 가능성을 펴나갈 수 있도록 해야 한다.

---

239) M. Gelven: 『존재와 시간 입문서』. 김성룡 옮김. 서울: 시간과 공간사, 1991. 187면-213면: 「죽음」. cf.: M. Heidegger: 『존재와 시간』. 상게서. 45절-53절: 「현존재의 가능한 전체존재와 죽음을 향한 존재」.

2. 야스퍼스와 죽음의 철학

1) 실존철학과 철학적 논리

하이데거에게서는 인간실존이라는 개념보다는 인간존재라는 개념이 우선이었다면, 야스퍼스에게는 인간존재라는 개념보다는 나의 '실존'이 우선한다. 설령 야스퍼스 자신이 철학을 '존재란 무엇인가?' 혹은 '존재란 어떤 것들이 있는가?' 하는 물음에서 시작하고, 그 답을 객관존재, 자아존재, 그리고 자체 존재에서 풀어주고 있다고 하더라도, 그는 존재 자체에 대한 물음이라기보다는 인간존재, 즉 인간실존에 대한 해명을 철학적 사유의 대상으로 삼고 있다.

객관존재란 사람, 말, 집처럼 모든 대상적으로 존재하는 것을 말하고, 자아존재는 나 자신으로 존재하는 실존적 자기존재를 말하며, 그리고 자체 존재란 실존에 관계하는 초월적 존재를 말한다. 이 세 가지 존재는 상호 분리되어 존재하나, 하나의 전체로 결속되어 '철학'으로서 존재한다. 이 전체 결속을 가능케 하는 것이 실존이다.

그러므로 그에게는 인간의 실존을 해명하는 것이 무엇보다 중요한 철학적 작업이 된다. 이러한 작업을 통하여 실존이 경험적으로만 존재하는 '현존'(Dasein)[240]과는 달리 존재능력인 실존가능성으로서 존재하고, 다른 실존과의 관계에서 개방적으로 존재하며, 그리고 시간 안에 있으면서도 시간을 넘어 영원성으로 존재하는 것임을 밝히려 한다.

이를 달리 표현하면 인간 속에 있는 어떤 아주 명확하고 결정적인

---

240) 여기에서는 Dasein을 Heidegger에서와는 달리 현존재라 번역하지 아니하고 현존이라고 번역한다. 왜냐하면 내용적으로 존재라는 의미보다는 인간실존에 대비되는 의미가 더욱 크기 때문임.

체험능력 자체를 말하므로 순수 철학적 개념이라기보다는 '실존적 체험'이라는 표현이 더욱 현실적이라고 할 수 있다. 이러한 실존은 상호소통과 역사성 속에 있는 나 자신이고, 자유로서의 자기존재이며, 상황과 의식 그리고 행위에 있는 무제약성으로서 존재한다. 그러므로 이러한 '실존'의 철학이 오히려 하이데거의 기초존재론적 철학보다 호스피스 활동의 철학적 근거를 마련하는 데 더욱 더 적극적인 가능성을 열어주고 있다 할 것이다.

이러한 인간실존에 직접 관계하는 야스퍼스의 철학은 하이데거처럼 난삽하지 않고, 간결하고 분명하다. 그의 철학적 사유는 지식에서라기보다는 오히려 신앙에서, 순수 신앙에서라기보다는 철학적 신앙에서 비롯된다고 할 수 있다.

이러한 철학적 신앙만이 논리적이고 지적인 한계와 인간적인 한계를 넘어서서 존재하는 근원적인 형이상학에 다다르게 한다.[241] 그렇다고 그러한 그의 철학적 사유가 어떤 독단적인 것이나, 어떤 결과만을 추구하지도 아니하고 제시하지도 않는다. 오히려 그는 근원으로부터 언제나 새로운 비약을 거듭하는 본래적인 인간실존의 사유함을 지속한다. 이러한 철학적 관심이 순수한 존재론적 사유에서 벗어나 우리로 하여금 현실적 인간 삶에서 죽음의 적나라한 모습과 실존적 상호소통의 깊이를 근원적으로 되짚어 보도록 해준다.

야스퍼스는 개개의 사물은 물론이고 개개인까지도 미완성적인 존재로 본다. 특히 개개의 사물도 현실적으로 봐서 그 자체로 존재하는 것은 아니라고 한다. 하물며 사람이야말로 더욱 그 한 부분 부분으로 존재하지

---

241) K. Jaspers: 『계시에 직면한 철학적 신앙』. 신옥희. 변선환 공역. 왜관: 분도출판사, 1989.

아니하고, 언제나 보다 더 큰 틀 속에 존재하므로 그 전체를 먼저 인식하지 않으면 그 부분 부분은 결과적으로 인식하지 못하게 된다. 그러나 그 전체는 다시 보다 더 큰 전체에 근거하고 있으므로 그 지평들은 한없이 확대되어 나간다. 시대에 따라서도 커져 가고, 공간에 따라서도 커져 가는 지평으로 인해 인간실존은 물론이고 한 사물까지도 현실적으로 완결되고 종결된 것으로 인식한다는 것은 사실상 불가능하게 된다.

심지어 야스퍼스는 철학적 이념까지도 인간 밖에서 찾지 아니하고, 인간 안에서 찾을 수 있다고 함으로써 실존하는 인간의 존엄함을 이미 그의 철학적 사유함에 담고 있다. 그러한 이념이란 지고의 순수한 형이상학적 본질성을 의미하는 것이 아니라, 인간의 실존과 연관된 순간과 영원의 통일로서의 무한한 것을 의미하고, 인간 행위 속에서 실현하는 것을 의미한다. 이념도 인간의 삶 속에서 구체적으로 실현될 때, 현실적 이념이지, 그렇지 않다면 공허한 이념일 뿐이다.

물론 어떠한 인간의 삶이나 행위도 무한한 전체를 그대로 실현할 수는 없다. 진정 전체 자체는 실현될 수 없다고 하더라도 인간존재란 그 전체 자체와 언제나 새로운 관계를 하면서 자기 스스로를 마련하여 가는 존재인 것이다. 그러므로 인간실존은 항구적으로 불변하는 존재가 아니다. 실존은 순간적으로 존재하고 순간적으로 사라지며, 사라졌다가도 나타나고, 나타났다가도 사라진다. 아니 나타나도 잡을 수가 없고 잡아도 잡히지 않으나, 살아서 생동하는 능력으로서는 존재한다.[242] 이러한 실존에서 '안다'는 것과 '행한다'는 것은 각각 서로 다른 둘이 아니라 하나이고, 이성과 존재 역시 각각의 다른 둘이 아니라, 하나이다.

242) K. Jaspers: 『이성과 실존』. 황문수 역. 서울: 서문당, 1977. 87면-89면.

이를 달리 말하면 인간의 삶과 죽음 역시 이미 각각의 다른 둘이 아니고 하나라 할 수 있었다. 그런데도 불구하고 임종환자 자신이 삶과 죽음의 기로에 선 채 삶의 현실에서 죽음의 음침한 골짜기를 내려 본다고 판단함으로써 삶과 죽음을 대상적으로 이분화하고 만다. 그런 결과로 그들은 그들 자신들의 삶과 죽음 사이에서 스스로 갈등하고 절망한다. 여기에서 벗어날 수 있도록 이러한 실존철학적 사유를 호스피스 활동의 철학적 목적으로 설정한다면, 삶과 죽음의 질적 관계변화는 언제 어디서나 가능할 것이다. 그러한 가능성을 우리는 의사이자 정신병리학자였던 야스퍼스의 실존철학과 그 한계상황론에서 살펴보고자 한다.

2) 실존과 실존적 상호소통

한 책상과 걸상이 다른 책상과 걸상과 아무런 관계없이 그냥 존재한다면, 다시 말해서 한 사물이 다른 사물과 아무런 연관도 없이 존재한다면, 인간만은 그러한 정적 사물과는 달리 스스로가 먼저 자기 자신에 관계하고, 다른 실존과도 관계하며, 더 나아가 그러한 관계 속에서 무제약적인 것에도 또한 관계한다.

그러므로 그는 한 사물과 같은 단순한 일상의 한 사람에 그치는 것이 아니라, 바로 자기이면서도 자기를 넘어서는 초월적 가능성으로서의 인간실존에도 이르게 된다. 이러한 실존은 자기 자신에 관계할 수 있고 또 종교적으로는 하나님으로도 통칭되는 초월자에 관계할 수 있는 존재능력이라 할 수 있다. 더욱 적극적으로서는 "실존은 초월자와의 관계에 있어서만 존재하고, 그렇지 않으면 존재하지 않는다"[243]라고 할 수 있다.

243) K. Jaspers: *Philosophie III. Metaphysik.* Berlin 1956. S.6.

이때 역시 실존이란 자기 자신 속에서 자족하는 존재가 아니라, 오히려 자기 자신을 초월하여 지향하는 관계로서의 존재라는 사실이 중요하다.

이러한 실존(Existenz)이라는 말을 '현존'(Dasein)이라는 말과 대비하여 보다 엄밀하게 보면 이 두 말은 공히 인간존재에 통용되는 말들이다. 그러나 현존은 일상적인 인간 삶에서 비롯하는 말이고, 실존은 그러한 인간 삶을 가능토록 하는 그 능력에서 비롯하는 말이다:

"현존은 여기에 있거나 혹은 없기나 하지만, 실존은 가능적인 것이기 때문에 자기 존재로 다가가거나 혹은 자기 존재로부터 멀어져가 선택과 결단을 통해 무에 이르기도 한다. 나의 현존은 다른 현존에 대해 협소한 세계존재와 광범한 세계존재 간에 있는 하나의 크기차이를 가지나, 실존은 자유의 근거에서 다른 실존과는 본질적으로 다르다. 현존은 존재로서 살다가 죽으나, 실존은 죽음을 알지 못한 채 고양과 몰락 가운데서 자기 존재에 맞선다.

현존은 경험적으로 지금 여기 존재하나, 실존은 오직 자유로서만 존재한다. 현존은 절대적으로 시간적이나, 실존은 시간 속에서 시간 이상으로 존재한다. 나의 현존은 그 현존이 모든 현존이 아닌 한, 더구나 자신에 대해 자체적으로 종결되어 있는 한 유한하나, 실존은 자신을 위해 홀로 존재하지 아니하고 또한 모든 것이 아니다. 왜냐하면 실존은 그 실존이 다른 실존에 관계하고 또 초월자에 관계할 때만 존재하기 때문이다"244).

이러한 긴 인용문에서 우리는 현존과 실존에 대한 내용을 구체적으로 알아볼 수 있으나, 이 모든 내용을 한 마디 인용문으로 요약하면 "나의 현존은 실존이 아니라, 인간이 현존 속에 있는 가능적 실존이다"라는

---

244) K. Jaspers: *Philosophie II, Existenzerhellung*, S.2.

말로 대변할 수 있다. 여기서도 여전히 인간의 현존이 아직 실존은 아니나, 실존으로 될 수 있는 관계 속에 있음을 말해준다. 이처럼 야스퍼스는 인간의 실존을 해명하기 위하여 자신의 방대한 철학적 구상을 마련하게 된다.

여기에서 인간의 삶이 무엇이고, 인간의 죽음이 무엇인가 하는 것도, 이를 통틀어 인간이 무엇인가 하는 것도 인간 자신이 순수한 사유를 통해서 얻어지는 것이라기보다는 자기존재를 실존적으로 체험하는 데서 얻어지는 것이 그에게는 더욱 현실적이었다. 이러한 본래적 자기존재를 야스퍼스는 실존이라 하고, 그러한 실존이란 본래적으로 자기 자신일 수 있는 자기존재이다. 이때의 자기존재 역시 존재할 수 있는 능력 자체로서의 가능적 실존을 지칭한다.

일상적으로 사람이 살아가면서 늘 부딪치는 것은 의식주 등에 관계되는 많은 대상적인 것들이다. 이 많은 대상의 현상들을 올바르게 인식하기 위하여 자연과학에서는 자연법칙을 이용하고, 철학에서는 철학범주를 사용한다. 자연법칙이나 심지어 철학범주까지도 사물과 인간 혹은 세계 전체의 현상이나 본질은 짚어낼 수 있으나, 인간존재의 실존론적 가치를 짚어내지는 못한다. 이를 과학의 한계이고, 전통철학의 한계라 한다면,[245] 야스퍼스는 그러한 한계의식의 실존적 의미를 철학적으로 엮어낸 사람이다.

그는 먼저 모든 대상적 사유를 부정한다. 서양철학에 있어서 전형적인 대상적 사유의 철학은 유물론과 함께 실증론과 관념론이다. 실증론은 개체적 사실들을 객관적으로 연구함으로써 구체적인 부분은 획득할 수

245) K. Salamun: 『칼 야스퍼스. 그의 철학함의 이해를 위한 입문』. 정영도 옮김. 대구: 이문출판사, 1996. 145면-155면.

있었으나, 세계 전체 혹은 '물 자체'(Ding an sich)는 인식할 수가 없었다. 왜냐하면 세계 전체는 바로 존재 자체이고, 물 자체는 그 자체로 은폐되어 있기 때문이다. 관념론 역시 정신을 대상화하고 고착화하여 연구의 대상으로 삼았으나, 그 연구의 결과가 결코 정신일 수는 없었다. 왜냐하면 살아 있는 정신은 결코 사멸한 것일 수가 없기 때문이다.

유물론과 실증론은 다 같이 물질이나 사물을 사유의 궁극적 대상으로 삼는다. 그러나 실증론은 형이상학적 사유를 용납하지 않는 데 반해, 유물론은 형이상학적 사유를 용납하고 있다고 하더라도 이 양자 모두는 세계를 고착화하고 법칙화함으로써 그 살아 있는 본질의 생명을 놓치고 만다. 이에 관념론 역시 형이상학적 사유를 오히려 극대화하고 추상화하여 이념이나 정신을 사유의 궁극적 대상으로 삼을 뿐, 궁극적으로 그 본질은 짚어내지 못하고 만다. 어떻든 이 모두의 이론들은 세계를 이미 완결되고 완성된 것으로 보고, 그 결과를 진리로 단정하여 버릴 뿐이다.

그러나 야스퍼스에게는 그 어떠한 것도, 그것이 사물이든 정신이든 관계없이 실존적으로 현실적인 것은 아니다. 지금 우리에게 참으로 현실적인 것은 순간적이면서도 영원하고, 부분이면서도 전체이며 그리고 일회적이면서도 역사적인 실존이다. 이러한 실존에 근거하는 철학은 모든 학문의 여왕으로서 철학도 아니고, 모든 학문을 종합하는 철학도 아니다. 오히려 실존하는 철학은 인격이고, 근원이며, 그리고 자유로서의 철학이다.246) 이는 인간이 미적 세계를 구가한다는 예술과도 다르고, 역사적 계시에만 매달리는 신학과도 다르다. 아니 특수성의 예술이기 이전에 자기 스스로 발가벗은 채 현실에 참여하는 결단의 철학함이고, 보편성의

---

246) K. Jaspers: 『철학입문』. 윤성범 역. 서울: 을유문화사, 1983. 25면-39면: 「철학의 근원」.

종교이기 이전에 개개인의 절대적 근원을 요구하는 비약의 철학함이다.

그러므로 실존하는 인간은 대상적 세계의 한계를 넘어 자기 심연의 실존에로 비약하여 새로운 세계를 열어간다. 이러한 새로운 세계에서는 과학적 탐구도, 심리적 분석도, 아니 철학적 해석마저도 용납되지 않는다. 다만 인간의 실존만을 해명할 수 있도록 용납할 뿐이다. 그러한 해명은 언어적 논리나 과학적 법칙, 심지어 윤리적 멍에로부터도 벗어나서 자유하는 실존적 상호소통과 역사성, 절대적 자유와 한계상황, 더 나아가서는 철학적 신앙으로서 가능하다. 그렇다면 실존적 상호소통이란 무엇인가?

실존적 상호소통이란 본래적인 자기 자신의 실존으로 가는 첩경이라고 할 수 있다. 왜냐하면 실존적 상호소통 없이는 자기 자신의 실존으로 가는 길이 전혀 불가능하기 때문이다. 이를 아주 일상적인 표현으로 바꾼다면 가장 친밀한 마음으로부터의 대화라고 할 수 있고, 모든 것을 탁터놓고 사심 없이 진솔하게 자기 전체로 대화하는 것이라고도 할 수 있다. 이러한 실존적 상호소통은 이미 실존이라는 개념에서 그 질적 내용을 터득할 수 있다: 단적으로 실존은 자유하는 근거이고, 존재하는 능력이며, 그리고 결단하는 자기 모습이므로 죽음 앞에 굴종하거나 타협하지 아니하고, 오히려 자기 죽음에 맞서는 무제약성이다. 그러므로 실존적 상호소통은 현존적 상호소통과 대비할 때 가장 적나라하게 나타나게 된다.[247)]

현존적 상호소통은 일상적 사람들이 서로 살아가는 현실적 모습 그대로에서 이루어진다. 다시 말하면 사람은 예외 없이 한 가정 안에서 태어

247) Ch. F. Wallraff: 『야스퍼스의 철학사상』. 정영도 옮김. 서울: 서문당, 1986. 156면-192면.

나고 성장하면서 일가친척들과 유대관계를 가지고 사회생활을 해간다. 이러한 상호관계에서 사람은 다른 사람을 만나게 되고, 서로 소통을 하게 되어 새로운 관계를 맺게 되면서 서로가 닮아져 간다. 이러한 현존적 상호소통의 모습을 야스퍼스는 "소박한 현존 속에서 나는 모든 사람들이 행하는 것을 행하고, 모든 사람들이 믿는 것을 믿으며 그리고 모든 사람이 생각하는 것을 생각한다"[248]고 서술하고 있다.

이러한 일상적 시각에서 우리는 죽음 역시 다른 사람의 죽음이지 나의 죽음은 아니고, 설령 나의 죽음을 의식한다고 하더라도 먼 훗날에 있는 죽음일 것이기에 지금 나의 삶과는 무관한 미래의 것으로만 생각하기 일쑤이다. 단적으로 죽음이란 하나의 객관적인 사실이고, 대상적인 사실일 뿐이지, 죽음이 삶과 하나라는 기본적 의식은 아예 처음부터 없다. 이러한 의식이 전혀 없는 인간 삶의 전체 과정을 통틀어 현존적 상호소통이라 할 수 있고, 이러한 상호소통에서는 진정한 의미의 호스피스 활동이 불가능하다. 왜냐하면 여기에는 본래적인 자기 자신들이 어디에도 자리잡을 수 없어 공감대를 형성하지 못하기 때문이다.

심지어 평등이나 평화라는 구호는 물론, 신앙 역시 현존적 상호소통에 그치고 마는 것은 그것이 내적 실존관계에서가 아니라 외형적 조직에서만 이루어지는 데서 비롯한다. 여기에서 어떤 다른 사람이 아닌 바로 나 자신은 누구이고, 본래적인 나는 누구인가라는 실존적 물음을 물을 때, 비로소 새로운 세계가 열리게 된다. 나 개인 한 사람, 한 사람이 자신의 내적 자유에서 본래적인 자기 실존으로 될 수 있는 기회나 혹은 상황을 가질 수 있다면, 그 한 사람, 한 사람은 질적으로 평등하고 평화롭다고

---

248) K. Jaspers: *Philosophie II. Existenzerhellung*. A.a.O., S.51.

할 수 있다.

그렇다면 정치적 슬로건이나 사회적 모토 속에서 진정한 평등, 평화를 찾는다는 것은 무모한 일이다. 더욱이 만일 교회 역시 그러한 대세에서 벗어나 있지 못하다면, 아니 실존적 자기신앙 없이 성서종교, 아니 계시종교만을 받아들이고, 그러한 계시를 자기 없는 교인들에게 강요만 한다면, 신앙의 껍데기인 교회와 십자가만 남고, 실존적으로 하나님 앞에 경건히 무릎을 꿇고 신앙에 고통하는 자기는 어디에도 없게 된다. 그러므로 야스퍼스는 현존이 아닌 실존에는 몇 가지의 적이 존재하는데, 그 하나가 경직된 신앙이라고까지 지적한다.

이러한 것에 관계하는 현존적 상호소통은 현존 내에서 다양한 방식으로 여러 사람들과 함께 공동체적 삶을 이룩하여 일상적으로 생활하게 할 수는 있다. 그러나 자기 자신이 가능적 실존으로서 본래적이려고 하는 그런 실존적 상호소통은 되지 못하기 때문에, 객관적으로 고찰할 수 있는 현존적 상호소통의 한계를 되묻지 않을 수 없다. 그러므로 내가 다른 사람과 함께할 수 있는 나의 존재를 내가 본래적으로 알게 하는 참다운 상호소통이야말로 어떠한 경우에도 현존적으로나 경험적으로는 존재하지 않는다. 오직 내가 나 자신으로 돌아올 때에만 참다운 상호소통 내에서 나는 나 자신인 나의 존재가 될 수 있고,[249] 그와 동시에 다른 사람의 실존과 함께 공동존재가 될 수 있다.

이러한 실존적 상호소통에 이르는 길은 세 가지가 있는데, 그 첫째의 길이 '고독'이다. 고독이란 일상적으로는 짝 없는 홀몸의 외로움을 말한다. 부모 없는 아이나 자식 없는 노인이 사회적으로 고립되어 생활하는

249) Ch. F. Wallraff: 『야스퍼스의 철학사상』. 상게서, 138면: "실존은 존재가 아니라, 존재가능성이다.".

데서 오는 심리적 외로움이다. 그러나 여기서는 그러한 심리적 외로움을 말하지 아니하고, 더욱 근원적인 외로움으로서의 고독을 말한다. 즉 "만일 내가 나 자신으로 돌아온다면, 그러한 상호소통에는 자아존재와 타인과의 공동존재라는 양자가 존재하게 된다. 만일 내가 한 독자존재로서 나 자신과는 독립하여 존재하지 않는다면, 나는 나를 타인 속에서 전적으로 잃고 말 것이다. 그와 동시에 상호소통은 나 자신과 더불어 지양하게 된다"250).

이를 야스퍼스는 역으로 만일 내가 나를 고립시키기 시작하면, 상호소통은 점점 더 빈곤해지고 허탈해지게 된다고 말한다. 더욱 극단적으로는 "나 자신으로 존재한다는 것은 곧 고독하게 존재한다"는 말이다. 내가 상호소통하지 않고는 나 자신이 될 수 없고, 내가 고독하지 않고는 상호소통할 수 없다. 상호소통에 의하여 고독이 지양할 때 사라질 수 없는 새로운 고독이 생긴다.

그러므로 세상일에 놀아나고 세상일에 들떠있는 사람은 실존적 공동체를 형성하지 못한다. "막히지 않는 물이 좁다란 수로에서 힘없이 흘러내려가듯이 자기존재의 경직성과 거리감의 경직성을 그 이상 주장하지 않는 자아도 그러하다." 이처럼 자아가 안정하기보다는 불안정할 때, 아니 더욱 불안할 때, 오히려 참다운 안정을 찾을 수 있을 것이라 하여 야스퍼스는 "그러므로 상호소통에 대한 불만족이야말로 근원을 밝히려는 철학적 사유와 실존에로 돌파하기 위한 한 근원이 될 것"251)이라고 할 수 있었다.

그 두 번째의 길은 '개방함'이다. 개방함이라는 것은 자신으로서 자아

---

250) K. Jaspers: *Philosophie II. Existenzerhellung*. S.61.
251) K. Jaspers: *Philosophie II. Existenzerhellung*. S.55.

가 현실적으로 됨을 말한다. 고독함에서 본 것처럼 상호소통 속에서 나는 다른 사람과 함께 나에게 개방된다. 이러한 개방성에 대한 의지가 그 의지를 실현시킬 수 있는 상호소통에서는 전적으로 스스로 모험하지 않을 수 없다. 모험이란 일반적으로도 위험을 무릅쓰고 행하는 모든 것을 말한다. 생명이 있는 것 치고 모험하지 않고 살아갈 수 있는 것이란 아무 것도 없다. 풀 한 포기, 벌레 하나, 공중을 날으는 새 한 마리 역시 한날을 살기 위해 매일, 매 순간을 모험하지 않을 수 없다. 하물며 사람이야 더 말할 필요가 없다. 젖먹이 어린 아이가 성장하면서 어머니 품에서 박차 나오는 모험과 개방을 감행하지 않으면 영원히 자기 자신으로서 독립하여 살아갈 수가 없다.

이처럼 인간이 자신의 실존을 개방하지 않는다면, 인간의 실존은 결코 실존으로서 존재할 수 없다.[252] 이러한 실존적 모험이나 개방은 궁극적으로 역설적이라 할 수 있다. 그러므로 개방하는 가운데서만이 나는 가능적 실존으로서 나를 획득하기 위하여 경험적 현존을 상실하게 된다. 다시 말하면 폐쇄성 가운데서 나는 경험적 존재로서 나를 간직하나, 가능적 실존으로서 나를 상실하지 않을 수 없다.

그렇다면 개방성과 실존적 현실성은 아무 것도 아닌 무에서 나온 것처럼 보이면서도 그 자체를 스스로 담지하고 있는 상호 대립적인 관계성 속에 있다고 할 것이다. 한 개체로서 자아말로 나에게는 개방적이지도 않고 현실적이지도 않다. 그러기 때문에 상호소통하는 가운데서 이루어지는 과정은 투쟁이라고 할 수 있는 동시에 사랑인 유일무이한 싸움이라 할 수 있다.

---

252) K. Jaspers: 『철학입문』. 상게서, 25면-39면.

그래서 그 세 번째의 길은 '사랑의 싸움'이다. 싸움이란 일상적으로 상호 이해관계에 얽혀서 감정이나 의견의 대립으로 서로가 다투는 것을 말한다. 이러한 다툼에는 증오가 우선하므로 사랑이 없다. 그러나 사랑 역시 이해관계에 얽힐 수 있는 것은 사랑이 대상화되거나 혹은 그와 정반대로 맹목적으로 될 때가 그러하다.

이에 반해 진정한 사랑으로서 실존적 상호소통은 만사에 또한 다른 편으로 그저 덤덤하기만 한 맹목적인 사랑이 아니라, 투시능력이 있는 애절한 싸움처럼 보이는 사랑이다. 이러한 사랑은 묻고 요구하며, 간단히 넘겨보지 아니함으로 가능적 실존에서 다른 가능적 실존을 포착하여 나간다. 이처럼 사랑싸움으로서의 상호소통은 실존을 위한 개개인의 싸움이지만, 그러한 싸움이란 자신의 실존과 타인의 실존을 위해 다 같은 한판에서 이루어지는 구구절절 애절한 싸움이다. 이러한 싸움에서는 상대방을 정복하여 억압하자거나 승리하여 깃발을 올리자는 것이 아니라, 자기 자신을 극복하여 스스로 상대방에게 헌신하자는 데 궁극적인 목적을 둔다. 다시 말하면 지금까지 한 번도 듣지도 보지도 못하였던 새로운 차원의 연대성이 거기에서만 이루어진다.

어찌 이러한 연대성뿐이라 하겠는가! 이와 함께 일상적 삶의 잔꾀나 편법이 통하지 않는 열린 개방성을 위한 무형의 규범들이 생겨나기도 한다. 여기에서는 육체적인 것이거나 혹은 정신적인 것이 아니라, 자신의 본래 모습 그대로 있음을 무방비상태로 다 드러내어 놓는다. 이를 니체에 따라 '생성의 결백성'[253]이라고 할 수도 있다. 더욱 구체적으로는 한 사람이 다른 사람을 굴복시키거나 파멸시키자는 것이 아니다. 오히려 그 다른

253) O. F. Bollnow: 『삶의 철학』. 백승균 역. 서울: 경문사, 1980. 28면-32면: "생성으로서의 삶".

사람을 자기 자신으로 되가지고자 하는 심연의 개방성이다.

이러한 것이야말로 상호 대립하는 두 실존간의 적대적인 싸움이 아니라, 자기 자신과 다른 실존에 대처하는 하나의 공동체적 선한 싸움이다. 그럼에도 불구하고 그것은 오직 실존적 진리를 위한 싸움일 뿐이지, 객관적으로 보편타당한 진리를 위한 싸움은 아니다. 그러므로 진정한 승리는 정복자에게 있는 것이 아니라, 오히려 패배자의 실존 가운데에 있다 해도 우리에게는 수긍이 간다. 바로 예수가 그랬고, 불타가 그랬기 때문이다. 그렇다면 실존 대 실존으로서 사랑의 싸움은 실존적 공동체를 위한 영적 정신으로서 호스피스의 최고 경지라 해도 무리는 아닐 것이다.

이러한 전체의 논지에서도 우리는 호스피스의 철학적 근거로서 사심 없는 실존적 연대성과 그러한 연대성의 규범들을 짚어 볼 수가 있었다. 그러한 규범들이야말로 실존하는 사람들이 자신들의 연대의식 속에서 절대적으로 서로를 신뢰할 수 있도록 하며, 사랑의 싸움 역시 다른 사람을 위해서는 가시적일 수도 없고, 객관적일 수도 없는 실존의 진리만을 위한 싸움일 뿐이다.

3) 인간실존과 죽음의 철학

야스퍼스에게서는 이 사랑의 싸움이 실존으로 가는 긍정의 길이었다면, 한계상황은 실존으로 가는 부정의 길이라 할 수 있다. 여기서 부정의 길이란 글자 그대로의 부정을 의미하지 아니하고, 오히려 그 역으로 참 '긍정'을 찾기 위한 새로운 생산성으로서의 '부정'을 의미한다. 월경(月經)이 생리적 현상 그 자체로서는 부정적이라고 할 수 있었으나, 한 걸음 더 나아가 월경 없이는 결코 새로운 생명을 잉태할 수 없다고 할 때,

그러한 월경이란 결코 부정이 아니고, 새로운 잉태 가능성으로서의 참 긍정이었다. 야스퍼스는 그러한 한계상황을 본래적인 자기 자신의 실존을 각(覺)하게 하는 새로운 생산성으로 본다. 그렇다면 한계상황이란 무엇이고,254) 그 이전에 상황이란 무엇인가?

모든 생명체는 일정한 환경을 가지고 살아간다. 그러한 환경에 적응하기 위하여 그 자신들의 종까지 점차적으로 바꾸기도 한다. 인간 역시 일정한 환경 속에서 살아간다. 환경을 떠나서는 살 수가 없다. 그러나 인간은 그 환경에 순응하면서도 동시에 그러한 환경을 극복함으로써 새로운 자기 환경을 만들어 간다. 이러한 인간의 자기 환경에는 인간 삶의 연관성이라는 이름으로 여러 가지의 상황들이 전개된다. 이러한 상황 속에서 인간은 자기 자신과도 관계하고, 타인과도 관계하며, 그리고 그 밖의 세계와도 관계한다.

이러한 관계들에서 인간은 자신들의 위상을 설정하고, 그러한 위상에서 세계에 대한 질서를 그때마다 확인한다. 이러한 질서 전체는 인간의 마음속에도 자리 잡게 되어 인간의 태도결정에 결정적인 영향을 끼친다. 그런데도 불구하고 그러한 질서를 어떤 정적인 것으로 간주하지 아니하고, 오히려 동적인 것으로 간주하여 상황 속에 있는 인간을 그때마다 탈바꿈을 하게 한다.

이처럼 인간이 자신의 현존적 삶을 영위하여 가는 연관성의 틀을 통틀어 '상황'이라고 할 수 있다. 이를 야스퍼스는 보다 구체적으로 "상황이란 자연법칙적 현실을 말하는 것이 아니라, 의미가 연관되어 있는 현실을 말하는 것으로서, 그것은 심리적인 것도 아니고 물리적인 것도 아니며,

254) K. Jaspers: 『철학입문』. 윤성범 옮김. 상게서, 29면-30면. Ders.: *Philosophie II. Existenzerhellung*. S.202-S.254.

이 양자가 동시에 나의 현존에게 이익을 주거나 손해를 입히는 혹은 기회를 주거나 방해를 주는 그러한 구체적인 현실”255)이라고 말한다.

이렇게 보면 상황이란 인간의 기분에 따라 처해질 수 있는 한 연관성의 틀이 아니라, 인간존재 자체가 처음부터 본질적으로 어떤 상황 속에 처해 있는 현실인 것이다. 그러므로 인간은 어떤 한 상황에서도 벗어날 수가 없다. 한 상황을 벗어나도 또 다른 상황 속으로 빠져들게 된다. 여기에서 인간존재를 상황존재라 해도 무리는 아니다. 그렇다면 상황이란 인간이 감수하지 않을 수 없는 어떤 무제약적인 것으로도 보이나, 상황이야말로 항상 변한다.

이러한 가변적인 상황과는 달리 상황 그 자체가 인간 현존의 본질에 속하여 있으므로 결과적으로 인간 자신이 피할 수 없는 극한의 상황들이 있다. 나는 한순간이라도 싸움하지 않고는 나의 안팎의 삶을 유지할 수가 없고, 거기에 따르는 고통 없이는 단 하루라도 살 수가 없다. 또한 내가 행동할 때나 행동하지 않을 때도 어쩔 수 없이 나 스스로 짊어져야 하는 자신에 대한 죄책감 없이는 살아갈 수가 없는가 하면, 더 나아가 언젠가 나는 죽지 않을 수 없다는 상황에 처하게 된다. 이러한 모든 피할 수 없는 극단의 상황을 통틀어 야스퍼스는 ‘한계상황들’이라고 명명한다.

“한계상황들은 변하지 않고, 오직 그러한 상황들이 현상하는 데에서만 변한다. 그러한 상황들은 우리들의 현존에 연관해서 결정적이다. 이 상황들은 조망될 수가 없다. 우리의 현존 속에서 우리는 그 상황들 이면에 있는 다른 어떤 것도 보지 못한다. 그 상황들은 우리들이 부딪치게 되고, 우리들이 난파하게 되는 하나의 벽과 같은 것이다. 그 상황들은 우리들로

255) K. Jaspers: *Philosophie II. Existenzerhellung*. S.202.

인해 변화될 수 있는 것이 아니라, 어떤 타자로부터 설명될 수 있거나 연역될 수 있거나 하지 않아도 오로지 명백하게 나타난다. 이러한 상황들은 현존 자체와 더불어 존재하고 있다"[256]. 그러므로 일상의 상황들이 언제나 그대로 존속하는 인간의식에 속하여 있는 반면에, 한계상황들은 인간실존에 속하여 있다.

그렇다면 우리는 여기서 구체적인 한계상황들의 내용이 어떠한가를 먼저 살펴보고, 그 다음 그러한 한계상황의 철학적 의미는 무엇이며, 더 나아가 그러한 의미가 호스피스 철학을 어떤 근거에서 가능토록 하는가를 새 시대에 맞도록 되물을 수 있어야 한다. 이를 위해 먼저 기본적인 네 경우의 한계상황들로서 죽음과 고통, 그리고 싸움과 죄책감의 내용을 짚어 보도록 한다.

그러나 전자의 '죽음'과 '고통'이라는 한계상황이 인간존재의 자기 영역권에서 사실상 벗어나 있다는 의미에서 피동적 한계상황이라고 한다면, 후자의 '싸움'과 '죄책감'이라는 한계상황은 자기 자신의 영역권 내에 있다는 의미에서 능동적 한계상황이라고 할 수 있다. 엄밀한 의미에서 자기로부터 기인하는 이 후자인 싸움과 죄책감을 먼저 짚어 봄으로써 우리는 죽음과 고통의 한계상황을 호스피스 활동의 철학적 근거로서 정당화하기가 더욱 용이하게 될 수 있다. 왜냐하면 죽음과 고통이 인간실존의 한계상황을 가장 절실하게 드러내어 줄 수 있기 때문이다.

먼저 싸움이란 모든 생명체는 물론 인간에게는 그 스스로가 생존하기 위하여 의식적이든 무의식적이든 불가피하게 겪어야 하는 하나의 한계상황이다. 이러한 싸움은 한편으로 자기 현존을 현상 그대로 유지하게

---

256) K. Jaspers: *Philosophie II. Existenzerhellung*, S.203.

한다는 의미에서는 소극적이라 할 수 있고, 다른 한편으로는 자기를 성장하게 하고 발전하게 한다는 의미에서 적극적이라 할 수 있다. 이러한 양자의 관계 속에서 인간은 그러한 싸움을 일상생활에서 한편 무의식적으로 수용해 가면서도, 다른 한편으로는 생활공간을 확대하기 위하여 의식적으로 투쟁하듯 싸움을 한다. 업적사회니 권력관계니 하는 것들이 다 이에 해당한다.

그러나 이와는 전적으로 다른 종류의 싸움도 있다. 인간의 생존 가운데서도 정신적인 이념과 실존에서 이루어지는 싸움이다. 이러한 싸움에는 현사실의 투쟁적 성격이 전혀 없다. 오직 본래적 자기 존재를 개시하려는 근원성의 의지뿐이다. 그럼에도 불구하고 정신적 이념에는 순수한 의미에서 현존과 파멸이 아니라, 창조라는 의미에서 반향과 명성, 영원과 가치라고 하는 등등이 중요하게 된다.[257]

설령 이러한 정신적 이념에 직접적인 폭력은 없다고 하더라도, 생존을 위한 싸움에 있던 흔적들이 남아 있다면, 실존에는 살아 움직이는 사랑의 자기 생성적 과정만이 생동한다. 그러한 사랑으로 사람들은 서로 사심 없이 자기들의 근원성에서 참 실존을 언제나 새로이 경험한다. 전자를 현존을 위한 싸움이라 할 수 있고, 후자는 실존을 위한 싸움이라 할 수 있다. 실존한다는 것은 물질적으로나 정신적으로 이룩할 수 없는 그 이상을 말하나, 이는 실존적 자기 생성의 싸움 없이는 불가능하다.

이와 함께 죄책감이란 어떠한 행동에도 그 행위자가 알지 못하는 결과의 사실이 따른다는 데서 출발한다. 내 스스로가 살아간다는 사실이 한 행동으로서 이미 공동체의 여러 가능성을 뒤흔들어 놓는 결과가 되고,

---

257) K. Jaspers: 『철학입문』. 상게서, 29면.

그것이 바로 실존적 죄책감이 된다.[258] 누구를 막론하고 우리 모두는 무엇을 하든지 행동 그 자체에서 오는 죄책감은 면할 수가 없다. 다만 우리 모두는 그러한 죄책감의 사실을 잊어버리려고 할 뿐이다. 그러나 그럴수록 더욱 우리 자신을 엄습하여 오기 마련이다. 사실 내 자신이 행동하거나 행동하지 않거나 간에, 어떠한 경우에도 이 세상에서 살아간다는 사실 자체로 인해 나는 불가피하게 죄책감에 빠지고 만다.

이처럼 실존적으로 산다는 것은 책임을 스스로 진다는 것이고, 죄책감을 스스로 짊어진다는 것이며 그리고 이미 죄를 받을 각오가 되어 있음을 말한다. 다시 말하면 한계상황 속에서 인간은 자신의 행동에 대해서 스스로 책임을 질 준비가 되어 있음을 말한다. 그러한 책임을 통해서 실존은 끊임없는 압력을 받으면서도 꿋꿋하게 현상하는 가운데 존재한다. 이로써 죄책감은 하나의 한계상황으로서 인간의 실존에 직면하게 된다.

이러한 싸움과 죄책감의 한계상황은 고통과 죽음과는 달리 능동적 한계상황이라고 하였다. 왜냐하면 싸움과 죄책감의 한계상황은 인간존재의 자기 영역권 내에 있기 때문이다. 이를 확대해석하면 불교에서 본 삼법인(三法印)의 제행무상(諸行無常)이란 모든 현상계의 사물이야말로 그 어느 하나도 시간적으로 무상하지 않는 것이 없다 하여 현실을 소극적으로 대처하였는 데 반하여, 야스퍼스는 적극적으로 대처하여 사랑과 책임감을 내걸어 실존의 가능성을 더 높여 나갔다고 할 수 있다.

죽음과 고통의 한계상황 역시 야스퍼스는 소극적으로 수용하지 않고, 적극적으로 대처한다. 먼저 고통은 여러 가지 형태로 인간을 위협하고 위축하게 만든다. 그러한 고통을 인간은 피하려 하고 무시하려 해도 언제

258) K. Jaspers: *Philosophie II. Existenzerhellung*. S.203.

나 성큼 인간에게 다가와 있다. 그것도 한 가지 형태가 아니라 여러 가지 형태로 우리에게 다가온다. 육체적 고통, 정신적 고뇌, 질병과 기아, 노령과 궁핍 등의 여러 가지가 여러 가지 모양으로 인간존재의 생명을 위협한다. 고통의 방식뿐만 아니라, 질적 정도의 차이 역시 천차만별이다.

문제는 그러한 고통을 어느 누가 대신할 수 있는 것이 아니라, 스스로 전부를 짊어져야 한다는 데 있다. 누구도 그런 고통을 피해갈 수가 없고, 그런 고통 없이 살아갈 수도 없다. 이러한 모든 고통의 뒤에는 죽음이 버티고 있다는 사실이 더욱 인간존재를 긴장토록 한다. 이처럼 긴장하는 인간존재야말로 실존적 고통을 인간현존의 불가피한 한계상황으로 직시토록 한다. 이 결과 인간은 자기 자신이 실존적 고통을 자신의 몫으로 수용해야 하고 짊어져야 하며, 심지어 그런 고통이 자신의 삶을 역전시킬 수 있을 때, 한계상황에 대한 실존의 각성이 비로소 가능하게 된다.[259]

이제 끝으로 실존적 죽음이라는 한계상황은 희로애락을 가진 현존의 죽음과는 질적으로 다르다. 인간 현존의 객관적 현사실로서 죽음도 죽음이기는 하지만, 그러한 죽음을 한계상황이라 하지 않는다. 죽음에 대해서 아무 것도 알지 못하는 동물에게는 한계상황이라는 것이 불가능하다. 자신이 죽는다는 사실을 알고 있는 인간도 어떤 시점인가에 죽음이 올 것이라고는 알고 있으나, 죽음 그 자체가 무엇인지는 알지 못한다. 왜냐하면 죽음에는 아무런 객관적 증거가 없기 때문이다. 그러므로 인간에게 죽음이 어떤 근심거리 이외는 아무 것도 아니라고 할 때는 그러한 죽음 역시 한계상황이라 할 수 없다.

이에 반하여 만일 내가 가능적 실존의 현상으로서 시간 속에서 실존적

259) Ch. F. Wallraff: 『야스퍼스의 철학사상』. 정영도 옮김. 상게서, 195면: “철학의 깊은 근원이다.”

으로 존재한다면, 모든 종말의 경험을 실존의 측면에서 수용할 수 있다. 이러한 종말에 대한 고통은 실존으로 하여금 스스로를 깨닫도록 한다. 이처럼 죽음이란 실존에게는 가상의 현실로서 사라져가야 하는 인간 현존의 필연성이다.

특히 이러한 죽음이 우리에게 극명한 하나의 한계상황이라는 것은 죽음이 바로 인간 현존을 가장 구체적으로, 하나의 한계로서 계시해 주고 있기 때문이다. 역으로 말하면 인간 현존이 자기 스스로를 유한한 것으로서 경험하지 못한다면 그 현존은 자신의 실존을 상실한 것이라고 할 수 있다. "죽어가면서 나는 죽음을 괴로워하나, 나는 그 죽음을 결코 경험하지는 못한다"[260]. 죽음은 누구도 피할 수 없는 궁극적인 한계상황이다. 이러한 한계상황으로서의 죽음에 대한 설명을 이론적으로 아무리 완벽성을 기한다고 하더라도, 그 죽음이야말로 이론에 그칠 뿐, 본래 나 자신의 죽음과는 아무런 관계가 없다.

나 자신의 죽음은 나 자신에게서만 이루어지는 것이므로 어느 누구도 나의 죽음을 설명할 수도, 대신할 수도 없다. 자신의 실존만이 자기의 죽음에 직면하게 된다. 모든 가능성은 사라지고, 벽과 같은 무만이 나의 죽음을 실존으로 내몬다. 바로 이러한 무 앞에서 실존은 그래서 본래의 자기 자신으로 되돌아와 자기 한계로서 죽음을 맞는다.

죽음은 실존이 체험할 수 있는 현실적 최후의 보루이고, 실존이 단독으로 가능성에서 직면해야 하는 각성이다. 다시 말하면 "실존은 자신의 고유한 죽음을 통해 초월자 안에서 자기 본향으로 된다. 죽음으로 인해 파산되는 것은 현상이지, 존재 자체는 아니다"[261]라고 야스퍼스는 강조

260) K. Jaspers: *Philosophie II. Existenzerhellung*. S.222.
261) K. Jaspers: *Philosophie II. Existenzerhellung*. S.222.

한다. 참으로 우리는 싸움과 죄책감, 고통과 죽음이라고 하는 한계상황으로 인해 우리 자신으로 되돌아와 우리 각자의 실존을 각성하게 된다. 실존이 각성하게 된 근거는 그러한 "한계상황을 경험한다는 것과 실존한다는 것이 동일한 것"[262]이기 때문이었다.

이로써 우리는 여기서 한계상황의 철학적 의미가 무엇인가를 묻게 된다. 인간에게 죽음과 같은 한계상황이란 처음부터 그 어느 누구도 넘어설 수 없는 하나의 벽과 같은 상황으로 그 앞에서 좌절하고, 좌절하는 가운데서 바로 자기 스스로를 실존으로 각성하는 것이었다. 그렇다면 그러한 범례의 한계상황들이란 인간 자신에게 내면으로 주어져 있는 본성으로서 바로 인간존재의 본질이라고도 할 수 있다. 사실 그러한 개별적 한계상황들이 인간에게 본질적으로 소여되어 있는 것처럼 보이기도 한다.

그러나 엄격하게는 그러한 한계상황들 가운데서 인간은 현존의 내면적 근거를 뒤흔들고 마는 불안정성을 경험하게 된다. "거기에는 고정적인 것이란 아무 것도 없고, 의심할 수 없는 절대적인 것이 없으며, 각각의 경험이나 각각의 사고에서 변함없이 유지될 근거도 없다. 모든 것이 흐르고 있으며, 모든 것이 문제가 되는 부단의 운동 속에 있다. 모든 것은 상대적이고, 유한하며, 대립 속에 분열되어 있다"[263]. 이러한 한계상황 속에서 우리에게 가장 민감한 인간에 대한 유한성의 내용이 나타난다. 이러한 한계상황의 철학적 의미가 인간의 유한성문제를 제기하여 줌으로써 인간존재의 죽음에 대한 실존적 해석을 통해 호스피스 철학의 근거를 되짚어 볼 수 있는 계기를 마련하였다 할 것이다.

---

262) K. Jaspers: *Philosophie II. Existenzerhellung*. S.204.
263) K. Jaspers: *Philosophie II. Existenzerhellung*. S.229.

3. 죽음에 대한 릴케의 해석

1) 릴케의 작품과 실존철학

릴케(R. M. Rilke, 1875-1926) 자신이 실존철학자 내지 실존철학적 작가[264]이었는가 하는 논란이 여기서는 그렇게 중요하지 않다. 중요한 것은 실존철학 전반에서 가장 부각되었던 철학적 주제가 바로 인간의 실존이었다. 이와 연관하여 인간의 죽음문제가 적극적으로 대두하게 되었으므로, 그러한 죽음의 문제를 어느 실존철학자보다 한 작가로서 심각하게 짚고 나섰던 사람이 릴케였다는 사실이 더욱 중요하다.

하이데거 자신이 자기의 철학을 릴케의 작품 속에서 재발견할 수 있다고 생각하였고, 이에 더 나아가 자신의 주저인 『존재와 시간』의 전체 구상을 「기초존재론」이라는 이름 아래 인간 현존재의 양상과 현존재의 개시, 그리고 이의 결과로 이어지는 현존재의 근거로서 마지막에 인간존재의 죽음을 들고 있다면, 이 죽음의 문제가 그에게 얼마나 중요한 위상을 차지하고 있는가를 이미 우리는 알 수 있다.

야스퍼스 역시 자신의 주저인 『철학 II』에서 실존을 해명하기 위한 주제로서 인간실존의 죽음이라는 한계상황을 부각시키고 있음을 감안하면, 죽음의 문제는 바로 실존철학이 요구하고 나선 시대적 정서이었고 대세이었으며, 더 나아가 인간실존이 결단해야 하는 새로운 인간 삶의 요청이기도 하였다.

이러한 시대적 요청에 따른 죽음의 정서가 릴케[265]에게는 『자축』(*Mir*

---

264) O. F. Bollnow: *Rilke*. Stuttgart 1951. S.19-S.26: 「Rilke und Existenzphilosophie」.

265) cf. W. Grabert und A. Mulot, *Geschichte der deutschen Literatur*. 7.Aufl. München 1961. S.403ff. G. Fricke / Klotz: *Geschichte der deutschen Dichtung*. Hamburg 1962. S.345-S.350.

zur Feier)이라는 초기 시집으로 나타나, 사물의 근원에 존재하는 생명을 묻기 시작하였고, 이어 『기수 Chistopf Rilke의 사랑과 죽음』에서 한 영웅적 전사의 사랑과 죽음을 시적으로 그리고 있다. 톨스토이의 영향을 받아 자신의 내적 고독감을 신에 대한 친밀감으로 바꾸어 놓으면서 『시도시집』(時禱詩集; Stundenbuch)의 마지막 3부인 「빈곤과 죽음에 대하여, 1903」에서는 개인이 신과 참 존재에 이르는 죽음과의 공동관계를 서술한다.

하나님이여, 저가 죽으면 당신은 무엇을 하시겠습니까?
저는 당신의 항아리인데, (저가 깨어진다면?)
저는 당신의 음료인데, (저가 썩어버린다면?)
저는 당신의 법복이고, 정업(正業)인데, 저가 사라진다면
당신도 저와 더불어 당신의 뜻을 상실할 것이 아닙니까?

특히 『형상(形象)의 시집』(Das Buch der Bilder,1902)에서는 꿈과 같은 환상이나 공상으로 시작(詩作)을 하지 아니하고, 현실을 깊숙이 통찰하여 그 현실에 가려져 있는 진실을 형상화하여 나간다. 심지어 그는 그러한 형상화하는 과정을 예술로서 이해하기까지 한다. 보다 구체적으로는 『로댕론』을 집필하기 위하여 파리에 머물면서 대도시의 퇴폐와 빈곤, 그리고 걸인, 노인, 병자 등 그들에게서 오는 죽음의 그림자를 그 자신의 심안으로 읽어내기 시작한다.

그러한 죽음의 분위기에서 오는 정신적 고통의 기록으로서 그는 『말테의 수기』(1910)를 남긴다. 이 수기는 소설이라고 하기보다는 파리에 대한 그의 체험과 그의 옛 추억을 수기형식으로 기록하고 있기 때문에 소설의 필수라고 할 수 있는 일관된 줄거리가 없다. 더욱이 소설의 주인

공에 해당하는 저자 자신의 그때그때 파리에 대한 체험이 고작일 뿐이다. 그럼에도 불구하고 그러한 파리에 대한 체험이 견디기 어려운 실존적 고통과 죽음에 대한 불안과 초조, 그리고 그러한 참상의 현실을 회피하지 않고, 오히려 직시하는 실존적 태도와 함께 구상화하고 있다는 사실은 수기 그 이상으로 그의 철학적 통찰을 말해준다.[266)]

이후 그는 이태리의 동해안 아드리아 해가 바로 보이는 두이노(Duino)에 머물면서 그 동안 잊고 있던 그 자신의 시상을 다시 되찾아 『두이노의 비가』(1923)를 완성함으로써 현대의 서정시 중의 서정시라는 평가를 받게 되는 그의 대표작을 남긴다.

이 시의 전반부에서는 인간실존의 나약함과 개인의 고독함을 직시하면서 지금으로서는 하나님은 물론이고, 천사마저도 고독한 인간이 다다를 수 없는 천상의 존재로만 남아 있음을 한탄한다. 심지어 동물들에게는 하늘의 구원이 있을지언정, 열린 세계에서 살아간다는 인간실존에게는 그러한 구원은커녕 오히려 닫혀 있고, 갇혀 있는 공간 속에 폐쇄되어 있는가 하면, 정욕과 정념이라고 하는 지난 업보의 굴레에서 벗어나지 못한 채 미래에 대한 암담하고 두려운 공포 속에서만 살아가야 할 처지임을 지적한다.

그러나 그 후반부에서는 그러한 불안과 공포에서 서서히 벗어나 구원의 서광이 차츰 비치기 시작한다. 냉혹하기만 하고 두렵기만 한 죽음을 자기 본래성의 실존이 감내하고 의연하게 맞서나가 세계와 인생을 철저히 내면화함으로써 순간을 영원화할 수 있었고, 죽음을 살아 있는 영생으로 바꾸어 놓을 수가 있었다. 사소한 현실의 인간 속에도 그 본래의 내면

266) E. Buddeberg: *Rainer Maria Rilke. Eine Biographie*. Stuttgart 1954. S.147-S.200. Bes. S.150-S.151: "Der eigene Tod bei Rilke und Jacobson."

성이 자리하고 있음을 실존은 가차 없이 적나라하게 드러내 보여준다. 역으로 보면 눈에 보이는 것을 눈에 보이지 않는 내면적인 것으로 바꾸어 놓는 것, 그것('말')이 그에게는 '예술'이라는 이름으로 등장한다.

> 대지여, 그대가 바라는 것, 눈에 보이지 않는 그것이
> 우리 안에서 부활하는 것이 아닌가?
> 언젠가는 눈에 보이지 않는 것으로 존재하는 것이
> 그대의 꿈이 아니겠는가?
> 대지여! 눈에 보이지 않는 것이여!
> 변전이 아니라면, 도대체 그대의 간절한 사명이 무엇이란 말인가?

이처럼 릴케는 하늘이 아닌 '대지'를 찾아 인간존재의 사명을 일상에다 두고, 그 일상생활을 노래한다. 그러한 일상생활에 따르는 고통과 슬픔 그리고 죽음까지도 삶의 의미를 내포한다.[267] 이것은 눈에 보이는 것을 시의 말(언어)로 나타냄으로써 눈에 보이지 않는 내면으로 되돌려 놓을 수 있음을 말한다. 그것을 그는 인간의 사명이라고 하여 지금까지 '말'로서 표현한 시를 한 수 더 떠서 '노래'로 바꾸어놓은 것이 『Orpheus의 손넷트』(1923)이다.

악성 오르페우스(Orpheus)는 애처인 에우리디케(Eurydike)가 죽자 저승의 그녀를 찾아 지옥의 여왕 페르제포네를 자신의 노래로 감동시켜 자기 아내를 이승으로 데려오는 가운데서 되돌아보지 않아야 하는데 그만

---

267) E. Buddeberg: *Rainer Maria Rilke*. A. a. O., S.408-S.442. Bes. S.414-S.416: "Vierte Elegie: Das Zuschaun vor der Puppenbühne. Bilder echten Seins.." Und auch S.440-S.441: "Eine Landschaft des Todes."

뒤를 돌아보았기 때문에 다시 아내를 잃게 된다. 그 슬픔으로 그 자신이 결국 죽게 되고, 그가 죽은 그 강의 강물이 흘러가는 곳마다 그 슬픔의 노래가 천지의 노래로 되었다는 신화로 자신을 표현한 내용이다. 이로써 그는 지금까지 잃어버렸던 하나님을 다시 찾아 새로운 삶을 잇도록 하고자 한 것이다.

2) 삶의 한 방식으로서의 죽음

죽음에 대한 실존철학적 관심은 그 죽음이 되풀이될 수 있는 것도 아니고, 경험될 수 있는 것도 아니면서 오직 자기 자신에게만은 경험적이나, 일회적이어서 절대적이라는 데 기인한다. 그러나 이러한 죽음은 죽음 자체로 존재하지 아니하고, 언제나 삶과 함께 동반하고 있다. 아니 한날의 삶 속에 이미 자신의 죽음이 내재하여 있고, 그 한날의 자기 죽음 속에서 자기 자신의 삶을 살아간다. 이러한 삶과 죽음의 관계를 릴케는 형이상학까지는 아니더라도 죽음에 대한 신비주의로부터 현실적이고 직접적인 실존주의철학에까지 끌어내렸다. 이 가운데서도 죽음에 대한 그의 관심은 그의 모든 작품에서 어김없이 나타난다.

> 죽음이 아무리 다가오고 또 물러가도,
> 아니, 아무리 내 집안에 있어도,
> 우리의 죽음은 아니고, 하나의 생소한 …,
> 죽음은 결코 하나님의 사자가 아니리니,
> 생소한 죽음,
> 나는 말하노니, 아무도 그 죽음을 모를지니라.

삶과 죽음이 그 각각으로는 서로가 다른 반대의 개념이나, 삶이 무아경의 최고로 상승하게 되면 삶과 죽음은 둘이 아니고, 하나로 되어 삶은 죽음으로 되고, 죽음은 삶으로 된다.[268] 특히 그의 「삶 속에 있는 죽음」에 나타나 있는 '생소한' 죽음과 '친숙한' 죽음은 어느 날 느닷없이 자기 삶의 밖으로부터 엄습하여 오는 낯 설은 죽음과 자신의 본래성으로서 자기 삶의 안으로부터 생성하여 나오는 고유한 죽음으로 갈라지게 된다. 전자의 죽음보다는 후자의 죽음이 사람을 사람 되게 하고, 우리를 우리 되게 한다. 그러나 이러한 두 죽음은 결국 서로 상반되어 평행선만을 달리는 것이 아니라, 하나로 통일되고 융합되어 삶도 가지고, 죽음도 가지는 「삶 속에 있는 죽음」으로 된다.

> 깨달을지어다, 그때 죽음은 삶 속에 있을 것이니라.
> 삶과 죽음은 서로 뒤섞여 흐르노라.
> 한 양탄자 속의 실올이 가로 세로 달리듯이…
> 누가 죽을 때, 그것만이 죽음은 아니리니.
> 그가 결코 죽을 수 없는 순간에도 죽음은 있는 법,
> 몇 번이고 죽음은 있노라.
> 사람들은 죽음을 묻어 버릴 수 없으리니.
> 우리 속에는 날마다 죽음과 출생이 있노라.

이때의 죽음은 단순한 그 자체로서의 죽음이 아니라, 삶 속에 함께 있는 죽음을 말하고, 삶 역시 삶만이 아니라, 삶 속에서 어느 순간, 어느

268) B. Allemann: *Zeit und Figur beim späten Rilke*. Pfullingen 1961. S.193-S.203: "Der Tod"

곳에서도 죽음이라고 하는 본연 그대로가 그 자신도 모르게, 아니 바로 그 자신으로서 생성하고 있음을 말한다. 그러나 이 「삶 속에 있는 죽음」에서 나누어진 '생소한' 죽음과 '친숙한' 죽음은 그에 그치지 않고, 릴케의 인간적인 측면이 가장 잘 나타나 있는 『말테의 수기』에서는 '작은' 죽음과 '큰' 죽음으로 나타난다.

3) '작은' 죽음과 '큰' 죽음

'작은' 죽음이란 자기 없는 일상의 사망으로서 수많은 사람들이 그냥 나날이 죽어가는 것을 말한다. 죽어가도 그 누구 한 사람도 거들떠보지 않는 죽음이고, 죽어가도 그저 멀리서 멍하니 바라보기만 하는 죽음일 뿐이다. 거침없이 양로원에서는 그냥 실려나오는 죽음이고, 병실에서는 지쳐 떠밀려나오는 죽음이며, 그래서 사람들이 그저 외면하고 눈마저 돌려버리고 마는 대량 생산과 같은 죽음이다. 그러한 죽음들은 타인과는 물론이고, 자기 자신과도 관계하지 아니하며, 더욱이 하나님과의 관계는 아예 처음부터 없다.

> 지금도 559개의 침대에서 사람들은 죽어가고 있다. 물론 큰 공장의 규모이다. 이 어마어마한 대량생산에서 개개인의 죽음은 그렇게 잘 이루어지지도 않지만, 그러한 수행마저도 중요하지 않다. 중요한 것은 대중이다. 오늘날까지도 잘 이루어진 죽음에 다소라도 관심을 보이는 사람은 그 누구인가? (…) 고유한 자신의 죽음을 죽겠노라고 하는 소망은 점점 더 사라져만 간다. 한 동안은 더욱이 그러한 소망마저 고유한 자신의 삶처럼 사라져 간다. 하나님, 그에게는 모든 것이 현존한다. 사람은 태어나서 한 삶을 이룩하고, 오직 그 삶을 가꾸어 나가야

> 한다. (…) 사람은 그 자신이 태어남과 꼭 마찬가지로 죽는다. 사람은 자신이 가지고 있는 질병으로 죽음을 죽는다.

여기에서 독자적인 개개인은 철저하게 평준화되고 획일화된 대중의 통념에로 빨려 들어가 자기 자신을 상실하고 만다. 자기 없는 자기가 자기의 노릇을 하고, 주인 없는 주인이 주인의 노릇을 함으로써 자기는 자신을 잃어버리게 되고, 주인은 주인을 떠나보내게 된다. 그래서 자기를 상실한 개개인은 자신의 고유한 생각도 없고 주장도 없으며, 자신의 색깔은 물론이고, 자신이 자기로서 살아가야 할 방향조차 가늠하지 못한 채 그냥 하루하루를 살아갈 뿐이다.[269]

이미 하이데거는 이러한 개개인을 '일상인'(man)이라 하였다. 이러한 일상인은 예외를 용납하지 아니하고, 앞서가는 사람을 가로막으며, 그리고 모든 것을 평준화하면서도 아무런 책임을 지지 않는다. 왜냐하면 그는 그냥 '일상인'이기에 모든 책임의 영역권에서 벗어나 있기 때문이다. 참으로 일상인이란 아무도 아니다. 그저 사람이고 대중이며 또한 방관자일 뿐이다. 이를 프로이트는 정신분석에서 '그것'(id: it, es)으로만 표현하기도 하였다.

이에 대해 릴케는 자기 하나뿐인 개인과 그러한 개인의 철저한 고독을 오직 자기 자신의 것으로 수용하기를 권한다. 그것은 죽음이라도 좋다. 그렇다고 작은 죽음이라도 좋다는 것은 아니다. 오직 '큰' 죽음이어야 한다. 왜냐하면 그러한 큰 죽음만이 개개인의 특수한 자기 삶으로부터 오는 고유한 자기 죽음을 그대로 죽을 수 있기 때문이다. 이 얼마나 그

---

269) O. F. Bollnow: 『인식의 해석학: 인식의 철학 I』, 백승균 옮김. 서울: 서광사, 1993. 43-53면 : "인식철학의 새로운 발단명제."

자신이 이미 인간존재의 내면성에 푹 빠져 있는가를 우리로 하여금 인지토록 한다.

> 오, 주여! 각자에게 그들 자신의 죽음을 주시고,
> 삶에서 오는 죽음일랑,
> 그 죽음 안에서 사랑과 의미 그리고 빈곤을 가지게 하소서!

이처럼 릴케는 자기 없는 대량생산과 같은 '작은' 죽음에 대해 고유한 자기 죽음으로서의 '큰' 죽음을 인간존재의 본래성으로까지 간주한다. 그렇다고 그가 하이데거나, 심지어 야스퍼스처럼 실존철학에만 심취하였는가 하면, 그렇지는 않다. 오히려 그는 '큰' 죽음까지를 편협된 실존철학적으로라기보다는 살아 있는 삶의 필연성에서 오는 유기체적 성숙성으로 보고, 그 유기체의 생명력을 시적으로도 표현하고, '노래'[270]로도 표현한다.

이러한 것이 그에게 폭넓게는 낭만주의적이라는 측면으로 나타났고, 좁게는 예술적이라는 측면으로 나타나기도 하였다. 진정 실존철학에서, 특히 하이데거에게서 죽음은 딱딱하고 냉랭한, 아니 온기 하나 없는 발가벗은 '존재'에 이르는 죽음이었으나, 릴케에 있어서 죽음은 삶을 극찬하면서도 그 삶을 극복하는 죽음이었고, 삶의 마지막 종말을 예술로 승화시키는 죽음이었다. 이러한 큰 죽음이 바로 우리가 주장하고자 하는 호스피스의 죽음이라고도 할 수 있을 것이다.

---

270) B. Allemann: *Zeit und Figur beim späten Rilke.* Pfullingen 1961. S.162-S.168: "Musik"

4. 그 밖의 실존철학적 해석

죽음에 대한 실존철학적 해석은 하이데거나 야스퍼스 혹은 릴케 등에서 끝나지 않는다. 너무나 많은 철학자들과 신학자들이 있다. 특히 철학자들 중에서 블로흐[271]는 죽음을 인간운명의 절대적인 원형으로 보는가 하면, 기독교적 실존철학을 대표할 수 있는 신학자로서는 부스트(Peter Wust, 1884∼1940)가 있고, 그와 함께 키에르케고르를 따르던 헥커(Theodor Haecker)와 에브너(Ferdinand Ebner) 그리고 가르디니(Romano Guardini) 등이 있다. 이들 가운데서 부스트는 인간 내면에 존재하는 불안정성을 보고, 그러한 불안정성으로 인하여 인간은 그 자신의 영적 성령에 있어서까지도 내적 평화를 이룩하지 못함을 지적한다. 그래서 그는 사람이야말로 그 자신의 불안정 속에서도 자신의 안정성을 찾아야 하고, 불만족을 통하여 만족을 찾아야 하는 것이라고 한다. 이들 모두에게 해당되는 물음은 "도대체 기독교적 실존주의라는 것이 존재하는가?" 하는 것이었다.

여기에서 등장한 두 주제는 진리문제와 존재문제이다. 먼저 기독교는 객관적 진리를 주장하나, 실존주의는 주관적 진리를 주장한다. 인간존재 안에서 이 양자의 통합은 불가능한가! 더욱이 기독교인들에게 죽음이란 보다 아름답고, 보다 화려한 한낮으로 가는 여명[272]이라면, 실존주의자들에게는 불안으로부터 오는 존재이었고, 하나의 벽과 같은 한계존재이었다.

---

271) E. Bloch: *Erbschaft dieser Zeit*, erw. Ausg. Frankfurt(M), 1962. S. 391. "Der Tod ist der Prototyp jedes ≪verhängten Schicksals≫, als eines ebenso ungewollten wie fremd eingreifenden wie ubegriffened."

272) cf. 이삼열 엮음: 『생명의 신학과 윤리』. 서울: 열린문화, 1997. 숭실대 기독교사회연구소(기독교와 한국사회 5).

이들과는 달리 불란서 실존주의자들인 사르트르나 마르셀 혹은 까뮤 등은 죽음의 문제를 실존이라는 테두리 내에서 각기 다른 각도에서 짚어 나갔다.

먼저 사르트르는 '실존'이야말로 '본질에 앞선다'라는 명제에서 출발한다. 사람은 벌거숭이로 태어나고 적나라하게 실존한다. 그렇게 실존하는 사람은 아직 선도 아니고, 악도 아니다. 인격자도 아니고, 범죄자도 아니다. 그 자신이 행하는 대로 그 자신으로 된다. 그런데도 사람의 삶은 전적으로 앞뒤가 서로 맞지 않는 모순의 삶이다. 『존재와 무』에서 그는 "우리들이 태어났다는 사실도 의미가 없고, 우리가 죽는다는 사실도 의미가 없으며, 그리고 우리가 살아간다는 사실도 모순"이라고 말한다.

만일 자기 스스로가 선한 사람이라고 하면, 그는 선한 사람이 아닐 것이고, 그와 반대로 악한 사람이라고 하면, 이미 그는 악한 사람이 아닐 것이다. 이처럼 모든 사람은 자신을 기만하는 자기모순으로 살아간다. 왜냐하면 삶이 사람을 그렇게 자기기만의 모순으로 살아가게 하기 때문이다. 극단적으로 그는 사람을 그러한 삶의 기만으로부터 해방시켜 주는 것이 '죽음'이라고까지 하게 된다.

사르트르가 실천적 행동을 가치로 들고 나온 '자유'의 실존주의자이면서도 세계의 변혁을 주장한 신맑스주의자라 할 수 있다면, 마르셀(G. Marcel)은 사르트르에 못지않게, 아니 그가 놓쳤던 인간존재의 근본적 문제를 신앙과 희망으로 극복할 수 있는 길을 열어준다. 독실한 신앙의 가정에서 태어났던 그는 성장하면서 또래 학생들처럼 학교를 가야 했으나, 뜻밖에 어머니의 죽음을 경험을 하게 된다. 그래서 그에게 학교와 죽음은 그 스스로를 진지한 사유의 길로 빠져들게 한 큰 두 계기가 된다.

외아들이었던 그는 누구보다 학교 가기를 원했고, 학교에서 많은 친구들을 진지하게 사귀고 싶었다. 그러나 명분 좋은 교육을 한답시고 참다운 인간관계는 어디에서도 이루어지지 않았다. 더욱이 어머니의 죽음은 어린 그로 하여금 죽음을 되돌아보게 했다. 성장해서도 적십자사에서 근무하며 사상자들의 명단을 작성하고, 그 명단 뒤의 사망자에게 죽음의 십자가를 달아야 했던 그는 '도대체 죽음이란 무엇이고, 그 죽음과 함께 하는 것은 무엇인가?'를 본격적으로 묻게 된다. 죽음 자체도 문제이거니와 죽음과 함께 묘비 속에 묻히고자 하는 희망으로부터는 무엇이 남는다는 말인가!

이에 대한 그의 답은 '존재의 비밀'이다. 인간존재야말로 인간이 알 수 있는 모든 것의 저편에서 비로소 시작하는 것이고, 그로써 인간이 죽는다고 하더라도 그러한 죽음과 함께 모든 것이 끝나버리는 것이 아니라는 것이다. 그는 『존재와 소유』(*Etre et Avoir*)에서 사람이 가지고 있는 모든 것—많은 재산, 훌륭한 명예, 좋은 건강 등은 그러한 것들이 아무리 화려하고 위력이 크다고 하더라도 바뀌어질 수 있는 어떤 외적인 것일 뿐이므로 그 전체를 잃어버릴 수도 있고 상실할 수도 있으나, 인간의 존재만은 언제이고 잃어버릴 수도, 상실할 수도 없다. 왜냐하면 존재란 상실할 수 있는 어떤 대상적인 것도 아니고, 어떤 외적인 것도 아니기 때문이다. 내가 존재한다는 그것은 바로 나의 실존이다. 실존이란 인식될 수 있는 어떤 대상이 아닐 뿐만 아니라, 경험될 수 있는 그 어떤 것도 아닌, 바로 그 이상의 어떤 것으로 있는 것이나, 소유할 수는 없는 것이다.

그러므로 우리는 그러한 대상적인 것에 관계하고 있는 '소유'로부터 점차적으로, 소위 경험적 대상으로부터 벗어나 있는, 그럼에도 현실적으로 존재하고 있는 '실존'에로 동화하여 나가야 한다. 이러한 동화(同化)란 자기로 되는 일종의 친숙성으로서 잠옷을 입는 것이 나에게는 동화되어 있으므로 그 잠옷이 나에게 어색하지 않고 친숙하여 있음을 말하는 것과 같다. 이처럼 점점 더 쉽게 자기로 되어 가는 동화 가운데서 사람의 사람됨이나 인간의 인간됨이, 소위 '성육신'(Incarnation)이 이루어지는 것이다. 이러한 계기에서도 우리는 호스피스 철학의 근거를 그 깊이에서 엿볼 수 있다.

사랑 역시 진정한 참이라면 소유할 수 있는 것이 아니라, 그 자체로 존재하는 것일 뿐이나, 일상적으로 표현하면 일종의 모험이고 위험이며, 더 나아가 스스로 최선을 다하는 것이되, 자유함에서 나오는 그 모든 것이라 할 수 있다. 이러한 존재란 현실적으로 순수한 형이상학적 개념이라기보다는 구체적으로 하나의 인격적 존재라는 것이다. 여전히 이러한 존재는 경험적 인식대상이 아니라, 서로의 만남이나 대화를 통하여 비로소 관여될 수 있는 존재이다. 우리가 그러한 인격적 존재의 현실에 관계하는 한에 있어서 나는 비로소 실존하게 된다.

내가 나 자신과 대화함으로써 나의 실존이 밝혀지고, 사랑하는 연인과 대화함으로써 상호의 실존이 밝혀지며, 그리고 기도하면서 하나님과 대화함으로써 초월자에로의 실존이 밝혀진다. 이때 지금까지 깨어지고 흩어진 고통의 파편들이 인간을 절망으로 몰아넣으나, 다시 희망의 총체성에로 재조성하는 것도 절망이다. 참으로 절망이 인간을 가차 없이 넘어뜨리기도 하지만, 그러한 절망이 또한 희망의 새 발판으로 되는 법이라면, '희망'[273]이란 인간으로 하여금 존재에 이르게 하는 큰 문이 아니고 무엇이겠는가! 인간으로 하여금 존재에 이르게 하는 큰 문은 희망뿐만이 아니라, '사랑'도 있다.

---

273) E. Bloch: 『희망의 원리』. 박설호 옮김. 서울: 열린 책들, 2004. 또한 S. Markun: 『희망의 철학자 블로흐』. 백승균 옮김. 대구: 계명대학교출판부, 1982.

사랑이야말로 나 자신은 물론이고, 우리 모두를 이웃과 사심 없이 결속시켜주는 보이지 않는 힘이다. 희망과 사랑, 이 모두가 인간으로 하여금 존재에 이르게 하는 세 번째 큰 문은 '성실함'이다. 자신과 이웃 그리고 하나님과의 만남에서 얻은 모든 내용들이 바로 그 '성실함'에서 보존된다. 그러므로 마르셀에게 성실함이란 '존재의 장소'이었다. 전체적으로 그는 논리적이고 합리적이지만 철학적 논리를 부정한다. '신존재의 증명'까지도 부정한다. 하나님은 증명될 수 있는 존재가 아니다. 하나님은 오직 자신의 신앙으로서만 영험할 수 있을 뿐이다. 이는 자기 결단의 문제이지, 증명의 문제가 아닌 것이다.

이 마르셀과는 또 달리 까뮤(A. Camus)는 자신의 『이방인』(*L'Etranger*)으로 인해 철학적 사고를 소설로 바꾸어 놓을 수 있었던 사람이다. 이 『이방인』은 자기 자신도 모르는 채 살인범으로서 자신의 사형집행만이 임박하여 있다는 사실만을 알고 있을 뿐이다. 그는 돌아가신 자기 어머니를 장사하여 매장한 후에 불볕더위가 내리쬐는 아프리카 알제리의 해변에서 한 아라비아인을 권총으로 살인한다. 그로 인해 그는 지금은 감옥에서 자신의 처형을 기다리고 있다.

그러나 그는 아무 것도 알지 못한 채 그저 우연의 연속으로 잘못되었을 뿐이라고 생각한다. 그래서 그는 자신이 범법자라고 생각하지도 않는데 사람들이 자신을 살인자로 단정하여 그저 살인자로 되어 있을 뿐이다. 현대를 살고 있는 우리 모두가 바로 이 이방인이라는 것이 까뮤의 주장이다. 자기 없는 다른 사람의 삶과 죽음이 자기의 삶과 죽음으로 되어 있을 뿐, 진정한 자신의 삶과 죽음은 어디에도 없다는 현실에 대한 항의이다. 인간존재 자체가 이미 모순이므로, 그러한 모순에서는 어떠한 발버둥을 쳐도 벗어날 수 없는 현대인의 상을 소설로 적나라하게 표현하였다. 『시지푸스 신화』나 『페스트』 혹은 그 밖의 다른 작품들도 시대의 모순, 인간의 모순을 그대로 지적하고 있다.[274)]

끝으로 생철학과 실존철학을 넘나들었던, 보다 더 구체적으로는 인간학적 입장을 고수하여온 볼노(Bollnow)[275)]는 죽음을 형이상학적으로도, 낭만주의적으로도 그리고 '삶 속의 죽음'이나 '작은 죽음과 큰 죽음'이라고 하는 릴케의 시적으로도 해석하지 아니한다. 오히려 그러한 연관성의 생철학적이고 실존철학적 근거에서 그는 인간학적 현실을 보다 구체적으로 짚어낸다.

그 첫째가 현실 그대로 사람은 누구를 막론하고 죽어야 한다는 사실을 알고 있다는 삶의 유한성 문제이고, 그 둘째는 그럼에도 언제 자기 자신이 죽을 것인지는 모르고 있다는 죽음의 시간성 문제이며 그리고 끝으로 셋째는 언제 올지 모르는 죽음에 대한 불안의 문제이다.

먼저 삶의 유한성 문제를 볼노는 인간학적 차원에서 객관적으로 고찰한다. 인간의 삶이란 그 삶 자체를 되돌아보지 않고 앞만 보고 살아간다면, 그러한 삶은 무한히 지속되는 것처럼 보이기도 한다. 그러나 언젠가는 반드시 다가올 인생 백년 후반에 서서 그 자신의 젊음을 되돌아보기라도 한다면, 남은 자신의 여생을 어떻게 살아야 할 것인가를 심사숙고하게 되고, 그렇게 함으로써 자기 삶의 유한성에 대해 새로운 의미를 찾아내게 된다. 인간의 삶이 유한하기 때문에, 아니 그 죽음이 각박하게 다가오기 때문에 삶이 이어지는 동안만이라도, 자신이 이룩할 수 있는 것을 이루어야 하고, 비본질적인 것을 본질적인 것으로부터 분별하여 내어야 한다.

---

274) 이러한 내용의 전형은 그의 시지푸스 신화라 할 수 있음: A. Camus: Der Mythos von Sisyphos. Ein Versuch über das Absurde. Düsseldorf 1968.

275) O. F. Bollnow, *Rilke*, 2,erw.Aufl. Stuttgart : 1956, S. 19-26, *Rilke und Existenzphilosophie*.

그렇게 함으로써 죽음으로 인한 유한성의 한계는 삶의 영원성으로 탈바꿈될 수 있는 것이다.

둘째인 죽음의 시간성 문제 역시 인간학적 차원에서 전개된다. 그러나 삶의 유한성 문제가 인간을 삶의 측면에서 짚어나간 것이라면, 둘째인 시간성 문제는 죽음의 측면에서 고찰한 것이라 할 수 있다.

인간의 죽음은 언제나 예고 없이 순간적으로 들이닥칠 수 있고, 삶의 종말을 냉혹하게 어느 순간에서도 선고할 수 있다. 특히 이 죽음의 시간성 문제를 유기체적으로 인간의 성숙성에다 연관시키려는 릴케의 시도에 볼노는 반대한다. 왜냐하면 죽음은 열매가 그 시절을 따라 익어 성숙하여지는 것과 같은 유기체적인 결과에 따르는 것이 아니기 때문이다. 사실 인간이 태어나 유년기와 소년기, 그리고 청년기와 장년기를 거쳐 노년기에 이르러 마침내 죽음을 맞이한다는 것은 죽음을 단순히 내부로부터 성숙하여지는 생물학적 유기체의 마지막 단계로 보는 것이고, 그러한 마지막 단계란 이미 시간적으로 확실하고 분명하여 확정적이라는 말이다.

진정 죽음이 언제 올 것이라는 사실을 우리가 시간적으로 확정할 수 있다는 말인가! 결코 그렇지는 않다. 그러한 유기체적 성숙성이 모든 생물체에 있어서는 사실 죽음에 선행한다. 모든 열매는 그 익음으로 끝난다. 죽기 이전에 이미 성숙성이 달성되는 것이다. 그러나 인간에게는 성숙하기 이전에 죽음이 먼저 닥쳐올 수 있다. 설령 죽음이 먼저 닥친다고 하더라도 그 죽음이 인간의 성숙성과 무관할 수 있는 것은 인간의 존재능력의 가능성이 그 시간성을 초월하고 있기 때문이다. 다시 말하면 인간만은 그 자신의 죽음을 다른 생물체에서처럼 성숙성으로 받아들일 필요가 없다는 말이다. 또한 인간의 완결성은 그 자신의 종말로서의 죽음과 반드시 일치할 이유가 전혀 없다는 사실이다.

그리고 끝으로 죽음에 대한 불안의 문제는 죽음이 지금까지 우리에게는 객관적인 사건으로서 공포의 대상이었으나, 이제는 내 자신이 "그 이상 더 존재하지 않는다"는 무대상적인 현기증과 같은 불안감이 나를 파고들어 오는 데에서 비롯된다. 이러한 불안은 대상적인 공포 이상으로 나 전체를 뒤흔들어 놓는다. 이러한 죽음에 대한 불안이 우리의 삶 속에서 어떠한 의미를 가지는가? 이러한 불안을 극복하기 위한 이론적 처방은 그저 처방일 뿐, 우리에게는 도움이 되지 않는다. 오직 그러한 불안을 우리들이 극복하기 위해서는 자신의 실존적 결단을 통한 유한한 시간성을 초월하여 어떤 절대적인 것으로 비약할 때 가능하다.

시간이라는 지평에서 우리는 영원성을 순간으로 앞당겨 가질 수 있고, 또한 순간을 영원성으로 되돌려 가질 수 있으며, 공간이라는 지평에서는 우리들의 이승을 미리 저들의 저승으로 앞당겨 가질 수 있다. 또한 저들의 저승을 우리들의 이승으로 되돌려 가질 수 있어 시간공간의 인간실존에서는 비로소 순간과 영원성이 하나로 되고, 이승과 저승이 하나로 될 때, 우리의 삶과 죽음 역시 둘로 존재하지 아니하고, 실존함에서 비로소 하나로 통일되어 생동한다. 그래서 "실존한다는 것은 죽음에 직면하여서 있는 것을 의미한다"[276]고 그는 결론지을 수 있었다.

---

276) O. F. Bollnow: *Existenzphilosophie*. Stuttgart : 1955. S.103. 최동희 역: 『실존철학이란 무엇인가』. 양문문고. 서울: 양문사, 1959. 126면.

제 10 장 호스피스 철학과 인간성 회복

1. 히포크라테스의 '선서'와 생명의 존엄성

히포크라테스(Hippokrates, BC460-BC377)라는 이름은 그리스의 철학자 소크라테스에 못지않게 우리에게 잘 알려져 있다. 특히 의료계에 종사하는 사람들에게는 히포크라테스의 '선서'라는 이름으로 알려져 있고, 그 '선서'의 내용은 2,500여 년이 지난 오늘날까지도 그 시시비비와 함께 의료계를 생명의 윤리적 차원에서 우지좌지하고 있다. 분명히 지금에 와서는 한편으로 의료행위가 당시 히포크라테스의 선서내용을 그대로 용납하지 않는다는 것이다. 그럼에도 불구하고 다른 한편으로 치료의 전통에 있어서는 인간이 인간인 한, 본질적으로 변한 것이란 별로 없다는 것이다. 그러나 극단적으로 의료행위라는 것이 생명에 대한 전문성의 기술문제인가 혹은 생명에 대한 인간성의 윤리문제인가 하는 과학과 가치문제에 이르러서는 시시비비가 가능하게 된다. 먼저 '선서'의 내용은 다음과 같다.[277)]

277) W. H. S. Jones: *The Doctor's Oath : an Essay in the History of Medicine*. Cambridge University Press 1924: Niegel M. de S. Cameron: *The New Medicine*. 권성수 옮김. 서울: 횃불, 1993. 24면-26면.

의사의 선서

계약

나는 의술의 신 아폴로와 아스클레피우스(Asclepius)와 휘게이아(Hygeia) 그리고 파나케이아(Panaceia) 및 모든 남녀 신들을 증인으로 삼고 내가 나의 능력과 판단에 따라 이 서약과 이 선서를 수행할 것을 맹세한다.

스승에 대한 의무

나는 의술에 있어서 나의 스승을 나의 부모와 같이 여길 것이다. 내 생애동안, 그리고 나의 것을 그와 나누어야 할 만큼 그가 돈이 필요할 때, 나는 그를 나의 파트너로 삼을 것이다. 나는 그 자녀들을 나의 형제로 생각할 것이다. 나는 그들이 이 의술을 배우기를 요구하면, 돈이나 계약서 없이 가르칠 것이다. 교훈, 구두지시, 그리고 다른 모든 지식을 나의 아들들에게와 나의 스승의 아들들에게 그리고 도제계약서에 서명하고 의사의 법에 복종하기로 맹세한 학생들에게 전수할 것이지만, 그 외에는 아무에게도 전하지 않을 것이다.

환자에 대한 의무

나는 내 능력과 판단에 따라 아픈 사람들을 돕기 위해서 치료를 할 것이고, 그들을 다치게 하거나 잘못되게 하기 위해서는 결코 하지 않을 것이다.

나는 누구에게도 독약을 주지 않을 것이며—비록 그렇게 해달라고 요청을 받더라도—그런 계획을 제안하지도 않을 것이다. 마찬가지로 나는 여자에게 낙태를 시키기 위해서 자궁전(子宮栓)을 주지 않을 것이다. 반대로 나는 순전하고 성스럽게 내 삶과 의술을 지킬 것이다.

나는 결석으로 인해 고통당하는 자들에게 칼을 쓰지 않을 것이며, 그 방면에 기술이 있는 자들에게 자리를 내어줄 것이다.

내가 어느 집에 들어가든지 나는 환자를 돕기 위해 들어갈 것이며, 모든 의도적인 잘못이나 해함, 특히 여자건 남자건, 종이건 자유인이건 누구와도 사음(邪淫)하는 것으로부터 나 자신을 지킬 것이다.

시술도중(또는 시술 밖의 사람들의 교제 가운데에서조차도) 무엇이든지 외부로 공개되어서는 안 될 것을 내가 보거나 듣더라도 나는 누설하지 않을 것이며, 그런 것들을 거룩한 비밀로 생각할 것이다.

상벌

이제 내가 이 선서를 지키고 어기지 않으면, 나는 내 생애와 의술에서 모든 시간 동안 모든 사람 가운데서 명예를 즐길 것이다. 그러나 어기고 지키지 못하면 그 반대가 내게 떨어질 것이다.

이 선서의 세 부분 가운데서도 우리에게 가장 중요한 부분은 의사의 '스승에 대한 의무'와 '환자에 대한 의무'이다. 왜냐하면 이 양자의 의무 관계가 고전적 의미에서도 인간의 생명윤리를 바로 지목하고 있기 때문이다. 물론 신들에 대한 '기원'과 '상벌'을 모두 포함하여 히포크라테스 선서 전체를 구성하게 된 것이고, 그러한 구성이 오늘날과 같은 서구의 의료진료 전통을 마련하는 데 그 기초가 되었음이 사실이다. 그럼에도 불구하고 우리는 '환자에 대한 의무'를 중심으로 하여 짚어볼 것이나, '스승에 대한 의무' 역시 먼저 간단하게 언급하고 넘어갈 것이다.

'의사의 스승에 대한 의무'는 제자와 스승의 관계로 고대로부터 현재에 이르기까지 어떠한 방식으로든 전수되어 오고 있는 한 경우이다. 특히 도제식의 전수방식에서는 그러한 관계가 절대적이었고, 그러한 절대성을 자신들의 특수한 윤리적 원리로 묶어놓을 수 있었다. 이는 고대의 닫힌 사회에서 자기네들만의 관계유지를 위한 한 수단으로 이용되었을 뿐, 오늘날과 같은 열린 사회에서는 결코 용납될 수 없는 윤리적 강령이다. 그럼에도 이러한 윤리적 강령이 어떤 모양으로든 오늘날의 의료행위에서도 행해지고 있다면, 되돌아보지 않을 수 없는 당시의 부정적 잔재라 할 수 있다.

그러나 '의사의 환자에 대한 의무'는 오늘날까지도 그 정당성을 어느 정도 가지고 있다. 의사라면 당연히 환자를 위해 전적으로 그 자신이 헌신해야 한다는 것은 지금에는 당연한 일이다. 이는 히포크라테스의 선서에 따른 것이라 할 수 있다. "나는 내 능력과 판단에 따라 아픈 사람들을 돕기 위해 치료할 것이며, 그들을 다치게 하거나 잘못되게 하기 위해서는 결코 하지 않을 것이다." 그러나 이 내용에는 이미 환자의 의료진료에 대한 전통을 오늘날까지 이어져 오도록 한 척도가 내포되어 있다.

더욱 엄밀하게 말하면 의사와 환자의 관계는 그 당대에서도 인간 대 인간이라는 인본성의 수평적 인간관계라기보다는 일종의 도움을 주고받는다는 사실성의 수직적 상하의 관계라고 할 수 있다. 이러한 관계에서 의사의 주관적 독단과 환자의 심적 부담으로 인해 의사야말로 사람을 죽이고 살리는 '마술사'와 같은 존재로 간주될 수 있었다.

이에 이어 선서는 "나는 누구에게도 독약을 주지 않을 것이고—비록 그렇게 해달라고 요청 받더라도—그런 계획을 제안하지도 않을 것이다. 마찬가지로 나는 여자에게 낙태를 시키기 위해서 자궁전을 주지 않을 것이다. 반대로 나는 순전하고 성스럽게 내 삶과 의술을 지킬 것이다"라고 말한다. 이 내용에서 첫째는 안락사와 연관된 선서이고, 둘째는 낙태에 연관된 선서이며, 그리고 셋째는 선서의 '기원'과 연관된 의사 자신의 신적-종교적 사명에 대한 천명이다.

먼저 첫째의 안락사[278]에 관한 것은 소크라테스의 독배에서 엿볼 수 있는 것처럼 고대 그리스에서는 독약을 마시는 것이 가장 보편적인 자살수단으로 되어 있었다. 그렇다고 하더라도 의사인 자신들은 자살은 물론이고, 만성질환 환자의 생명까지도 인위적으로 끊지 않겠노라고 하는 윤리적인 사명의식에서 나온 선서이다. 오늘날도 이 안락사의 문제는 여전히 논의되고 있다.

둘째의 낙태문제 역시 지금도 찬반양론으로 나뉘어 각자 자기주장을 하고 있는 처지이다. 그러나 고대사회에서 낙태는 통상 있을 수 있는 일이었고, 그 가장 보편적인 수단은 자궁전을 삽입하여 혹은 약물로 혹은 외과술로 태아를 낙태시켰다. 이런 다양한 낙태방법들이 다원적인 그리

---

278) C. E. Koop, F. A. Schaeffer: 『인간, 그 존엄한 생명. 낙태. 영아살해. 안락사. 전망과 대안』. 김재영 옮김. 서울: 도서출판 라브리, 1988: 안락사 참조.

스 사회에서 무차별적으로 다양하게 이루어짐으로 인해 의사 자신들의 특별한 의료가치체제에 환자들이 따를 것을 요청하고, 이에 자살이나 안락사처럼 낙태 역시 이유를 불문하고 금하고 나섰다.

그리고 셋째의 신적-종교적 사명감에 대한 천명은 의사야말로 생명과 의술을 하나로 잇는 성직과 같은 수행을 하는 사람이므로 타 직업의 사람들과는 다르다는 데에서 비롯된다. 그러므로 의사의 삶과 그의 의술은 하늘의 것으로 순전하고 성스럽기 때문에 자신들의 선서를 지키겠다는 것이다.

또한 비상한 각오로 "나는 결석으로 인해 고통당하는 자들에게 칼을 쓰지 않을 것이며, 그 방면에 기술이 있는 자에게 자리를 내어줄 것이다. 내가 어느 집에 들어가든지 나는 환자를 돕기 위해 들어갈 것이며, 모든 의도적 잘못이나 해함, 특히 여자건 남자건, 종이건 자유인이건 누구와도 사음하는 것으로부터 나 자신을 지킬 것이다"라 한다. 여기에서는 먼저 의사의 또 다른 윤리적 사명을 말하고 있다. 외과술[279)]을 필요로 하는 결석의 치료를 위해서까지도 의사가 칼을 쓰지 않으려 한 것은 확대해석하면 인성이 없는 쇠붙이로서 인간의 생명을 담고 있는 신체의 중요부분을 해부한다는 것이 어불성설이었기 때문이다. 특히 그 당시 그리스인들이 인간의 인성 내지 인본주의사상을 얼마나 애지중지하였는가를 우리는 기억할 필요가 있다.

이어 그러한 의술을 가진 의사가 있으면 자기 자리까지 내어 주겠다는 겸양지도의 제안까지를 하고 있다. 이는 또한 다른 의미로는 그러한 의술을 가진 자는 아무도 없을 것이라는 자만심에서 비롯되는 것이라고 해석

---

279) 강구정: 『나는 외과의사다』. 서울: 사이언스북스, 2004. 28면-34면: 「나는 왜 외과의사인가?」.

할 수도 있다. 그러나 의료 활동을 위해 의사는 누구보다 언제 어디서나 더 자유로울 것이나, 오직 환자를 위해서일 뿐이지, 자신의 성적 만족을 위해서는 그 상대자가 천민이든 귀족이든 관계없이 스스로 절제하고 극기할 것을 선서하고 있다.

그리고 의사가 환자에 대해 해야 할 의무의 마지막 결론으로 "시술도중 무엇이든지 외부로 공개되어서는 안 될 것을 내가 보거나 들더라도 나는 누설하지 않을 것이며, 그런 것들을 거룩한 비밀로 생각할 것이다"를 선서한다. 이 선서는 동서고금을 막론하고 의사와 환자 사이에서 지켜져야 할 윤리적 내용이다. 특히 상대적으로 우위에 있는 의사가 자기 환자의 이해관계에 전적으로 헌신해야 하고, 동참해야 한다는 당위성문제라는 데에 큰 공감대를 형성한다.

사실 오늘날에 있어서도 의사는 자신의 환자를 환자 그 이외의 것으로 보아서는 안 된다. 물론 환자 자신을 위한 치료의 목적으로 의사간의 정보교환 등은 용납되어야 한다. 더욱이 환자에 대한 정보를 끝으로, 아니 그것도 '상벌'을 말하기 전에 '거룩한 비밀'이라고 하고 있음은 의사로 하여금 경각심을 불러 일으켜 환자의 비밀이 곧 신의 비밀임을 자각토록 한 것이다. 이것은 지금도 의사와 자기 환자 간에 굳게 지켜져야 할 당위성의 의료윤리강령[280]이라 할 수 있다.

수많은 세월이 흘렀지만 이 히포크라테스의 선서가 오늘날까지도 본질적으로 그 정당성을 가지고 있는 것은 인간생명의 존엄성에 대한 그의 통찰력 때문이다. 이러한 생명에 대한 존엄성은 그냥 이루어지는 것이 아니고, 의사의 엄격한 의료행위를 요구하는 윤리적 원칙이 지켜지고

280) 임종식. 구인회: 『삶과 죽음의 철학. 생명윤리의 핵심쟁점에 대한 철학적 해부』. 서울: 아카넷, 2003. 28면-39면: 「의학과 윤리」.

실현될 때만 가능하다. 그러나 생명에 대한 존엄성[281]은 인간에 대한 사랑이 먼저 선행되지 않고는 사실상 불가능하다. 이는 의사와 환자의 관계에서 볼 때 의사가 만사를 제치고 먼저 환자의 '행복권'을 우선적으로 추구해야 함을 말한다. 예를 들면 환자가 아무리 원하더라도 그의 생명을 임의로 끊거나 차단하는 것은 의사의 소관이 아니라는 것이다.

생명 없는 고통이 어디 있고, 고통 없는 생명이 어디 있으리오만, 생명과 고통은 진정 하나의 긴장관계에서 이루어진다. 이러한 긴장관계에서 의사와 환자는 때로 당혹해 하기도 한다. 왜냐하면 임종환자가 죽음의 마지막 단계에 와있는데도 불구하고 의사는 죽음의 진행을 자기 임의로 진척시키거나 연장시키지 않아야 한다는 것이 히포크라테스의 윤리적 강령이기 때문이다. 그럼에도 히포크라테스 자신이 그러한 죽음에 이르는 진행과정을 길게 하라고는 하지 않았다면, 환자의 생명에 대한 의사의 책임은 더욱 커진다고 할 수 있다.

이때 의사는 인간의 생명을 어떻게 보아야 하는가 하는 철학적 가치문제에 부닥치게 된다. 우리말에 "어떤 일을 꾀하는 것은 사람에게 달려 있다"는 의미로 모사재인(謀事在人)과 "사람의 명은 하늘에 달려 있다"는 의미로 인명재천(人命在天)이라는 말이 있다. 이를 확대 해석하여 생명의 존엄성과 생명의 신성성(神聖性)으로 바꾸어 놓고 생각할 수 있다면, 이 양자의 차이를 위의 '재인'(在人)과 '재천'(在天)에서도 그 차이를 확인할 수 있게 된다.

먼저 재인으로서 생명의 존엄성이란 생명이 인간에게 달려 있으므로 그 가치성으로 보면 인간에게는 가장 존엄한 것이라 할 수 있는 반면에,

---

281) 이진우. 이유택. 권의섭. 박미애: 『인간복제에 관한 철학적 성찰』. 서울: 문예출판사, 2004. 133면-139면: 「생명의 존엄과 인간다운 삶의 존엄」.

재천으로서 생명의 신성성은 생명이 하늘에 달려 있으므로 그 가치성으로 보면 인간에게는 하늘에 있는 신성한 것이라고 할 수 있다. 전자인 생명의 존엄성은 인간에게 있어 형이하학적이라고 한다면, 후자인 생명의 신성성은 하늘에 있어 형이상학적이라고도 할 수 있다. 또한 생명의 존엄성이 인본주의적 현실개념으로서 인간에게는 상대적인 상위개념이나, 생명의 신성성이란 인본주의적이라기보다는 신적인 이상개념으로서 인간에게는 절대적인 상위개념으로 된다. 전자의 존엄성은 생명 자체의 내적인 요인에서 비롯되나, 후자의 신성성은 생명 자체의 외적인 요인에서 비롯된다고 할 수 있다.

이것은 다시 그 처음은 알 수 없지만 인간의 생명이란 한편으로는 현실적으로 인간과 인간의 관계에서 태어나는 것이라고 할 수 있고, 또 다른 한편으로는 인간이 아닌 하나님으로부터 선사 받은 것이라고도 할 수 있다. 이에 한 걸음 더 나아가 우리는 이 양자의 택일이 아니라 이 양자를 모두 가지는 양자택이의 모순을 택하려 한다. 왜냐하면 인간존재 자체가 어떤 분석적 명제로서가 아니라, 하나의 총체적 명제로서만 해명될 수 있기 때문이다. 이러한 총체성에서는 모순의 논리는 물론이고, 초월성의 논리와 내재성의 논리, 심지어는 존재와 생성의 논리가 동시에 다함께 하나로 융합되어 있으며, 동시에 그 각자의 역할을 그대로 다하고 있다.

그러므로 인간의 생명이란 땅의 것으로서는 존엄하고, 하늘의 것으로서는 신성하다. 인간의 생명 자체가 이미 존엄하고 신성하므로 인간 존재 역시 생물학적 인간학에서도 '부정성'과 '탈중심성' 그리고 '결함성'으로서도 규정될 수 있었고, 생철학에서는 삶과 죽음을 '비논리의 논리성'으로서 밝힐 수가 있었으며, 더욱이 실존철학에서는 현존과 실존, 아니 순간과 영원을 철학범주가 아닌 '실존범주'로서 해명하기도 하였다. 이처럼 이러한 인간의 생명문제는 이들 철학적 이론에서 전체적으로 짚어짐으로써 현실적으로 죽음에 직면하고 있는 임종환자를 위한 호스피스 철학을 체계화하는 데 절대적으로 기여할 수 있는 계기를 마련하여 준다.

2. 의료윤리와 생명윤리, 그리고 호스피스

어떻든 인간의 생명은 인간 속에 내재하나, 그 내재성의 능력으로 인해 생명의 초월성을 선취하여 냄으로써 인간의 존엄성과 하늘의 신성성(神聖性)을 그 총체성으로서 가지게 된다. 여기에서 비롯되는 생명에 대한 경외는 모든 생명체의 생명 이전에 인간존재의 생명에 대한 존엄성과 신성성에서 나오게 되고, 그러한 생명에 대한 존엄성과 신성성은 지금 당장 현실적으로 생사의 기로에 선 임종환자의 생명에서 더욱 분명하여진다. 왜냐하면 생명에 대한 존엄성과 신성성이란 바로 죽음에 대한 위엄성과 신성성을 전제로 하고 있기 때문이다.

그러나 이러한 생명에 대한 존엄성과 신성성에서 인간존재 자체를 인위적으로 이탈토록 하는 것은 생명을 수단화하고, 인간을 도구화하는 것이며, 결국에는 인간 스스로의 인간성을 포기하도록 하는 것이다.[282] 그러므로 인간이 생명에 대한 존엄성을 원초적인 신성성으로 되가질 때, 비로소 인간은 지금까지와는 완전히 다른 새로운 윤리적인 인간으로 되고, 인간다운 인간, 즉 본연의 인간으로 된다. 그러나 현대 고도의 정보

282) cf. 임종식 · 구인회: 『삶과 죽음의 철학, 생명윤리의 핵심쟁점에 대한 철학적 해부』, 서울: 아카넷, 2003.

사회에서는 인간의 생명마저 그 본연의 '목적'으로서 가치가 아니라 단순한 '수단'으로서의 가치로 전락함으로써 인간의 존엄성은 물론이고 생명의 존엄성마저 사라져가고 있다.

그러므로 인간에 대한 존엄성의 철학은 초자연적인 형이상학에서가 아니라, 바로 지금 이 땅위에서 살아가고 있는 인간 존재의 생명에 대한 존엄성에서 비롯해야 한다. 그러한 인간 존재 자체는 자기 존재와 자기 운명의 주체임을 스스로 자각함으로써 희로애락이라는 지고의 윤리적-도덕적 목적을 인간의 생명에다 설정하게 된다. 젊은이의 역동적 정열이나 늙은이의 명상적 희열을 막론하고 모든 사람의 생명을 드높이는 궁극의 힘은 본래의 인간다움에서 나오고, 그러한 인간다움은 생명에서 비롯되므로 '인간존재'보다 더 놀라운 것은 없게 된다. 이에 따른 참다운 인간의 윤리란 인간생명을 으뜸으로 할 뿐만 아니라, 생명 전체에 대한 존엄성을 으뜸으로 하는 윤리이다. 여기에서 생명에 대한 경외의 윤리는 사랑과 헌신 그리고 내일에 대한 동경에서 비롯되나, 더 나아가 그것은 죽음에 대한 엄숙성에 근거한다.

현대의 의료기술과 생명공학의 발전으로 인해 인간의 생명문제는 새로운 국면을 맞이하고 있다. 뇌사, 장기이식, 임신중절 혹은 낙태나 안락사문제[283], 심지어 사형제도는 말할 것도 없고, 시험관 아기나 복제인간, 더 나아가서는 로봇인간의 권리와 같은 새로운 차원의 문제들이 제기되고 있다. 그러므로 생명윤리에는 기본적으로 그 개인 스스로와 공공의 사회가 계획하고 결정하는 행동의 자율성을 인정하도록 하는 보편성의

283) 이진우: 「낙태: 자유인가, 살인인가?」. In: 계명대학교 철학과, 『목요철학세미나 자료집』 1993. 413면-415면. cf. 프란시스 A. 쉐퍼와 C. 에버레트 쿠프: 『인간, 그 존엄한 생명』. 김재영 옮김. 서울: 라브리, 1988.

윤리가 마련되어야 한다.

일반적으로 윤리란 사회적 규범과 개인의 자발적 의지에 근거한 행동양식으로 우리의 삼강오륜이나 기독교의 십계명과 같은 규범을 말한다. 그러나 그러한 인간행위의 규범을 보편타당성을 가지고 연구하는 학문을 일반적으로 윤리학이라 한다. 이러한 윤리학은 대체적으로 그 대상과 연구방법에 따라서 크게 두 가지의 형태로 나누어지는데, 그 하나가 기술윤리학(記述倫理學; descriptive ethics)이고, 그 다른 하나는 규범윤리학(規範倫理學; normative ethics)이다. 전자는 도덕현상의 윤리학이라고 할 수 있고, 후자는 도덕의 본질에 관한 윤리학이라고 할 수 있다.

기술윤리학은 도덕적 사회현상을 사실과학으로서 연구하기도 하고, 그러한 도덕현상을 심리적 사실로서 연구하기도 하며 그리고 그밖에도 도덕관념의 생성과 발전을 역사적으로 연구하기도 한다. 이러한 기술윤리학은 도덕적 규범이 역사적으로 바뀌어 왔다는 사실과 도덕현상 역시 민족과 그 민족의 문화 내지 사회체제에 따라 달리하고 있으므로 그러한 도덕이 유일무이하다거나 절대적이라고는 할 수 없다. 그러므로 윤리적 상대주의라고도 한다. 예를 들면 행할 것인가 혹은 행하지 않아야 할 것인가 하는 결단의 도덕현상에서는 침묵할 수밖에 없는 것이 기술윤리학이다.

이에 반해 규범윤리학은 우리가 마땅히 어떻게 행동해야 하느냐에 관한 도덕의 보편적인 원리를 가르쳐준다. 이 규범윤리학에서는 도덕의 본질과 판단의 의미, 더 나아가 그 타당성 등을 철학적으로 연구한다. 따라서 규범윤리학이 윤리철학 또는 도덕철학이라고도 불리는 것은 우연이 아니다. 이러한 규범윤리학에도 목적주의적 윤리학과 법칙주의적 윤리학이 있다.

먼저 전자의 목적주의적 윤리학은 인간의 행동이 옳고 그르다거나 도덕적 의무와 책임 등이라는 것이 어디까지나 그 행동의 목적이나 결과의 좋고 나쁨에 따라 판단해야 한다고 주장한다. 그러나 행위의 목적으로서 선이 무엇이냐에 따라서 이 목적주의적 윤리학은 쾌락설이나 행복설 등으로 나누어지고, 그러한 선의 주체가 누구냐에 따라 이기주의나 이타주의 혹은 공리주의 등으로 나누어진다.

이와는 달리 후자의 법칙주의적 윤리학이란 인간에게는 반드시 실천해야 할 도덕적 의무가 있다고 주장한다. 도덕적 판단 역시 인간행동의 목적이나 결과에 따라서 할 것이 아니라, 도덕적 의무의 실천여부에 따라서 해야 한다고 주장한다. 따라서 이 법칙주의적 윤리학은 의무론적 윤리학이라고도 하여 그 전형을 칸트에서 찾는다.

그러나 어떠한 경향성의 윤리학이든 그 바탕에는 먼저 사람이 있는 법이고, 그 사람은 한 사람이 아니라, 사람과 사람으로서의 여러 사람들이고, 따라서 그 여러 사람들의 관계에서 비로소 윤리가 '사람'의 윤리로 태어난다.[284] 특히 일종의 한계상황에 처하여 있는 환자를 중심으로 하여 의사와 간호사의 의료행위란 어떻게 이루어져야 할 것인가를 묻는다면, 이는 의료윤리학과 직결된다. 의료윤리학[285]은 인간관계의 윤리학과 의료분배의 윤리학, 그리고 생명관계의 윤리학으로 나누어 볼 수 있다. 그러나 단적으로 의료윤리학이 인간의 생명을 치유하기 위한 의술 내지 의학과의 관계에서 이루어진다면, 생명관계의 윤리학, 즉 생명윤리는 인

---

284) 와쓰지 데쓰로: 『인간의 학으로서의 윤리학』. 최성묵 옮김. 대구: 이문출판사, 1995. 126면-152면: 「인간존재의 근본이법-윤리학의 근본원리」.

285) cf. 한국의료윤리교육학회 편(전재규): 『의료윤리학』. 서울: 계축문화사, 2001. 의료윤리의 개념과 의료윤리의 원칙들, 그리고 그와 연관된 윤리문제를 소개하고 있음.

간의 삶과 죽음을 동시에 통관하기 위한 철학과의 연관에서 이루어진다고 할 수 있다.

특히 생명관계의 윤리학이라고 했을 때 가장 현실적인 문제로서 기형아의 분만이나, 임신중절의 문제, 환자의 인공호흡기 제거나 혹은 뇌사환자의 처리문제 등을 취급하는 해결책이 최우선이다. 그러나 생명의 시작은 무엇이고, 그 삶의 과정은 어떠하며, 그리고 생사의 문제 전체란 무엇인가 하고 되묻고 나선다면, 이는 이미 생명 자체의 문제 이전에 생명의 윤리문제로 등장한다. 생명윤리[286)]란 살아 생동하는 생명만을 묻는 데에서가 아니라, 인간의 생사를 전체로 되묻는 자기반성의 윤리성에서 유래한다. 이러한 생명윤리는 생명의 존엄성과 존엄한 생명의 인격성, 그리고 그러한 인격의 초월적 가치를 보편성의 가치로서 수용함으로써 인간의 삶에서는 물론이고, 죽음에서도 필수적이지 않을 수 없다.

이러한 생명의료윤리분야에 있어서 우리나라는 물론이고 외국에서도 공인받고 있는 4대원칙은 자율성에 대한 존중의 원칙, 악행금지의 원칙, 선행의 원칙 그리고 정의의 원칙이다.[287)]

무엇보다 먼저 '자율성에 대한 존중의 원칙'(The Principle of Respect for Autonomy)이란 무엇보다 자율성의 근거가 무엇인가를 되물어봄으로써 비로소 문제의 실마리가 쉽게 풀릴 수 있는 내용이다. 자율성이란 타율성의 반대개념으로서 원칙적으로는 자신의 행동을 스스로 절제하거

286) V. R. Potter: *Bioethics. bridge to the future*. 1971. 소병욱: 『생명윤리』. 왜관: 분도출판사, 1996. 33면 이하. 이창영 편역: 『생명윤리』. 가톨릭교회의 가르침. 서울 : 한국천주교주앙협의회, 2003. 참조.

287) Tom L. Beauchamp and James F. Childress: *Priciples of Biomedical Ethics*. 3rd ed. New York Oxford. Oxford University Press, 1994. 『생명의료윤리』, 김상득 옮김. 서울: 철학과 현실사, 2000.

나 조정할 수 있는 능력을 말하나, 사회윤리적인 의미로는 외부의 강박이나 구속으로부터 자기 스스로를 자유롭게 자주하는 능력을 말한다. 이러한 자율성의 내용이 근원적으로는 인간존재의 본래성으로서 자유에 근거하고, 현실적인 의료윤리학에서는 환자에게 진료내용과 그 결과에 대한 충분한 설명을 한 후, 환자의 동의를 받아내어야 한다는 당위성의 논리에 해당한다.

그러므로 이 첫 번째의 자율성에 대한 존중의 원칙은 인간존재의 자유 문제로 돌아간다. 자유란 인간을 인간답게 하는, 다시 말하면 일상적 인간을 인격적 존재로 될 수 있도록 하는 근거이다. 이러한 인격적 존재는 자신에 대한 결정권을 자기 스스로가 가짐으로써 그 책임도 스스로 진다. 이러한 사람이 자유하는 사람이다. 그는 수단으로서 이용되는 사람이 아니라, 목적으로서 스스로 결단하는 자율성의 사람이다. 개인에게 해당하는 행동의 '준칙'(maxim)이 도덕법칙으로 되기 위한 원리로서 칸트는 '정언명법' 혹은 '무상명법'(Kategorischer Imperativ)을 말하고 있다면, 이는 인간의 자율성을 극대화한 것이라고 할 수 있다.

이로써 단적으로 내가 알고 있으므로 자유하지는 못하나, 또한 알고 있지 않고는 어떠한 자유도 있을 수 없으며, 자의(恣意) 역시 그 내용이 없기 때문에, 자유가 아니나, 또한 그러한 자의 없이는 어떠한 자유도 있을 수 없는 것이다. 그러나 어떤 타당성의 규범을 찾아 나서기보다는 오히려 순종하고 복종함으로써 나 자신이 자유함을 알게 하는 초월론적 자유가 현실적 자유이라면, 그러한 자유에는 지식에서 오는 자유와 자의에서 오는 자유가 다 내포되어 있기 마련이다. 이 양자의 자유 없이는 어떠한 본래적인 자유도 존재할 수 없는 것처럼 법칙 없는 어떠한 자유도 없게 된다. 이때 자유에 의한 자율성은 이념으로서도 가능하고, 선택과 결단으로서도 가능하다. 이러한 자기 결단으로서의 자유는 자기 스스로의 자율성에서 가능한 실존적 자유로 된다.

둘째인 '악행금지의 원칙'(The Principle of Non-maleficence)은 의료행위로 인한 환자의 피해를 막고자 하는 데 그 궁극적인 목적이 있다. 이미 히포크라테스의 선서에서 의사는 "나는 내 능력과 판단에 따라 아픈 사람들을 돕기 위해서 치료를 할 것이고, 그들을 다치게 하거나 잘못되게 하기 위해서는 결코 하지 않을 것이다. 나는 누구에게도 독약을 주지 않을 것이며–비록 그렇게 해달라고 요청을 받더라도–그런 계획을 제안하지도 않을 것이다"라고 하였고, 간호사들은 "환자에게 해로운 약인 줄 알고는 사용하지 않겠노라"는 나이팅게일 선서를 하고 있다. 이러한 내용이 악행금지의 원칙이라 할 수 있다.

특히 위의 히포크라테스 선서에서 앞부분을 '선행의 원칙'(Principle of Beneficence)이라 하고, 그 뒷부분을 '악행금지의 원칙'(Princeiple of Nonmaleficence)라고 한다. 그리고 이 양자의 두 원칙을 총칭해서는 선은 행하고 악은 피한다는 의미에서 '행선피악의 원칙'(行善避惡原則; Principle of doing good and avoiding evil)이라고 한다. 악행금지의 원칙에서는 생명유지를 위한 치료를 언제 그리고 어떻게 보류하고 중단할 것인가 등이 다루어져야 한다. 그러나 이는 안락사와 관계되는 죽이는 것과 죽게 방치하는 경우에 해당하므로 환자를 일상적으로 치료할 것인가 혹은 특별히 치료할 것인가 하는 결단의 문제에 부딛치게 된다. 이러한 의료행위의 긍정성과 부정성이라는 그 양면성으로 인해 때로는 법적 판결의 근거로도 될 수 있으므로 현실적으로 선행의 생명윤리가 우선이어야 한다는 것은 분명하다.

셋째인 '선행의 원칙'(The Principle of Beneficence)에 있어서는 먼저

선행이 무엇인지가 밝혀져야 한다. 선행이란 악행의 반대개념으로 일반적으로는 착하고 어진, 혹은 동정적이고 자비로운, 더 나아가서는 사려깊은 이타적인 인간의 행실까지를 말한다. 특히 의료행위에 있어서는 환자의 고통을 덜어주어 그들에게 신체적-정신적으로 행복감을 가지도록 노력하는 행위를 말한다. 이때 환자에게 피해를 입히지 말아야 한다고만 하면, 그것은 소극적 의무라 하고, 환자를 어떤 방식으로든 도와주어야 한다고 하면, 그것은 적극적 의무라고 할 수 있되, 이 양자를 통틀어 '선행의 의무'라고 한다.

그러므로 선행의 의무는 의료행위자들에게는 필수적이나, 그 의무가 자율성에 대한 존중의 원칙과는 어떤 관계를 가질 수 있는가를 숙고해야 할 문제이다. 특히 자살자에 대한 의사의 한계는 어디까지이고, 응급환자에 대한 의사의 치료 정당성은 무엇인가? 전자의 자살자에 대해서는 생명의 존엄성과 신성성에 따라 생명을 스스로 지킬 수 있도록 해야 할 것이나, 절대적이고 보편적인 현실원칙에 따라 처리할 수 있을 것이다. 그리고 후자의 응급환자에 대해서는 물론 생명윤리의 이념이나, 선행의 원칙이 응급치료원칙에 때로는 일치하지 않는다고 하더라도 그러한 응급환자들은 치료해야 한다. 그렇지 않다면 생명은 수단으로 떨어지고 말 것이며, 그 존엄성도 사라지고 말 것이다.

그리고 끝으로 '정의의 원칙'(The Principle of Justice)은 의료윤리 전체 영역인 인간관계의 윤리와 생명관계의 윤리, 그리고 의료분배의 윤리 중 마지막인 의료분배의 윤리에 해당한다. 의료분배의 궁극적 목표는 "모든 사람들이 필요할 때 질적으로 우수한 의료를 싸고 쉽게 받도록 해준다"는 데 있다. 먼저 가장 중요한 의료자원으로서는 의사나 간호사와 같은 의료인력일 것이고, 이어 전문적이고 다양한 약품들일 것이며 그리고 장비와 의료기기, 그 밖의 물리적 공간으로서 수술실이나 중환자실 혹은 병실 등일 것이나, 이러한 모든 것이 어떻게 분배되고 배정될 때 정의롭다고 할 수 있는가 하는 문제이다. 정의란 일상적으로는 지혜와 용기 혹은 절제 등이 각각 그 원칙과 법도에 따라 잘 지켜져 하나의 큰 조화를 이루는 것을 말한다.

이를 사회정의라는 차원에서 요약하면 "각자에게 각자의 몫을 돌려주는 것"이라고 할 수 있다. 한 걸음 더 나아가 분배적 정의라 하면 한 사회 내에서 자원을 공정하게 분배하는 것을 말한다. 이때에도 형식에 따를 것인가 혹은 내용에 따를 것인가에 따라 형식적 정의와 실질적 정의로 나뉜다.

전자의 형식적인 정의는 "같은 것은 같게 취급하고, 다른 것은 다르게 취급하라"라고 하는 아리스토텔레스의 정의의 원칙이라고 할 수 있다. 그러나 동일한 암환자라고 하더라도 남자와 여자, 어린이와 늙은이 혹은 20대와 50대의 환자간의 차이가 있다면, 후자의 실질적인 정의가 각자의 혼자를 위한 현실 기준이 되지 않을 수 없다. 이러하다고 해서 참 정의가 실현되는 것은 아니다. 의료자원 역시 거시적으로 혹은 미시적으로 할당하는가 하는 문제도 여전히 남는다. 그렇다고 해도 최소한의 의료혜택을 받을 수 있는 권리는 있어야 하고, 이는 인간으로서의 존엄성을 지키기 위해 최소한의 의료권을 국가와 사회로부터 보장받을 때 가능하다.

이로써 생명윤리는 생명의 윤리288)로서만 끝나는 것이 아니라, 호스피스 활동과 긴밀한 관계를 가지게 된다. 이것은 인간의 죽음이 분명 하나의 한계상황이라면 어떻게 해야 사람이 가장 편안한 죽음을, 지금 살아

---

288) Ossner. Rumpf. Vahland: *Ethik.* 4.unveraenderte Aufl. Heidelberg. Wiesbaden 1995. S. 73-S.87 : "Aktuelle Probleme der Ethik."

있는 자신의 삶의 한 방식으로서 맞이할 수 있는가를 말한다. 여기에서 우리는 호스피스 활동이 인간존재의 생명윤리와 함께 철학적 중심과제로 부각되지 않을 수 없었음을 알게 된다.

3. 죽음의 위엄성과 영혼의 영원성

죽음을 자신의 본래적인 죽음으로서 직시하는 사람은 자기 자신의 본래적인 삶을 근원적으로 인식할 수 있는 실존적 가능성의 사람이다. 이러한 사람에게 있어 죽음의 가능성은 본래적인 자기 모습을 본연 그대로 보게 하고, 또한 보여줄 수 있는 실존적 삶의 능력이라 할 수 있다. 이러한 실존적 삶의 능력으로서 죽음은 자신이 일방적으로 당하게 되는 죽음이 아니라, 자기 스스로가 자기 자신으로 되는 자기 생성으로서의 죽음이고, 자기 죽음을 자기 죽음으로서 스스로 짊어지는 가능적 존재로서의 죽음이다. 그렇다면 그러한 가능적 인간존재로서의 죽음이란 자기 자신의 죽음을 이미 알고 있다는 사실에 대한 명제적이고 선언적인 죽음 그 이상으로서 일상적인 사망과는 전혀 다른 실존하는 자신의 한 다른 영적 한계방식이다.

이러한 자신의 실존적 죽음 그 자체는 역설적으로 죽어도 살아 있어 순간에도 관계하고, 영원성에도 관계한다.[289] 그러므로 죽음 자체는 삶의 순간에서 영원성을 짊어 나가게 하고, 영원성에서는 삶의 순간을 되가

289) cf. 오진탁: 『죽음. 삶이 존재하는 방식』. 서울: 청림출판 2004: "제8장 죽음, 끝이 아닌 이유." 이와 함께 H. Jonas: 『생명의 원리: 철학적 생물학을 위한 접근』. 한정선 옮김. 서울: 아카넷, 2001: "불멸성과 오늘날의 실존" 참조. J. Pieper: 「Tod und Unsterblichkeit」. Univertas 16(1961). S.1265-S.1280.

지게 한다. 이러한 영원성에서 삶의 순간이나, 삶의 순간에서 영원성을 다 함께 공유하는 실존은 현재를 미래로 기투(企投)하여 적나라한 자신의 현실을 순간 속에서 자신의 영생으로 맞는다. 그러한 영생을 맞이하고 누리는 이들을 위해 사람에게는 영혼[290]이 있어야 하고, 그 영혼을 위해 천국도 있어야 한다. 그러나 그 천국은 하늘 위에 있는 것이 아니라, 사람 가운데 있어야 한다. 왜냐하면 사람들이 사라지면 그 영혼도 사라지고, 또한 천국도 사라질 것이기 때문이다. 천국은 영혼을 위해 존재하고, 영혼은 사람을 위해 존재하나, 사람은 영혼만을 위해서도 존재하지 아니하고, 천국만을 위해서도 존재하지 않는다.

그래서 사람에게 영혼은 있어야 하되, 그 영혼의 영원성에서 자유하는 영혼만이 진정한 실존적 영혼이라 할 수 있다. 이러한 실존적 영혼이란 순간의 유한성이라고 하는 시간성의 지평에서는 자기 내면성을 직시할 수 있는 사람의 생명을 영원히 되살려 주고, 역사성의 지평에서는 자기 본래성을 통관할 수 있는 사람의 인품을 나날이 되살려 준다. 전자의 실존적 시간성의 실현은 결단하는 자신의 생성적 본래성에 관계하고, 후자의 문화적 역사성의 실현은 심연을 드러내는 본연의 영적 인간성에 관계한다. 이러한 본래성과 인간성의 내면을 관통하고 있는 인간존재는 현재와 과거의 사실에서 비롯되나, 아직 오지 않은 미래에서 본래적으로 새 결단을 그때그때마다 강구하게 하는 실존적 초월자에 관계한다.

그러므로 인간존재의 시간성과 역사성이란 실존하는 사람에게는 그냥 지나가 버린 단순한 과거의식에서 비롯되는 것이 아니라, 미래에서 현재에로 성숙하여 다가오는 초월자에 대한 자기 결단으로서의 미래의

---

290) Dakahasi Singi: 『우리가 이 세상에 살게 된 7가지 이유』. 김해석 옮김. 서울 : 해누리, 2000: "다섯: 내 영혼의 주인이 있다." 이하 참조.

식에서 비롯된다. 그렇다면 현재의 사건은 이미 미래에서 일어난 사건이고, 지금의 죽음 역시 이미 미래에서 성숙하여온 기재(旣在)의 죽음인 것이다. 이러한 죽음의 미래의식은 죽은 이의 망령을 망령으로만, 혼백을 혼백으로만 그냥 두지 아니하고, 죽어도 죽을 수 없는, 아니 영원히 되살아나는 역사성의 사람으로 승화시키고, 그 본래성과 인간성을 언제나 새로 생성케 하는 무제약성의 초월자[291]에다 설정한다. 그럼으로써 인류 전체에게는 성인으로서, 그리고 그 자신에게는 선한 영혼으로서 되살아 생동하게 된다.

이로 인해서 사람은 한날처럼 살다가 그 생명을 다하고 사라져 가는 대지의 동물과도 다르고, 죽음도, 삶도 모르는 본연 그대로만 살아가는 하늘의 천사와도 다르다. 오직 사람만이 하늘과 땅을 하나로 잇고, 영과 육을 하나로 가져, 마침내 자기 안팎에서 질곡의 생과 삶 그리고 죽음을 시간적으로나 공간적으로 언제나 하나의 총체성으로서 되가지는 '내일'의 영성인 것이다.

---

291) K. Jaspers: 『초월자의 암호』. 이종후. 정영도 옮김. 대구 : 이문출판사, 1996. 참조.

▪ 부록 1 ▪

호스피스에 관한 국내의 석 · 박사학위논문 제목

1. 박사

박혜자: 호스피스 환자의 생존 예측인자 분석연구, 중앙대 대학원, 2002.

신명호: 말기환자에 대한 원목의 역할, 풀러신학대학원, 1996.

윤은경: 노인복지시설의 호스피스 운영모형개발, 부산대 대학원, 2002.

최화숙: 한국 호스피스전달체계 모형개발, 중앙대 대학원, 1999.

황나미: 재가 말기암환자 임종간호의 비용-편익 분석: 입원 대안으로, 서울대 대학원, 2000.

2. 석사

강두형: 웨슬레와 호스피스를 통해 본 치유목회, 협성대 신학대학원, 2003.

강성창: 종합병원 병동형 호스피스에 관한 건축계획적 연구: 병동형 호스피스의 공간구성 계획을 중심으로, 한양대 건축디자인대학원, 2003.

강은희: 목회적 관점의 호스피스 케어, 협성대 신학대학원, 2001.

곽미라: 소아 호스피스의 실내계획에 관한 연구: 병실 UNIT와 비약물 전환치료를 위한 공간을 중심으로, 홍익대 건축도시대학원, 2002.

권형득: 기독교 윤리에서 본 안락사 문제, 협성대 신학대학원, 2001.

김경수: 호스피스를 통한 목회적 돌봄, 감리교신학대 신학대학원, 1999.

김경자: 호스피스의 활성화방안에 관한 연구, 동아대 정책과학대학원, 2001.

김광옥: 뇌졸중 환자를 위한 호스피스 역할에 관한 연구: 고대병원과 삼성의료원을 중심으로, 건국대 행정대학원, 2003.

김교덕: 호스피스 자원봉사자교육의 필요에 관한 연구, 단국대 행정법무대학원, 2002.

김미라: 호스피스 대상인 가족이 사별후에 사회심리적 문제와 서비스 연구, 가톨릭대 사회복지대학원, 2002.
김미령: 호스피스 간호중재가 유방절제술을 받은 환자의 우울에 미치는 영향, 고신대 보건대학원, 1997.
김범용: 임종목회에 있어서의 Hospice사역, 목원대 신학대학원, 2001.
김성규: 말기암 환자의 영적 태도에 관한 연구: 기독교인과 비기독교인 차이 중심으로, 계명대 목회신학대학원, 1999.
김성용: 목회적 관점의 호스피스, 총신대 신학대학원, 2000.
김신희: 호스피스의 현황과 효율적 운영방안에 관한 연구, 단국대 행정법무대학원, 2002.
김은미: 한국인의 죽음이해와 기독교 호스피스적용에 대한 연구, 장로회신학대 대학원, 2001.
김은하: 임종목회의 적극적인 대안으로서의 호스피스, 장로회신학대 신학대학원, 2000.
김일우: 임종자와 유가족의 위기적응에 대한 사목적 배려에 관한 연구. E. Kubler Ross의 이론을 중심으로, 수원가톨릭대 대학원, 1992.
김정수: 호스피스(Hospice)에 관한 건축계획적 연구, 한양대 대학원, 1998.
김정이: 사회적 지지를 중심으로 한 가정호스피스활동이 노인의 죽음태도에 미치는 영향, 호남대 행정대학원, 2003.
김정희: 죽음 및 호스피스(Hospice)에 관한 의료인의 태도조사 연구: 간호사와 의사를 중심으로, 한양대 행정대학원, 1991.
김종엽: 기독교 호스피스사역을 통한 선교목회적 연구, 총신대 선교대학원, 2002.
김종필: 중년기의 위기와 목회적 대응 방법, 감리교신학대 신학대학원, 2001.
김지원: 임종환자의 목회적 배려, 한신대 신학대학원, 1995.
김진영: 말기환자를 위한 독립형 호스피스계획에 관한 연구, 홍익대 건축도시대학원, 2001.
김진희: 말기암환자 가족에 대한 호스피스 케어의 효과, 고려대 교육대학원,

2003.
김현숙: 말기암환자 가족에 대한 호스피스 케어의 정보적 지지 제공효과, 서울대 대학원, 1999.
김혜경: 목회현장에서 호스피스를 위한 음악치료 활용방안: 교회음악을 중심으로, 한세대 대학원, 2002.
김혜진: 안락사의 도덕성에 관한 연구, 동아대 교육대학원, 2000.
김희경: 죽음과 임종에 대한 교회 호스피스의 역할에 관한 연구, 서울신학대 사회복지대학원, 1999.
김 숙: 한국 호스피스 서비스의 실태분석과 개선방안, 중앙대 사회개발대학원, 2002.
남미애: 임종자와 그 가족의 심리사회적 반응과 대처방안: 사회사업적 접근을 중심으로, 부산대 대학원, 1990.
남장숙: 호스피스 환자 주 부양자를 위한 서비스에 관한 연구, 강남대 대학원, 2000.
민경익: 노인 문제와 교회 역할, 서울신학대 신학대학원, 1998.
박석춘: 호스피스자원봉사자의 죽음의식에 관한 연구, 고려대 대학원, 1992.
박선희: 호스피스 자원봉사자의 죽음의식에 관한 비교 연구: 호스피스 교육이수자와 비이수자를 중심으로, 대구가톨릭대 보건과학대학원, 2001.
박재필: 안락사에 대한 기독교윤리학적 접근과 대응, 장로회신학대 교역대학원, 2000.
박현웅: 호스피스 사역을 위한 목회상담 연구, 호남신학대 신학대학원, 2000.
박홍준: 호스피스 대상 환자에 대한 목회적 돌봄, 아세아연합신학연구원, 1993.
배영란: 호스피스 간호역할에 대한 임상간호사의 지각 및 수행과 호스피스 환자의 기대 및 만족 정도, 이화여대 교육대학원, 2000.
배은숙: 불교 호스피스실태와 활용화방안에 관한 연구: 정토마을의 사례를 중심으로, 동국대 사회과학대학원, 2003.
백남준: 교회의 호스피스 활동에 관한 연구, 단국대 행정법무대학원, 2001.
백민선: 대구지역 호스피스 자원봉사활동의 실태와 만족도에 따른 활성화 방안,

계명대학교 여성학대학원, 2003.
백지원: 대인간호 중재기법을 적용한 사례연구: 호스피스 자원봉사자를 대상으로, 이화여대 대학원, 2000.
변인숙: 임종자와 유가족의 영적 성장을 위한 목회적 돌봄: Hospice care를 중심으로, 협성대 신학대학원, 2000.
서경숙: 죽음 및 임종환자를 위한 교회 호스피스 프로그램 연구, 서울신학대 상담대학원, 2003.
서영숙: 우리나라 암환자의 Hospice care에 관한 실증적 연구, 경희대 행정대학원, 1995.
서영준: 호스피스 자원봉사교육프로그램의 발전방안, 동아대 대학원, 1999.
성기순: 호스피스 프로그램개발을 위한 임종환자 가족의 실태조사연구, 中央大 사회개발대학원, 1997.
성정경: 백혈병의 진행단계에 따른 병자와 그 가족의 적응과업에 대한 의료사회사업적 개입, 중앙대 사회개발대학원, 1986.
소병근: 죽음이해와 임종교역에 관한 연구: 한국교회의 임종교역 방안모색을 위하여, 연세대 련합신학대학원, 1994.
소외숙: 호스피스 간호가 말기암환자의 삶의 질에 미치는 효과에 관한 연구, 경희대 대학원, 1991.
손행자: 효과적인 호스피스 서비스를 위한 사례관리 적용연구, 한일장신대 기독교사회복지대학원, 2003.
송미옥: 영적 간호중재가 호스피스환자의 영적 안녕과 우울에 미치는 효과, 계명대 대학원, 2003.
심경주: 호스피스가 말기암환자의 삶의 질에 미치는 효과에 관한 연구, 원광대 행정대학원, 1996.
심규미: 환자・보호자와 의료인들의 호스피스에 관한 인지도 연구, 경희대 행정대학원, 2000.
안경아: 농촌노인의 죽음에 대한 태도 및 준비에 관한 연구, 강남대 대학원, 2001.

안유진: 호스피스케어를 받고 있는 암환자 가족의 심리 · 사회적인 욕구, 서강대 공공정책대학원, 2003.
안종운: 일부 대학생들의 호스피스에 관한 인지도 연구, 경희대 대학원, 2001.
양용석: 임종자와 유가족을 위한 목회적 돌봄, 숭실대 기독교학대학원, 2001.
양은경: 호스피스 자원봉사활동의 활성화 방안에 관한 연구, 한일장신대 아시아 태평양국제신학대학원, 2002.
여신현: 임종환자의 목회적 배려: 호스피스 사역을 중심으로, 한신대 신학대학원, 1998.
염자룡: 21세기 미래사회의 변동에 대처할 교회의 복지목회에 관한 연구, 장로회신학대 신학대학원, 1999.
오가원: 호스피스 자원봉사자 활용에 관한 연구, 한양대 행정대학원, 1997.
오금옥: 양로시설거주노인의 호스피스 케어 욕구에 관한 사례연구, 한성대 행정대학원, 2003.
오성환: 임종노인의 복지실태와 개선방향, 대전대 경영행정대학원, 2001.
원영길: 호스피스환자의 가족지지를 위한 사회복지적 지원에 관한 연구, 중앙대 사회개발대학원, 2000.
유승연: 호스피스 간호가 말기 암환자의 삶의 질에 미치는 영향, 연세대 대학원, 2001.
윤매옥: 영적 간호중재가 호스피스 환자의 통증과 불안에 미치는 효과, 원광대 보건환경대학원, 2001.
윤석노: 호스피스의 죽음 이해와 상담, 장로회신학대 대학원, 2003.
윤양란: 말기암환자의 통증 양상 및 관리에 관한 연구: 호스피스 기관 대상자를 중심으로, 인제대 대학원, 2003.
윤영일: 호스피스 대상 환자들에 대한 목회자들의 인지도 연구, 고신대 대학원, 1998.
윤진영: 호스피스활동에 대한 사회사업가의 역할: 사례연구, 대구효성가톨릭대 대학원, 1998.
이계홍: 노인의 죽음에 대한 복지정책연구, 국민대 행정대학원, 1995.

이관우: 죽음의 위기에 대한 목회상담 연구, 한신대 신학대학원, 1997.
이광재: 한국 호스피스의 활성화를 위한 의료사회사업적 개입방안 연구, 중앙대 사회개발대학원, 1994.
이길주: 우리나라 소아암환아의 의료사회사업에 관한 연구, 경희대 행정대학원, 1995.
이대건: 임종자에 대한 봉사의 교역, 한신대 신학대학원, 1991.
이미향: 호스피스 환자에 대한 목회적 돌봄, 총신대 대학원, 1998.
이석영: 호스피스를 위한 교회의 참여, 장로회신학대 대학원, 2001.
이석영: 임종환자를 위한 교회의 호스피스 교역에 관한 한 연구, 장로회신학대 신학대학원, 1997.
이성순: 호스피스에 대한 인지도 및 간호요구에 관한 연구: 종교간의 차이를 중심으로, 중앙대 행정대학원, 2000.
이영선: 호스피스 사회복지사의 역할에 대한 의료사회복지사의 인식연구, 이화여대 대학원, 2002.
이용학: 헨리 나우웬(Henri J. M. Nouwen)의 사상이 목회 상담에 주는 의미, 총신대 신학대학원, 2000.
이우상: 죽음에 대한 이해와 그 목회적 적용에 대한 연구, 총신대 신학대학원, 1994.
이은숙: 호스피스 자원봉사 활동이 봉사자와 가족에게 미치는 영향, 중앙대 사회개발대학원, 1996.
이은자: 호스피스에 대한 태도의 실태조사 연구, 원광대 행정대학원, 1998.
이인호: 기독교적 관점에서 바라본 안락사, 총신대 신학대학원, 2000.
이전마: 호스피스환자와 가족의 간호요구 조사: 일 종합병원 호스피스실을 중심으로, 부산대 대학원, 2000.
이정애: 호스피스 자원봉사자의 죽음에 대한 태도, 경북대 보건대학원, 1997.
이종경: 가정 호스피스 활동에서의 본당 공동체의 역할, 가톨릭대 대학원, 2002.
이주일: 호스피스 자원봉사활동의 만족도에 영향을 미치는 요인에 관한 연구, 전주대 행정대학원, 2002.

이준영: 말기의료서비스 소비자의 문제와 대응방안: 안락사와 호스피스를 중심으로, 서울대 대학원, 2003.

이지윤: 웹 기반 교육에서 학습동기에 관한 주관성 연구: Q 방법을 중심으로, 한양대 대학원, 2002.

이해숙: 호스피스 환자와 비호스피스 환자의 영적 안녕과 삶의 질, 경북대 대학원, 2002.

이현주: 죽음과 호스피스에 대한 간호사의 태도 연구, 동아대 정책과학대학원, 2002.

이혜원: 말기암 환자 가족에 대한 호스피스 팀의 정보적 지지 제공 효과, 계명대 대학원, 2001.

이홍범: 목회자의 호스피스 사역에 관한 연구, 단국대 행정대학원, 2000.

이희정: 호스피스 간호사 및 호스피스 전문간호사 수요추계에 관한 연구, 삼육대 대학원, 2003.

임향숙: 우리나라 호스피스 Social Worker의 역할에 관한 연구, 경희대 행정대학원, 2000.

장귀남: 재가 호스피스 프로그램 활성화를 위한 탐색적 고찰: 서울 강북구 중심으로, 건국대 행정대학원, 2002.

장석현: 독립형 호스피스 제도가 총체적 치유사역에 미치는 영향, 아세아연합신학대 대학원, 2001.

장 미: 한국 호스피스운영실태와 그 활성화 방안에 관한 연구, 단국대 행정대학원, 2000.

전인수: 죽음에 대한 준비교육으로서 목회자의 역할, 한일장신대 신학대학원, 2000.

전주리: 암환자와 그 가족의 정서적 돌봄을 위한 목회 상담, 연세대 연합신학대학원, 2002.

정기화: 호스피스 및 호스피스 프로그램에 대한 간호사 및 의사의 태도, 경북대 대학원, 1995.

정대진: 말기환자를 위한 영적 돌봄에 관한 연구, 목원대 신학대학원, 2001.

정연화: HOSPICE 환자에 대한 목회적 사역, 천안대 기독신학대학원, 2002.
정윤철: 삶의 종료와 관련된 의학적 의사결정의 의료윤리학적 연구, 연세대 대학원, 1996.
정재우: 교회의 사명으로서 「호스피스」의 신학적 근거와 실천방향에 관한 연구, 가톨릭대 대학원, 1999.
정충환: 고령화사회에서 호스피스가 노인복지에 미치는 영향에 관한 연구, 원광대 행정대학원, 2002.
조광현: 호스피스 시설의 유형별 공간구성에 관한 건축 계획적 연구, 한양대 산업대학원, 2002.
조 현: 우리나라 호스피스 프로그램의 개발에 관한 연구, 서울대 대학원, 1993.
주리애: 호스피스 자원봉사자 교육이 죽음에 대한 성향에 미치는 효과, 광주대 경상대학원, 2000.
천영호: 한국 호스피스 실태분석 및 개선방안, 단국대 행정대학원, 2000.
최광희: 말기암환자의 호스피스 자원봉사자 서비스에 대한 요구도와 만족도 조사, 전남대 대학원, 2003.
최남열: 노인복지 사역을 통한 복음전도, 안양대 신학대학원, 2002.
최복희: 호스피스 팀웍접근에 있어서의 사회복지사의 역할한계에 관한 연구, 가톨릭대 사회복지대학원, 2002.
최상옥: 한국의 호스피스 운영실태와 그 인지도에 관한 연구, 한양대 행정대학원, 1994.
최숙경: 호스피스 병동에 입원한 말기암환자의 통증관리, 가톨릭대 산업보건대학원, 1997.
최인섭: 죽음위기에 대한 목회적 돌봄에 관한 연구, 한신대 신학대학원, 1995.
최인섭: 사별위기 목회상담에 관한 연구, 건국대 교육대학원, 1995.
최종대: 죽음의 위기에서 목회상담자의 역할에 관한 연구, 전주우석대 교육대학원, 1993.
하영창: 종합병원 호스피스 병동부의 공간구성에 관한 연구, 서울시립대 대학원, 2002.

하은희: 한국 기독교 노인복지의 프로그램 개발에 관한 연구, 단국대 행정대학원, 1998.

한영미: 호스피스 환자의 영적 요구, 가톨릭대 산업보건대학원, 2000.

허성철: 엠마오사람들—Emmaus People: 엠마오사랑병원 보고서, 경희대 언론정보대학원, 2002.

황봉규: 말기환자와 임종전후 그의 가족의 위기관리를 위한 목회적 돌봄, 서울신학대 상담대학원, 2000.

▪ 부록 2 ▪

호스피스(철학)와 관련된 국내외의 참고문헌

가톨릭대학교 강남성모병원 호스티스 팀: 『(마지막 여정의) 길벗: 호스트팀 증례집』. 서울: 가톨릭대학교 출판부, 1998.

강구정: 『나는 외과의사다』. 서울: 사이언스북스, 2004.

김건열: 『인간복제: 희망인가, 재앙인가』. 서울: 단국대학교출판부, 2002.

김건열: 『존엄사』. 서울: 최신의학사, 2005.

김균진: 『죽음의 신학』. 서울: 대한기독교서회, 2002.

김수지 외: 『호스피스 총론』. 서울: 한국호스피스협회, 2001.

김수지: 『한국 호스피스의 어제와 오늘』. In: 「호스피스 학술지」. 제1권 제1호. 한국 호스피스협회, 2001.

김열규: 『메멘토모리. 죽음을 기억하라: 한국인의 죽음론』. 서울: 궁리, 2001.

김영임(노래): 『회심곡』. 오아시스, OCP-68. 서울: 1997. CD.

김옥라: 『삶과 죽음을 생각하는 회. 1991-2001』: 창립10년. 서울: 각당복지재단. 한국자원봉사능력 개발연구회. 삶과 죽음을 생각하는 회, 2001.

김용일: 「대중문화와 실존철학」. In: 계명대학교 철학과. 「목요철학세미나 자료집」 1996.

김준석: 『호스피스 안내』. 서울: 한국의학원, 2003.

김지하: 『생명』. 입장총서 9. 서울: 솔출판, 1992.

김창곤: 「호스피스환자의 심리사회적 사정」. 서울: 한국사회복지학회, 1999.

고순호: 『불교학개관』. 5판. 서울: 의문출판사, 199.1

구연상: 『공포와 두려움 그리고 불안』. 서울: 청계출판사, 2002.

근등유: 『환자와 의사의 인간학』. 강신익 편역. 서울: 장학, 1995.

노유자: 『호스피스와 죽음』. 서울: 현문사, 1995.

맹용길: 『생명의료윤리』. 서울: 장로회 신학대학 출판부, 1987.

박남규: 『호스피스: 아름다운 봉사자』. 서울: 국민일보사, 1999.
박이문: 『문명의 위기와 문화의 전환. 생태학적 세계관을 위하여』. 서울: 민음사, 1996.
박종영(편): 『최유리 그림. 당신은 아이들을 어떻게 이해하고 키울 것인가? 에니어그램 성격유형과 성공적인 양육법』. 서울: 대왕사, 1999.
박준식: http://skpark.kmu.ac.kr: 「박준식의 정보서비스와 탑의 세계」. "불교문화와 탑". 강연자료 탑. 2006.
백승균: 『헬무트 플레스너의 철학적 인간학』. 대구: 계명대학교출판부, 2005.
백승균: 『실존철학과 현대』. 대구: 계명대학교출판부, 1989.
백승균 외: 『해석학과 현대철학』. 서울: 철학과 현실사, 1996.
서광일: 「철학은 고향을 그리는 마음이다」. In: 『목요철학세미나 자료집 (1980. 10-1994. 10)』. 대구: 계명대학교 철학과. 소병욱: 『생명윤리: 기초부터 알자』. 서울: 분도출판, 1996.
신영훈: 『한옥의 조형』. 서울: 대원사, 1989.
안영배: 『한국건축의 외부공간』. 서울: 보진재출판사, 1980.
영목수자: 『스즈키 히데코의 9가지 성격. 에니어그램 속에 숨겨진 진정한 나를 찾아서』. 권태경 역. 서울: 대청, 1998.
오야마 레이지: 『죽음에 대한 대비, 죽음 및 그 후의 세계』. 유제영 옮김. 서울: 크리스챤 서적, 2002.
오종림: 『나는 역술을 이렇게 본다』. 서울: 솔출판사, 1997.
오진탁: 『죽음, 삶이 존재하는 방식』. 서울: 청림출판, 2004.
오진탁: 『마지막 선물』. 서울: 세종서적, 2007.
와쓰지 데쓰로: 『인간의 학으로서의 윤리학 』. 최성묵 옮김. 대구: 이문출판사, 1995.
우재현: 『에니어그램 성격유형검사』. 서울: 정암서원, 2000.
이계학: 「단군신화의 교육학적 고찰」. 『정신문화연구』. 1986 봄호. 통권 제28호.
이삼열(엮음): 『생명의 신학과 윤리』. 서울: 열린문화, 1997.
이양호: 『막스 셸러의 철학. 인간에 있어서 영원한 것의 의미』. 대구: 이문출판사,

1996.
이을상: 「막스 쉘러 윤리학에 있어서 가치와 인격」. 동아대학교 대학원, 1992.
이이지마 나츠키: 『오늘도 살아 있습니다』. 김활란 옮김. 서울: 이너북, 2005.
이종성 편: 『베스트성경』. 서울: 성서교재간행사. 1995.
이진우: 「낙태: 자유인가, 살인인가?」. In: 계명대학교 철학과, 『목요철학세미나 자료집』. 1993.
이진우. 이유택. 권의섭. 박매애: 『인간복제에 관한 철학적 성찰』. 서울: 문예출판사, 2004.
이창영: 『생명윤리: 가톨릭교회의 가르침: 생명윤리』. 서울: 한국천주교 중앙협의회, 2003.
이혜원: 「말기암환자가족에 대한 호스피스팀의 정보적 지지제공효과」. In: 『호스피스 학술지』. 제1권, 제1호, 한국호스피스협회 2001.
임종식: 구인회: 『삶과 주음의 철학. 생명윤리의 핵심쟁점에 대한 철학적 해부』. 서울: 아카넷, 2003.
임홍빈: 『기술문명과 철학』. 서울: 문예출판사, 1995.
자도 궁직자: 『종말기 의료: 말기환자와 함께 하는 의료』. 최학준 번역. 서울: 을지서적, 1997.
장사익(노래): 『하늘가는 길』. YWKC 0013, 예원. 킹레코드사, 서울: CD.
장사익(노래): 『허허바다, 행복을 뿌리는 판』. SRCD-1440. 서울음반. 서울: 2000. CD.
장현숙: 『호스피스 완화의료 정책개발을 위한 단계적 접근』. 호스피스 완화의료심포지엄, 2001.
전광식: 『고향: 그 철학적 반성』. 서울: 문학과 지성사, 1999.
정동호 외편: 『죽음의 철학. 현대철학의 논의를 중심으로』. 서울: 청람문화사, 1986.
정영순: 『호스피스(선종봉사)』. (대구.경북) 지역동향, 1993.
정영훈: 『근대 한국민족교육에서의 단군』. In: 정신문화연구 1986 / 봄.
정해창(엮음): 『인간성 상실과 위기극복』. 서울: 철학과 현실사, 1995.

조가경: 『실존철학』. 서울: 박영사, 1961.
조계종(편저): 『불교입문』. 서울: 조계종출판사, 2000.
조계종(편저): 『불교교리』. 서울: 조계종출판사, 2001.
조유향: 『호스피스』. 개정판. 서울: 현문사, 1994.
조지훈: 『한국문화사서설. 서울: 탐구당, 1964.
조 현: 「호스피스의 비용효과에 관한 고찰」. 한국노년학연구, 1993.
주남철: 『한국주택건축』. 서울: 일지사, 1980.
최길성: 『무속의 세계』. 서울: 정음사, 1984.
최완수: 『면찰순례 1』. 서울: 대원사, 1998.
최재천: 『생명이 있는 것은 다 아름답다』. 서울: 효형출판사, 2001.
최준식: 『한국인에게 문화가 없다고』. 서울: 사계절, 2000.
최준식: 『한국종교 이야기』. 서울: 한울, 1995.
한국의료윤리교육학회편(전재규). 『호스피스』. 서울: 계축문화사, 2001.
한국호스피스 완화의료학회: 『편안한 임종: 호스피스 안내』. 서울: 한국의학원, 2003.
한동윤: 『호스피스』. 서울: 말씀과 만남, 1993.
한성숙: 「호스피스 대상자와 윤리문제」. 서울: 신학과 사상, 2002.
한자경: 「야누스적 에로스. 에로스에 함축된 삶의 본능과 죽음의 본능」. In: 계명대학교 철학과; 목요철학세미나 자료집 1997.
허재윤: 『인간이란 무엇인가?』. 대구: 이문사, 1986.
황나미: 『호스피스의 제도화 방안』. 서울: 한국보건사회연구원, 1995.
황동윤: 『호스피스』. 서울: 말씀과 만남, 1993.

Allemann, B.: *Zeit und Figur beim späten Rilke*. Pfullingen 1961.
Ballauff, Th.: *Systematische Paedagogik*. Heidelberg 1926.
Baron, Renee and Wagele, Elizabeth.: 『사람을 알 수 있는 9가지 방법』. 최연실 역. 서울: 청림, 1997.

Beauchamp, T. L. & Childress, J. F.: 『생명의료윤리』. 김상득 옮김. 서울: 철학과 현실사, 2000.

Berlinger, R.: *Das Nichts und der Tode*. Frankfurt(M) o.J.

Blackham, H. J.: *Six existentialist Thinkers*. New York 1959.

Bloch, E.: *Erbschaft dieser Zeit*. erw.Ausg. Frankfurt(M) 1962.

Bloch, E.: 『희망의 원리』. 박설호 옮김. 서울: 열린책들, 2006.

Bloch, E.: *Erbschaft dieser Zeit*. Frankfurt(M) 1962.

Bloch, E.: *Tendenz-Lastenz-Utopie*. Frankfurt(M) 1978.

Boehm, Gero von: 『오디세이 3000: 미래로의 여행』. 장혜경 역. 서울: 이끌리오, 1999.

Bollnow, O.F.: 『삶의 철학』. 백승균 역. 중판. 서울: 경문사, 1988.

Bollnow, O.F.: 『실존철학이란 무엇인가』. 최동희 역. 서울: 양문사, 1961.

Bollnow. O.F.: *Mensch und Raum*. 4.Aufl. Stuttgart 1980.

Bollnow, O.F.: *Rilke*. 2. erw.Aufl. Stuttgart 1956.

Bollnow, O.F.: Das *Vehältnis zur Zeit*. Heidelberg 1972.

Bollnow, O.F.: 『인식의 해석학: 인식의 철학 I』. 백승균 역. 서울: 서광사 1993.

Bollnow, O.F.: 『진리의 양면성: 인식의 철학 II』. 백승균 역. 서울: 서광사 1994.

Buddeberg, E.: *Rainer Maria Rilke. Eine Biographie*. Stuttgart 1954.

Callahon, William J.: 『나는 어떤 사람일까: 에니어그램과 청소년』. 박종영 역. 서울: 성바오로, 2000.

Capra, F.: 『히든 커넥션. 나와 세상을 바꾸는 새로운 힘의 패러다임』. 강주헌 역. 서울: 휘슬러, 2003.

Cameron, Niegel M.de S.: 『기독교 의료윤리』. 천성수 역. 서울: 햇불, 1993.

Camus, A.: *Der Mythos von Sisphos. Ein Versuch über das Absurde*. Düsseldorf 1968.

Coret, E.: 『해석학』. 신귀현 역. 서울: 종로서적, 1991.

Dakahasi S.: 『우리가 이 세상에 살게 된 7가지 이유』. 김해석 옮김. 서울: 해누리, 2000.

Deeken, A.: 『죽음을 어떻게 맞이할 것인가』. 오진탁 옮김. 서울: 궁리출판, 2002.

Dessauer, F.: 『인간이란 무엇인가. 칸트의 4가지 물음』. 왜관: 분도출판사, 1979.

Diemer, A.: 『철학적 해석학』. 백승균 역. 서울: 경문사, 1982.

Dilthey, W.: *Weltanschauungslehre. Abhandlungen zur Philosophi der Philosophie*, 4.Aufl. Stuttgart u. Darmstadt 1968.

Ferber, Ch. von: 「Soziologische Aspekte des Todes. Ein Versuch über einige Beziehungen der Soziologie zur Philosophischen Ahthropologie. *Zeitschrift für evangelische Ethik* 7 (1963).

Feuerbach, L.: 「Gedanken über Tod und Unsterblichkeit」. In: *Jugendschriften von Ludwig Feuerbach*. Hrsg. von Hans Martin Sass, Stuttgart und Bad Cannstatt 1962.

Fischer, F. C.: *Existenz und Innerlichkeit. Eine Einführung in die Gedankenwelt S. Kierkegaards*. München 1969.

Fischl, J.: 『생철학』. 백승균 편역. 서울: 서광사, 1987.

Fricke, G. u. Klotz: *Geschichte der deutschen Dichtung*. Hamburg 1962.

Fuchs, W.: *Todesbilder in der modernen Gesellschaft*. Frankfurt(M) 1969.

Fulton, R.(Hrsg.): Death and Identity. New York, London, Sydney 1965.

Gadamer, H.G.: 『진리와 방법 I. 철학적 해석학의 기본특징들』. 이길우 외 역. 서울: 문학동네, 2000.

Gelven, M.: 『존재와 시간 입문서』. 서울: 시간과 공간사, 1991.

Gehlen, A.: *Der Mensch. Seine Natur und seine Stellung in der Welt*. 9.Aufl. Fankfurt(M) 1971.

Gehlen, A.: *Moral und Hypermoral*. Wiesbaden 1986.

Gehlen, A.: *Urmensch und Spätkultur*. Wiesbaden 1986.

Geyer, C. F.: *Einführung in die Philosophie der Kultur*, Darmstadt 1994.

Gillon, R.: 『의료윤리』. 박상혁 옮김. 서울: 아카넷, 2005.(p. 135면 이하)

Goldberg, M. G.: 『에니어그램. 성격의 리더십』. 박종영 역. 서울: 상상북스, 2001.

Grabert, W.u. Mulot, A.: *Geschichte der deutschen Literatur*. 7.Aufl. München 1961.
Graham, B.: 『죽음이란 무엇인가: 기독교관점에서 본』. 지상우 역. 서울: 크리스챤 다이제스트, 1998.
Habermas, J.: 『인식과 관심』. 강영계 옮김. 서울: 고려원, 1983.
Hammer, F.: 『*Die exzentrische Position des Menschen. Helmut Plessners philosophische Anthropologie. Methode und Grundlinien der philosophischen Anthropologie Helmut Plessners*. Bonn 1967.
Harris, J.: The Value of Life. an Introduction to Medical Ethics. London 1985.
Hegel, G. W. F.: 『철학강요』. 서동익 역. 서울: 을유문화사, 1985.
Heidegger, M.: 『신은 죽었다』. 최동희 역. 서울: 양문문고, 1959.
Heidegger, M. : 『이정표 I』. 신상희 옮김, 서울: 한길사, 2005.
Heidegger, M.: 『존재와 시간』. 이기상 옮김. 서울: 까치글방, 1999.
Heidegger, M.: Bauen Wohnen Denken, In: Heidegger, *Vorträge und Aufsätze* II, 3.Aufl. Pfullingen 1967.
Heinemann, F.: 『실존철학: 살았는가, 죽었는가』. 황문수 역. 서울: 문예출판사, 1977.
Hirschberg, J.: 『서양철학사 I』. 강성위 역. 대구: 이문사, 1987.
Hofmannsthal, H. von: *Die Gedichte und kleinen Dramen*. Leipzig 1930.
Honor, S. M. & Hunt, T.C.: 『철학에의 초대』. 윤찬원. 곽신환 역. 서울: 경문사, 1982. 141 이하.
Hudson, R.R. and Richard, D.: 『에니어그램의 지혜』. 주혜명 역. 서울: 한문화멀티미디어, 2000
Ignatow, A.: *Anthropologische Geschichtsphilosophie. Für eine Philosophie der Geschichte in der Zeit der Postmoderne*. St. Augustin 1993.
Ineichen, H.: 『철학적 해석학』. 문성화 옮김. 서울: 문예출판사, 1998.
Jaspers, K.: 『비극론』. 신일철 역. 서울: 신조문화사, 1962.
Jaspers, K.: 『철학입문』. 윤성범 역. 서울: 을유문화사, 1983.
Jaspers, K.: 『이성과 실존』. 황문수 역. 서울: 서문당, 1977.

Jaspers, K.: 『계시에 직면한 철학적 신앙』. 왜관: 분도출판사, 1989.

Jaspers, K.: 『초월자의 암호』. 이종후. 정영도 역. 대구: 이문출판사, 1996.

Jaspers, K.: *Philosophie II. Existenzerhellung*. 3.Aufl. Berlin. Heidelberg 1956.

Jaspers, K.: *Philosophie III. Metaphysik*. 3.Aufl. Berlin. Heidelberg 1956.

Jaspers, K.: *Schicksal und Wille*. München 1967.

Jonas, H.: 『생명의 원리. 철학적 생물학을 위한 접근』. 한정선 역. 서울: 아카넷, 2001.

Jones, W. H. S.: 『의사의 선서』. 권성수 역. 서울: 횃불, 1993.

Kalina, K.: 『영혼의 호스피스』. 안은희 역. 서울: 바오로딸, 1999.

Kant, I.: 『순수이성비판』. 최재희 역. 개정중판. 서울: 박영사, 2002.

Kierkegaard, S.: 『죽음에 이르는 병』. 김용일 옮김. 대구: 계명대학교출판부, 2006.

Kierkegaard, S.: *Die Krankheit zum Tode. Eine christliche-psychologische Entwicklung zur Erbauung und Erweckung*. 1966.

Kim, Y. I.: *Existentielle Bewegung und existentielles Verstehen bei Sören Kierkegaard*.(Diss.). Regensburg 1992.

Kübler-Ross, E.: 『죽음의 순간』. 김진욱 역. 서울: 자유문학사, 2000.

Landmann, M.: 『철학적 인간학』. 진교훈 역. 서울: 경문사, 1977.

Lee, Y. T.: *Vom Seinkönnen zum Seinslassen. Heideggers Denken der Freieheit*.(Diss.). Würzburg 2000.

Lieber, H.-J.: *Kulturkritik und Lebensphilosophie*. Darmstadt 1974.

Longaker, C.: 『죽음 앞에서 만나는 새로운 삶』. 조원현 역. 대구: 계명대학교출판부, 2006.

Lorenz, K.: 『현대의 철학적 인간학』. 강학순 옮김. 서울: 서광사, 1997.

Marcuse, H.: *Kultur und Gesellschaft I*. Frankfurt(M) 1971.

Markun, S.: 『희망의 철학자 블로흐』. 백승균 옮김. 대구: 계명대학교출판부, 1982.

Metzger, A.: *Freiheit und Tod*. Tübingen 1955.

Neumann, W. G.: *Kristische Theorie der Kultur heute. Der Mensch zwischen revolutionaerer Selbsterhaltung und evolutionaerer Selbstverwirklichung.* Essen 1993.

Nietzsche, F.: 『비극적 사유의 탄생』. 이진우 역. 서울: 문예출판사, 1997.

Nietzsche, F.: *Wille zur Macht. Versuch einer Umwertung aller Werte.* Stuttgart 1959.

Nuland, S. B.: 『사람은 어떻게 죽음을 맞이하는가』. 명희진 역. 서울: 세종서적, 2003.

Ossner. Rumpf. Vahland: *Anthropologie*. Heidelberg. Wiesbaden 1990.

Ossner. Rumpf. Vahland; *Ethik*. Heidelberg. Wiesbaden 1995.

Peursen, C. A. van.: 『몸. 영혼. 정신: 철학적 인간학 입문』. 손봉호. 강영안 공역. 서울: 서광사 1985.

Pieper, J.: 「Tod und Unsterblichkeit」. *Univertas* 16(1961).

Platon: 『국가/소크라테스,의 변명』. 조우연 역. 서울: 삼성출판사, 1977.

Platon: 『국가/파이돈』. 박종현 역. 중판. 서울: 휘문출판사, 1984.

Plessner, H.: *Die Stufen des Organischen und der Mensch. Einleitung in die philosophische Anthropologie*, 2.Auf. Berlin 1965.

Poeggeler, O.(Hrsg.): 『해석학적 철학』. 박순영 역. 서울: 철학과 현실사, 2001.

Potter, V. R.: *Bioethics, bridge to the future*. 1971.

Rinpoche, S.: 『삶과 죽음을 바라보는 티베트의 지혜』. 오진탁 옮김. 서울: 민음사, 2006.

Rotenstreich, N.: 『청년 맑스의 철학』. 정승현 옮김. 서울: 미래사, 1986.

Rudolph, B.: *Das Nichts und der Tod*. Frankfurt(M) o. J.

Russell, B.: *Wisdom of the Western. A Historical Survey of Western Philosophy in its Social and Political Setting*. Rathbone Books Ltd. London 1959.

Salamun, K.: 『칼 야스퍼스』. 정영도 역. 대구: 이문출판사, 1996.

Scott, G. : *The architecture of humanism. A study in the history of taste.* London 1980.

Schaeffer, F. A. & Koop, E.: 『인간. 그 존엄한 생명』. 김재영 옮김. 서울: 라브리, 1988.

Scheler, M.: 『인간의 지위.』. 최재희 역. 서울: 박영사, 1976.

Scheler, M.: 『철학적 인간학』. 신상호 역. 서울: 정음사, 1976.

Scheler, M.: 「Tod und Fortleben」. In: *Schriften aus dem Nachlass*. Hrsg. von Maria Scheler. 2.Aufl. Bern 1957.

Schopenhauer, A.: *Die Welt als Wille und Vorstellung*. Köln o.J.

Schulz, W.: 『달라진 세계와 철학. 제3권 정신화와 육체화의 동향. 철학적 인간학의 과제』. 송기득 역. 서울: 현대사상사, 1984.

Schweitzer, A.: *Kultur und Ethik. Kulturphilosophie*. 2.Teil. München 1955.

Simmel, G.: *Lebensanschauung. Vier metaphysische Kapitel*. München 1918.

Tatzuo Miyajima; Count of Life. 아트선재미술관, 2002.6.7-8.25: 아트선재센터, 2002. 9. 7.-11. 10.

Van de Ven, C.: *Space in architecture. The evolution of a new idea in the theory and history of the modern movements*. Assen 1980.

Wallraff, Ch. F.: 『야스퍼스의 철학사상』. 정영도 옮김. 서울: 서문당, 1986.

Wisser, R.: 『카를 야스퍼스』. 정영도. 손동현. 강학순 옮김. 서울: 문예출판사, 1999.

Zimmermannn, F.: 『실존철학』. 이기상 역. 서울: 서광사 1987.

Zwilgmeyer, F: *Kulturbereiche und Bewusstseinstufen unter besonderer Berücksichtigung von Gesellschaft, Sprache, Mythos, Märchen, Dichtung und bildender Kunst*, Hildesheim 1992.

인명 찾아보기

[A]

A. Camus 45, 324
A. Dekeen 200
A. Diemer 77
A. Gehlen 38, 142, 144, 145, 146, 147, 148
A. Mulot 310
A. Schaeffer 331
A. Schopenhauer 211, 212
A. Schweitzer 24

[B]

B. Allemann 315, 318
B. Russell 19

[C]

C. E. Koop 331
C. G. Jung 136
C. F. Geyer 222
C. Van de Ven 73

[D]

Dakahasi Singi 346

[E]

E. Bloch 64, 136, 319, 322
E. Buddeberg 312, 313
E. Ineichen 43
E. Kübler-Ross 192, 193, 195, 198
E. Wagele 150, 151, 153

[F]

F. C. Fischer 103
F. Capra 33
F. Dessauer 34
F. Engels 61
F. Hammer 139
F. Heimemann 44
F. Nietzsche 25, 217, 219
F. Novalis 25, 219
F. Wallraff 295, 297, 307

[G]

G. Scott 69

G. Simmel 25, 221

G. von Boehm 161

G. W. F. Hegel 60, 88, 89

[H]

H. G. Gadamer 30

H. J. Blackham 45

H. Jonas 40, 62

H. Marcuse 172

H. Plessner 135, 143

H. von Hofmannsthal 25, 220

[I]

I. Kant 27, 59, 88, 213

[J]

J. F. Childress 340

J. Habermas 274

J. Harris 98

J. Hirschberger 209

J. J. Bachofen 25, 219

J. Ossner. M. Rumpf. J. Vahland 344

[K]

K. Jaspers 27, 111, 112, 114, 120, 289, 290, 291, 292, 294, 296, 298, 298, 299, 302, 303, 304, 347

K. Lorenz 131

K. Salamun 293

[L]

L. Feuerbach 1

[M]

M. Gelven 107, 287

M. Heidegger 71, 104, 110, 172, 218, 266, 269, 270, 276, 277, 278, 280, 282, 284, 285, 286, 287

M. Landmann 37, 121, 123

M. Scheler 37, 132, 133

[N]

N. Rotenstreich 61

[O]
O. F. Bollnow 25, 42, 67, 69, 93, 242, 267, 300, 310, 317, 324, 326

[P]
Platon 15, 16, 205, 206

[R]
R. Baron 150, 151, 153
R. M. Rilke 25
R. Berlinger 114

[S]
S. B. Nuland 201
S. Freud 136
S. Kierkegaard 102, 281
S. Rinpoche 241
S. M. Honor 187

(T)
Tatsuo Miyajima 105
T. C. Hunt 187
Th. Ballauff 95
T. L. Beauchamp 340

[V]
V. R. Potter 340

[W]
W. Dilthey 220, 221
W. Fuchs 201
W. Grabert 310
W. H. S. Jones 327
W. Schulz 35, 130

[Y]
Y. I. Kim 215
Yu-Taek Lee 286

[ㄱ]
가르디니 319
갈홍(葛洪) 253
강구정 332
강성위 209
강영계 274
강영안 131
강주현 33
강학순 131
겔렌 143, 147, 148

고순호 244
공자(孔子) 11, 237, 238 -
곽신환 187
구겸지(寇鎌之) 253
구루지에프 149
구연상 185
구인회 91, 170, 176, 333, 336
권성수 327
권영숙 xiii
권의섭 164, 166, 334
김건열 168
김균진 259
김남석 iii, xiii
김봉수 iii
김상득 340
김성룡 107, 287
김수지 55
김수희 xiii
김열규 194, 223
김영임 6, 235
김용일 281
김재영 331, 337
김정남 xiii
김정희 80
김제남 xii
김준석 49, 55
김지하 229
김진욱 192, 198
김한영 6
김해석 346
김형찬 iii
김활란 41, 94, 190
까뮤 20, 323

[ㄴ]
노바리스 219
노유자 50, 180, 191
노자 251
니체 2, 24, 42, 130, 215, 216, 218, 267

[ㄷ]
다윈 99
데이비드 킹 174
데카르트 129
딜타이 220

[ㄹ]
라엘 165
라일 암스트롱 174
러셀 19
레기네 215
린드만 191

릴케 220, 266, 267, 310, 313, 314, 316, 317, 318, 318, 319, 324

[ㅁ]
마르셀 20, 323
맑스 61, 90, 109
맹자(孟子) 236
멜레토스 15
명희진 201
묵자(墨子) 68
문성화 43
미야지마 105

[ㅂ]
바르트 266
박목월 10, 11, 13
박미애 164, 166, 334
박범훈 6
박설호 136, 322
박순영 43
박종현 206
박준식 79
반영규 6
백승균 20, 25, 36, 42, 43, 77, 138, 141, 267, 300, 317, 322,
변선환 289
볼노 267, 324
볼비 191
뵘 160, 171
부스트 266, 319
부아셀리에 165
불트만 266
뷘켈만 20
블로흐 319

[ㅅ]
사르트르 20, 320
서광일 27
서동익 60, 88, 89
석진오 84
소병욱 340
소크라테스 15, 16, 19, 129, 149, 204, 205, 206, 207, 327, 331
소포클레스 21
손봉호 131
송기득 35, 130
송미옥 xii, xiii
쇼펜하우어 2, 130, 210, 211, 212, 215
쉘러 2, 131, 142
슈라이어마흐 20
슈바이쳐 22
스피노자 129

신귀현 43
신영훈 74
신옥희 289
신일철 120

[ㅇ]
아리스토텔레스 269, 344
아스클레피오스 206
아우구스티누스 52
아우렐리우스 210
안세권 19
안영배 81
야스퍼스 20, 27, 265, 266, 267, 288, 289, 290, 291, 293, 294, 296, 297, 298, 302, 303, 306, 308, 310, 318, 319
에브너 319
에어네스티 20
에피쿠로스 25, 207
오종림 224, 237
오진탁 116, 184, 200, 203, 241, 345
오혜경 161, 164
와쓰지 데쓰로 339
요시노리 쿠와바라 160
원효 246, 249
위백양(魏伯陽) 253
윤성범 294, 302
윤찬원 187
윤형식 61
의상 246, 249
이계학 128
이기상 110, 266, 270, 276, 277, 278, 280, 282, 284, 285, 286
이기영 246
이능화 223, 224
이삼열 319
이승만 79
이양호 131
이원성 69
이유택 164, 166, 334
이을상 131
이이지마 나츠키 41, 94, 190
이재성 iii
이재영 61
이정호 62
이종후 347
이진우 164, 166, 169, 334, 337
이혜원 57
임종식 91, 170, 176, 333, 336
임홍빈 38

[ㅈ]
장도릉(張道陵) 252
장사익 6, 7, 8, 12

장현숙 56
장혜경 160, 172
장황호 xiii
전광식 70
전재규 339
정동호 5, 210
정성균 6
정승현 61
정영도 xii, 293, 295, 307, 347
정영훈 22
정호승 6, 7
제럴드 새튼 167
조가경 123
조용헌 28
조우현 205
조유향 53, 54
조지훈 22, 78, 127, 128
조현길 xiii
주남철 74
지눌 246, 249
진교훈 37, 121, 123
짐멜 221

[ㅊ]

천상병 10, 11, 12
최길성 225, 228
최동희 218, 267, 326
최연실 150, 153
최완수 78, 81
최재천 22
최재희 37, 59, 88, 132, 133
최준식 232, 254, 255

[ㅋ]

카프카 266
칸트 27, 60, 61, 88, 109, 129, 149, 176, 188, 213, 339, 341
콜린스 162
퀴블러-로스 192, 193, 195, 197
크리톤 15, 16, 206
클로드 보리옹 165
키에르케고르 2, 102, 130, 215, 216, 267, 268, 281

[ㅌ]

타고르 17
톨스토이 311

[ㅍ]

파케 192
포이에르바흐 1, 130
프로이트 317

프로타고라스 19
플라톤 129
플레스너 142

[ㅎ]
하버마스 274
하영석 133
하이데거 20, 103, 104, 107, 109, 120, 265, 266, 267, 268, 269, 270, 271, 272, 273, 274, 275, 278, 279, 281, 285, 286, 288, 289, 310, 317, 318, 319
한상갑 236
한승완 61
한정선 40, 62
허재윤 133
헤겔 1, 60, 61, 88, 89, 109, 129, 268
헥커 319
황문수 44, 290
황우석 166
황원역 34
후설 268
후쿠야마 168, 174
훔볼트 20
히포크라테스 ix, 327, 330, 333, 334, 342

내용 찾아보기

[ㄱ]
가능적 실존 292, 293
가변요소 63, 64
가상세계 121
가상의 현실 308
가정간호 55
가정환경 151
가치이념 36
가치전도 216
간호존재 110
감수성 156
강신무(降神巫) 224
개방성 299, 300
개방적 존재 131, 146
객관적 '사건사' 91
객관적 법칙 186
객관적인 확실성 156
건축공간 72, 77, 85
건축공간과 자연공간 81, 82
결함존재 144, 145, 146, 148
경외의 윤리 337
경천애인 22, 128
경험적인 인간해석 149
경험판단 60
고집멸도 247
고통과 기쁨 40
고행의 길 214
고향의 눈높이 29, 30, 188
공간개념 51, 87
공간미 59
공간성과 시간성 xi
공간성의 의미 68
공간존재 66
공간지각 59
공동존재 274, 297, 298
공시적 사회 vi
공포와 불안 104, 216
공포의 대상 186, 194, 326
과학적 사고 190
과학적 합리성 31
과학주의 175
교잡배아 173
구약성서 259, 262
구조연관성 vi, 71
국사당 227
군주도덕 218

규격품의 인간 164
규범윤리학 338
극락왕생 85
금단법 252
긍정의 논리 31
기계권 38
기술윤리학 338
기술적 합리주의 22
기승전결 239
기초존재론 105, 108, 265, 272, 310
기초존재론적 109

[ㄴ]
나무인간 122
낙천주의 246
남성적 절망 102
낭만주의운동 121
내단법(內丹法) 253, 254
내재성과 초월성 139
내재적 죽음 187
내적 필연성 40
노예도덕 218
논리적 모순성 31
논리적 체계 26
놀이문화 viii
뇌사 179, 180, 181, 183, 184, 337
능동적 한계상황 304, 306

[ㄷ]
단군신교 222
단군신화 126, 127, 128
당위성논리 175
대상화의 가능성 44
대적광전 79, 82
도교적 해석 256
도덕철학 338
도리천(忉利天)세계 84
도인법(導引法) 254
독단론 60
돌봄(care) 101
돌봄 중심 vii
동물과 인간 38
동물권 38
동적 길잡이 30, 31
디오니소스 20

[ㅁ]
말의 무근거성 278
맹목적 의지 213
목적론적 합목합성 145
목적주의적 윤리학 339
무기체 38
무목적적 합목적성 176
무속의 죽음관 235
무의식적 감각충동 132

무의식적 의지　213
무제약성의 초월자　347
무한성　62
문화생산자　139
문화적 역사성　v
문화적 존재　146
문화환경　151
물 자체　213, 294
미완성의 존재　145

[ㅂ]
바리공주　234, 235
박애정신　22
방법론　29, 30, 45
방중술(房中術)　255
법칙주의적 윤리학　339
변증논리　31, 32
변증법　61
보편성　44
복제인간　vi, 167, 172, 175
본래성과 비본래성　109
본래성의 시간성　109
본래성의 시간화　108, 109
본래성의 실존　312
본래의 공간성　69
본래적 시간성　111
본질과 현상　114, 115
본질철학　40
부동심　209
부정성　89
부정성의 논리　31
부정의 논리　31
부정적 통일　88
불교의식　232
불교적 해석　256
불안정성　319
비논리　40
비논리의 논리성　40, 335
비전문화　38, 145, 148

[ㅅ]
사랑의 싸움　301
사령제　232
사명의식　331
사서삼경　236
사성제　247
사실 자체의 내용　29
사실공간　67
사실내용　195, 68
사실범주　274
사즉생　251
사회공간　71
사회복지법인　56
사회적 공동생활　95

사회적 규범 338
사회정의 344
사회환경 151
살풀이 226
삶과 죽음 3, 4, 10, 13, 25, 50, 75, 77, 78, 109, 111, 130, 135, 184, 184, 189, 209, 210, 219, 219, 237, 239, 241, 291, 314, 315, 32, 323, 326, 335, 340
삶의 공간성 69
삶의 기쁨 218
삶의 길 15, 16
삶의 본성 218
삶의 영원성 325
삶의 유한성 324, 325
삶의 질 57
삶의 철학 4, 5, 14, 40, 42, 143, 204, 220
삶의 형식 221
삶의 흔적 115
삼법인 247, 248, 249, 250, 257
상대적 자아 241
상대화의 가능성 44
상호소통 298, 299
상호소통과 역사성 289
상황존재 303
새로운 인간 164, 170, 175, 219, 266
생로병사 41
생멸의 법칙 243
생명공학 iii, v, vi, viii, ix, 65, 97, 98, 99, 167, 168, 168, 169, 337
생명과 공간의 관계성 65
생명과 아기집의 관계성 65
생명과학 92
생명과학기술 162
생명에 대한 경외 22, 23, 24
생명에 대한 존엄성 v, viii, 43, 58, 177, 336
생명윤리 xi, 167, 337, 339, 340, 344
생명윤리논쟁 174
생명윤리법 171
생명의 결백성 20
생명의 리듬 40
생명의 본질형상 132
생명의 생동성 23
생명의 역동성 74
생명의 영성 258
생명의 유한성 100
생명의 윤리성 6, 91
생명의 인격성 340
생명의 존엄성 x, xi, 18, 21, 23, 33, 41, 135, 161, 202, 327, 335, 337, 340, 343
생명의 초월성 336

생명의 현상 99
생명의료윤리 340
생명존중의 실천 22
생명체 4, 36, 97
생명체로서의 유한성 119
생명체의 생존방식 147
생명체의 욕망 212
생명체의 유한성 93
생명현상 1, 3, 4, 100
생물학적 공간 64
생물학적 시간 92
생물학적 시간해석 90
생물학적 유기체 141
생물학적 인간 35, 97, 105
생물학적 인간학 72, 335
생물학적 존재 125
생물학적 죽음 98, 104, 183, 184, 200, 201
생물학적 철학 37, 131
생물학적 해석 286
생사의 기로 103
생사의 본래성 78
생성(生成)의 결백성 12
생성개념 31
생성과 소멸 88
생성의 결백성 77, 218, 300
생성의 논리 17, 32
생식의학 ix, 160, 163, 164, 169, 172, 175, 183
생존적 실천철학 215
생즉사 251
생철학 x, 211, 266, 324, 335
생철학자 210
생활공간 67
샤머니즘 222
선악의 피안 219
선천적 종합판단 60
선행의 원칙 340, 342
선행의 의무 343
성육신 322
세계개방성 38, 133
세계법칙 208
세계보건기구 183
세계사의 사건 110
세계의지 212
세계이성 208
세습무(世襲巫) 224
소크라테스의 죽음 15
수수께끼의 존재 34
수학적 확실성 31
순간과 영원성 326
순간과 영원의 통일 290
순간의 유한성 346
순수직관의 형식 59, 88, 90, 213
시간공간 213, 326
시간과 공간 90

시간과 영원 109
시간과 영원의 통일 111
시간성 94, 107
시간성의 계기 96
시간의 관념성 88
시간의 범주 109
시간적 구조 106
시장의 눈높이 29
신비주의 314
신약성서 11, 32, 102, 261, 262
신학적 유물론 1
신화의 세계 19
신화적 인간해석 149
실내 공간 68
실외 공간 68
실존 없는 현존 27
실존론적 길잡이 46
실존론적 시간성 108
실존론적 인간 272
실존론적 존재 273
실존론적 죽음 104
실존론적-존재론적 양심 283
실존범주 108, 111, 273, 274, 275, 277, 336
실존변증법 31, 115
실존의 범주 107
실존적 가능성 284
실존적 범주 109
실존적 상호소통 91, 112, 113, 295, 297, 300
실존적 상호소통의 깊이 289
실존적 소통 102
실존적 시간성 111, 112
실존적 신뢰 96
실존적 연대성 301
실존적 의사소통 113, 114
실존적 인간존재 108
실존적 죄책감 306
실존적 죽음 307
실존적 진리 103, 301
실존적 체험 267, 289
실존적 현실성 299
실존적 희망 93
실존주의 319, 320
실존주의철학 314
실존철학 x, xi, 5, 45, 108, 265, 266, 267, 310, 318, 324, 335
실존해명 265
씻김굿 233

[ㅇ]

아담과 이브 258
악행금지의 원칙 340, 342
안락사 331, 332
안식에의 '돌봄' 54

양면성의 진리 4
여성적 절망 102
역사성 v, 121
역설의 논리 17
역행의 논리 107
연기(緣起) 245
연기(緣起)의 이법(理法) 243
연기설 248
연기의 법칙 245, 247
연화장세계 79, 82, 83
열반적정 245, 247, 250
염세주의 246
영겁회귀 20, 217
영매(靈媒)의 사람 229
영성간호 116
영성체로서의 무한성 119
영원성 326, 346
영원한 생명 258, 261
영원한 존재 257
영혼의 영원성 346
예수 149
오구굿 232
오두미도 253
오상 237
오성의 범주 213
오취온 250
외단법(外丹法) 253
우주론적 관점 143
우주의 법칙 245
우주의 생명 231
원리원칙 154
원방각 62, 63
원방각의 이론 68
위기의 철학 267
위상적 중심성 137
유교적 해석 256
유기체적 성숙성 325
유물론과 실증론 294
유전자공학 160, 163, 164, 169, 172, 175, 176, 183
유전자정보 175
유전자지도 98, 162
유전자형질 162, 163
유토피아적 입지 139
유한성 64
유한성과 무한성 119
유한성의 내용 309
유한성의 인간 119, 258
유한성의 존재 xi, 95, 96, 123, 125
유한성의 한계 325
유한존재 51, 102, 110
육체적 쾌락 207
윤리도덕 156, 161, 173
윤리적 강령 330, 334
윤리적 규범 170
윤리적 내용 333

윤리적 사명 332
윤리적 상대주의 338
윤리적 원칙 333
윤리적 인간 257
윤리적인 요청 184
윤회의 무한한 원 241
의료분배의 윤리 343
의료윤리강령 333
의료윤리학 339, 341
의료행위 327, 333, 342, 343
의미공간 66, 67
의미연관성 vi, 71
의미의 세계 184
의사소통 x
의사와 환자 334
이(理)와 기(氣) 238
이상형의 인간 164
이성적 삶 209
인간 본래의 자유 133
인간 삶의 원리 20
인간 삶의 중심축 137
인간 삶의 질 58
인간 존엄성 10
인간 죽음 263
인간감성 19
인간공간 67
인간과 동물 35, 38, 138
인간과 인간의 관계 116, 170, 335
인간과 자연 71
인간과 존재의 관계 116
인간과 질병 51
인간범주 110
인간복제 91, 164, 166, 169, 170
인간본래의 인륜성 33
인간본성 168, 169, 171
인간본질 35
인간생명 162, 186
인간생명의 암호 162
인간생명의 존엄성 ix, 333
인간생물학 37
인간생존의 보장 143
인간성실현 74
인간성의 윤리 327
인간실존 31, 44, 45, 96, 111, 273, 274, 277, 290, 312
인간실존의 사유 289
인간실존의 죽음 310
인간운명 124
인간유형의 성격 152
인간으로서의 존엄성 vii, ix
인간의 '현존재' 266, 271
인간의 감성 30
인간의 공간 68
인간의 공간성 71, 73
인간의 도덕적 심성 237
인간의 범주 107

인간의 본래성 v, 274
인간의 본질 130
인간의 삶 44, 76, 324
인간의 상호소통 112
인간의 생명 viii, 18, 332, 334, 335, 337
인간의 생명윤리 330
인간의 생명존재 104
인간의 생활공간 72
인간의 실존 295, 299
인간의 역사성 91, 175
인간의 염색체 169
인간의 영성 139
인간의 영혼 52, 240
인간의 원죄 262
인간의 유전자형질 160
인간의 유한성 93, 101, 123
인간의 윤리 도덕 170, 172
인간의 윤리문제 164
인간의 의미공간 69
인간의 의식 180
인간의 이상향 126
인간의 이상형 164
인간의 인간됨 322
인간의 자율성 341
인간의 정체성 169
인간의 존엄 290
인간의 존엄성 6, 18, 19, 21, 22, 26, 33, 37, 39, 54, 57, 165, 171, 336, 337
인간의 존재가치 38
인간의 존재능력 325
인간의 죽음 37, 76, 94, 179, 187, 240, 259, 263, 293, 310, 325, 344
인간의 탈중심성 141
인간의 품위 172
인간의식 208
인간의식의 현상 121
인간이성 19, 53, 103
인간적 위엄성 194
인간존재 1, 2, 29, 32, 35, 37, 38, 41, 44, 45, 78, 93, 96, 107, 110, 114, 121, 125, 140, 185, 190, 202, 258, 259, 266, 269, 270, 271, 272, 275, 276, 278, 279, 280, 281, 283, 288, 290, 292, 293, 303, 304, 307, 320
인간존재의 근거 279, 282
인간존재의 근본형태 135, 138, 139
인간존재의 내면성 318
인간존재의 역사성 91
인간존재의 유한성 193
인간존재의 의식 106
인간존재의 자유 341

인간존재의 죽음 xi, 131, 140, 170, 186, 265, 279, 284, 286, 309
인간존재의 총체성 114
인간존재의 한계 99
인간존중의 사회 vi
인간중심 52, 53
인간중심의 가치관 23
인간철학 143
인간학 x, 105
인간학적 고찰 xi
인간학적 의미 76, 93
인간해석 2
인격적 존재 322
인공자궁 161
인과법칙 243
인과율 213
인과율의 관계 121
인과응보 190
인본주의사상 19, 332
인식관심 274
인연의 이법 243
일체개고 245, 246, 248
임상적 죽음 183, 184
임종간호 55, 101
임종환자 ix, 194, 198, 199, 200, 201, 287, 291
임종환자의 죽음 195

[ㅈ]
자기 부정성 134
자기 정체성 70
자기반성 91, 154, 186
자기의식 190
자기중심적 158
자신의 동질성 69
자신의 정체성 70
자아의 양면성 242
자연공간 67, 69, 70, 74, 81
자연과 문화 147
자연과 인간 22
자연범주 110
자연법칙 293
자연의 범주 107
자연의 이법 210
자연적 삶 209
자연적 인간관 257
자연존재 138
전위의 철학 267
전통적 이성개념 132
절대적 자아 241
절대적 자유 63
정보기술사회 33
정신과학적 개념 43
정신의 법칙성 121
정신적 존재 142

정신적 쾌락 207
정의의 원칙 340, 343
정적 길잡이 30, 31
제법무아 245, 246, 249
제한성 62
제행무상 249
제행무상(諸行無常) 245
조식법(調息法) 254
존재 자체 308
존재론 104, 215
존재론적 요소 105
존재와 무 109, 320
존재와 생성의 논리 335
존재와 소유 321
존재의 논리 32
존재의 비밀 321
존재의 음성 282
존재의 장소 323
존재의미 125
존재이해 270
존재자의 '존재' 270, 271, 277
존중의 원칙 340
종교개혁 53
죄책감 283
주거공간 71, 73, 76, 78
주관과 객관 115
주관적 시간해석 105
주관적인 '인간사' 91
주체적 실존의식 111
죽음과 부활 261
죽음에 대한 위엄성 viii, 177
죽음의 길 15, 16
죽음의 시간성 324, 325
죽음의 십자가 321
죽음의 위엄성 6, 24, 26, 33, 54, 135, 138, 145, 161, 202, 345
죽음의 윤리 27
죽음의 의식 226
죽음의 존귀함 58
죽음의 철학 4, 5, 14, 204
죽음철학 267
중재적 직접성 139
지노귀굿 233
지동설 v, 53
지법천(地法天) 63
지하의 공간 67
지행일치(知行一致) 19
직관형식 121
진리의 척도 19
진화론 v
진흙인간 122
질병에의 '치료' 54
질병의 환자 viii

[ㅊ]

천명지위성 238
천상의 공간 67
철학범주 111, 293, 336
철학적 가능성 149
철학적 가치 334
철학적 고찰방법 30
철학적 공간해석 61
철학적 근거 26
철학적 논거 53
철학적 눈높이 33, 185
철학적 방법론 x, 45, 46
철학적 범주 36, 45
철학적 보편성 26
철학적 사유 298
철학적 시간해석 90
철학적 신앙 289
철학적 역사성 92
철학적 인간개념 162
철학적 인간학 35, 62, 68, 130, 131, 134, 135, 140, 142, 143, 145
철학적 인간학의 범주 137
철학적 인간해석 149
철학적 존재론 91, 268, 272
철학적 죽음 208
철학적 추상성 215
철학적 포용성 31
철학적 한계상황 101
철학적 해석 59, 130
철학적 해석학 43
철학적 형이상학 2
초월론적 인식 59
초월자 39, 46
초월자와의 관계 46
초월적 가치 340
초월적 작용 189
초인 20
총체적 인간간호 114
치료와 치유 57

[ㅌ]

탈중심 335
탈중심성 2, 135, 137, 138, 140, 142
탈중심성의 범주 139
탈중심성의 자기 위상성 141
탈중심적 존재 142
태실마을 65, 66
태주무당 226
통시적 역사 vi

[ㅍ]

팔정도 250
평정심 207
평화주의자 152
피동적 한계상황 304

피투성　276, 278, 281

[ㅎ]

하늘과 땅　128, 229
'학교'의 눈높이　29, 186
한계상황　57, 148, 196, 198, 301, 302, 303, 304, 306, 307, 308, 309, 310, 344
한계상황론　291
한국미　78
한국인의 생사관　128
한국인의 성육신　129
한국인의 죽음　7
합리주의적 사고　20
합목적적 무목적성　176
해석학적 의미　70
행동의 '준칙'　341
행동하는 존재　142
행정 중심　vii
허무적 인간　257
헬스토피아　viii
현상학적 방법론　268
현실적 구체성　215
현존 없는 실존　27
현존과 실존　292
현존재　xi, 269, 272, 278, 281, 282, 285
현존재의 근거　310
현존재의 분석　103
현존재의 존재근거　284
현존재의 존재양식　277
현존적 상호소통　295, 296, 297
형식논리　31, 32
형이상학　1, 60, 289, 314
형이상학의 대상　130
형이상학적 개념　88, 162, 322
형이상학적 독단론　26
형이상학적 명상　266
형이상학적 사유　294
형이상학적 원리　148
형이상학적 존재론　105
호스피스 공간성　74, 86
호스피스 철학　x, xii, 26, 30, 33, 111, 115, 130, 131, 140, 143, 145, 177, 189, 274, 304, 336
호스피스 철학의 근거　309, 322
호스피스 활동　viii, ix, x, xi, xii, 5, 6, 26, 53, 54, 55, 55, 57, 58, 102, 105, 108, 110, 112, 113, 115, 127, 134, 135, 149, 150, 177, 184, 185, 192, 193, 194, 195, 196, 197, 205, 206, 279, 284, 286, 287, 289, 29, 291, 296, 304, 344, 345
호스피스의 공간　52

호스피스의 공간성 58, 73, 78
호스피스의 시간성 58, 92, 93
호스피스의 죽음 318
호스피스의 철학적 근거 301
호스피스의 활동 101, 175, 263
홍익인간 22, 128
확장판단 60
환생 241
환자와 의사의 관계 116
환자의 질병 viii
희망과 사랑 323
힘의 장 107

▪ 지은이 **백 승 균** ▪

고려대학교를 중퇴하고 한국외국어대학교를 거쳐 고려대학교 대학원에서 서양철학을 전공하였다. 독일 Frankfurt(M)대학교 철학부에서 수학하였고, Tübingen대학교 철학부에서 주정부의 장학금으로 철학박사학위를 취득하였다. 귀국 후 계명대학교 인문과학대학 철학과에 재직하면서 독일학연구소장, 인문과학대학장, 대학원장, 부총장직을 역임하였다. 1984~1985년 독일정부초청교환교수(DAAD)였고, 1990년에는 교육인적자원부의 해외파견교수였으며, 학회활동으로서는 대한철학회, 영남철학회, 대구지방사회연구회 회장직을 역임하였다. 현재는 대한철학회 이사장이고, 계명대학교 철학과 명예교수로 재직하고 있다.

역저서들로서는 역사와 역사성, 변증법적 비판이론, 호스피스 철학, 플레스너의 철학적 인간학, 세계사적 역사인식과 칸트의 영구평화론, 철학의 현실 찾기 I, 현실의 생명 찾기 II, 철학적 해석학, 해석학과 현대철학, 인문학의 전통과 새로운 지평, 새로운 우리철학의 모색, 삶의 철학, 생철학, 역사의 기원과 목표, 비판이론서설, 실존철학과 현대, 변증법총설, 희망의 철학자 블로흐, 마르쿠제와의 대화, 야스퍼스의 생애와 철학, 하이데거의 철학이론, 철학수업; 어떻게 할 것인가?, 인식의 해석학(인식의 철학 I), 진리의 양면성(인식의 철학 II) 등이 있다.

▪ e-mail: skpaek36@hanmail.net

호스피스 철학 개정증보판

2008년 2월 20일 개정1쇄 인쇄
2008년 2월 25일 개정1쇄 발행

지은이 | 백승균
발행인 | 이진우
발행처 | 계명대학교출판부
주소 | 대구광역시 달서구 달구벌대로 2800
전화 | 053-580-6233
팩스 | 053-583-5213
등록 | 1970. 9. 1. (신고번호 제347-1998-1호)

ISBN 978-89-7585-410-1 03330

값 · 18,000원